阿育吠陀瑜伽

探索身心健康的當代瑜伽之路

王志成／編著

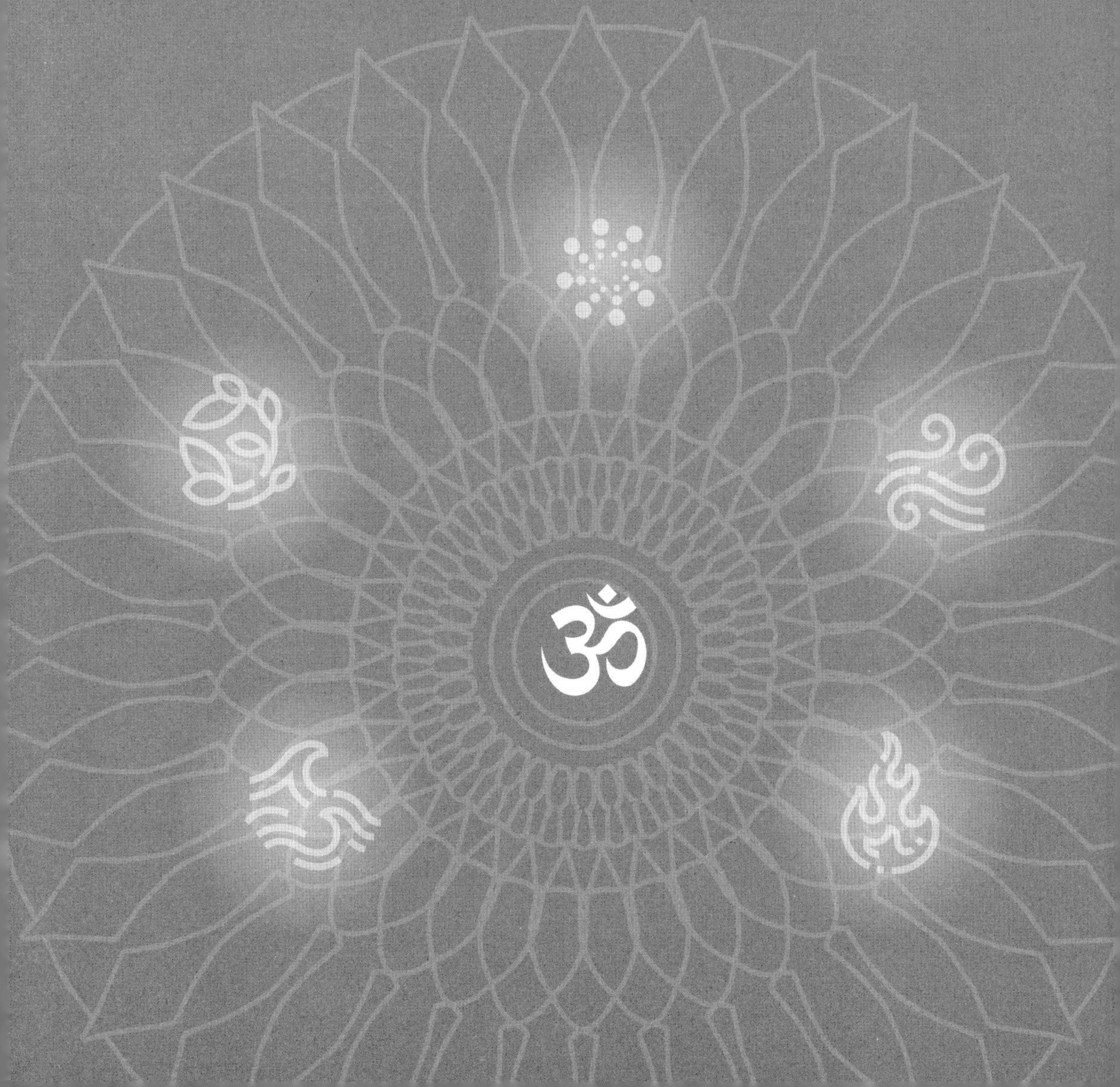

導論

瑜伽在當今世界已經成了一種普遍的文化和運動現象。你可以在發祥地印度看到，可以在全世界眾多國家看到，更可以在中國看到。瑜伽，不僅僅在大中城市流行，也廣泛地出現在小城市。

當今的瑜伽，既是一種時尚，也是一種健身之道，更是一種生活方式。人們或在瑜伽館，或在公園，或在某個自然環境裡練習瑜伽。儘管瑜伽這項運動，參與者大多是年輕人，尤其是年輕的女性，但你也可以看到越來越多的中老年人開始學習瑜伽。瑜伽，不僅是一種富有生機活力的新時尚，也是一種讓生活增添色彩的技巧運動，更是一種充實而有味的生活——瑜伽練習，讓瑜伽練習者更加自律、更加從容，也更有自信。

我個人認識瑜伽並不是從瑜伽體位，而是從瑜伽哲學經典開始的。早在一九九三年，因為一點因緣，接觸了印度的偉大經典《薄伽梵歌》（*Bhagavad-gītā*），我被其中的智慧之言所吸引。我曾在一段時間內連讀三遍《薄伽梵歌》，反覆思考其中的哲學含義。但當時我對印度哲學的理解還不夠深入，有些問題還沒有明白。不過，這本著作對我的影響已經埋下了種子。

由於韓德（**Alan Hunter**）教授的委託，我開始組織翻譯印度偉大的思想家、改革家暨瑜伽士辨喜（Swami Vivekananda）的文集《瑜伽之路》。此後，我走向了瑜伽典籍的翻譯之路。先後獨立或合作翻譯了一系列瑜伽經典作品，包括《帕坦迦利〈瑜伽經〉及其權威闡釋》、《薄伽梵歌》、《哈達瑜伽之光》、《冥想的力量》、《虔信瑜伽》、《至上瑜伽》、《九種奧義書》、《室利・羅摩克里希那言行錄》等。同時，我自己也開始注釋一些瑜伽哲學經典，如《智慧瑜伽》是對吠檀多不二論哲學家、印度吠檀多哲學集大成者商羯羅（Shankara）大師《自我知識》一書的翻譯和釋論，《瑜伽喜樂之光》是對後商羯羅時代的思想家室利・維迪安拉涅・斯瓦米（Sri Vidyaranya Swami）的《潘查達西》最後五章的翻譯和釋論，《直抵瑜伽聖境》是對吠檀多經典《八曲本集》（也譯為《八曲仙人之歌》）的翻譯和釋論。另外，我也出版了自己撰寫的書，如《瑜伽的力量》等。

由於我一直從事哲學研究，對於某些問題的關注和看法與一般人有些差別。很多時候，我並不對身體的瑜伽感興趣，而是對瑜伽的哲學和思想感興趣。我對瑜伽的興趣，在很長時間內都是因為其背後的哲學思想，具體說就是數論哲學和吠檀多哲學。古典瑜伽的經典《瑜伽經》，本來就是印度古代正統六派哲學之一的瑜伽派之經典。所以，從前面提到的已經出版的多部作品中可以看到，我一直把瑜伽視為一種哲學，而沒有把眼睛投向瑜伽的其他領域。瑜伽，不僅是一種健身術，也是具有悠久歷史的古老文化，尤其有自身深刻的哲學內涵。

有關瑜伽的著作可謂汗牛充棟。我們無法為大家提供一個關於瑜伽的最權威的解釋，也無法提供所謂的完整的瑜伽知識體系。以前，我所做的探討大多是在理論層面，但從《瑜伽之海》開始，我從「天上」回到「人間」，開始注重我們日常的、身心健康的問題。但這還遠遠不夠。在《瑜伽是一場冒險》中，我進一步轉向「形而下」，更加明確地關注身心健康這個實際層面。

關於阿育吠陀瑜伽，目前真正關注和實踐的人還不是很多。但它確實非常重要。我們嘗試透過自己的努力，編撰一部介紹阿育吠陀瑜伽的書，以便用於教學和實踐指導。

考慮到更多讀者理解的方便性，同時保持阿育吠陀瑜伽理論和實踐的相對完備性，本書採取了比較容易理解的通俗語言，提供了切實可行且簡便的實際操作方法。但畢竟阿育吠陀瑜伽具有理論和實踐兼備的品質，一些專業術語還是無法避免，我們在書中盡可能提供了比較容易理解的解釋。我把這本書當作一部高級瑜伽教學課程來編寫，對於那些學習瑜伽、希望全面提升瑜伽素養的教練、瑜伽愛好者，具有較大的參考價值。

本書分上、下篇。上篇八章，討論阿育吠陀瑜伽的理論以及五大元素、體質（doshas，亦音譯為道夏、督夏）、三德、三身五鞘、脈輪、經絡和穴位、瑜伽之火等重要概念及其應用；下篇九章，基於個體體質，詳細介紹帕坦迦利八肢瑜伽和聲音瑜伽的理論與實踐方法。

第一章詳細介紹阿育吠陀瑜伽是什麼、可以做什麼、阿育吠陀瑜伽為什麼重要，它的重要理論根基和主要內容，及其與其他瑜伽形態之間的重要差別。

第二章介紹瑜伽何以可能的基礎，即宇宙和身心靈構成的基礎——土、水、火、風、空五大元素——它們各自的性質，以及基於其性質之上的瑜伽應用。瑜伽，只有知其所以然，才能更好地知其然、行其然。

第三章詳細論述阿育吠陀的核心體質（doshas）理論。知道身體基本的體質三類型（風型、火型和水型），才可能正確實踐瑜伽。

第四章論述三德理論。儘管三德（tri-gunas；又稱三質性）思想來自於數論哲學，但瑜伽沒有停留在數論上，而是堅定地走向了瑜伽的實踐。悅性（sattva，音譯為薩埵）、動性（rajas，又稱變性，音譯為羅闍）與惰性（tamas，音譯為答磨），這三德是理解諸多現象的有效工具。正確掌握三德理論，可以有效地理解和解釋瑜伽中的諸多問題。

第五章論述三身五鞘理論。三身，即粗身、精身（又稱細微身）和因果身（又稱因緣身）；五鞘，即粗身鞘（又稱肉身層）、能量鞘（又稱氣身層）、心意鞘（又稱意身層）、智性鞘（又稱識身層）和喜樂鞘（又稱樂身層）。不同的瑜伽形態可以對應不同的身鞘。瑜伽是一門科學，只有瞭解身心靈的問題所在，才能有針對性地實踐某一形態的瑜伽，才可受益、收益。

第六章論述脈輪。人體是一個既複雜又精微的生命系統，其複雜性和精微性體現在脈輪上。左脈、右脈和中脈，以及海底輪（根輪）、生殖輪、臍輪、心輪、喉輪、眉間輪（額輪）和頂輪（梵輪）七輪，都和我們生命精微的能量系統密切相關。尤其是哈達瑜伽，在很大程度上處理的就是我們的能量系統。

第七章介紹經絡（nadis）和穴位（marmas）理論。經絡是精身的能量通道。本章在第六章脈輪的基礎上，進一步詳細介紹更加精微的經絡和穴位，以便瑜伽人精確地實踐瑜伽。

第八章論述瑜伽之火（agni，音譯為阿耆尼）的思想。瑜伽，一個重要的現實目的就是健康。Agni，一種轉化的力量、光明的力量。從瑜伽修習的角度來看，當生命之火受到不同程度的遮蔽，就會影響健康。明白生物之火、能量之火、心意之火、智性之火和愛之火，才能利用火個轉化之力，助力瑜伽成就。

第九章論述八肢瑜伽（音譯為阿斯坦加瑜伽）。在這一章，將整體性地介紹古典瑜伽的代表人物帕坦迦利所編撰的《瑜伽經》及其八肢瑜伽模式。在數論基礎上，帕坦迦利創造性地提出具有普世性的瑜伽實踐模式——八肢模式，為今人的瑜伽實踐提供了整體基礎。本章詳細分析八肢瑜伽的結構、彼此間的關聯、實踐展開的次第，對瑜伽行者建立整體瑜伽實踐的框架，具有非常重要的指導意義。

第十章分析八肢瑜伽模式中的第一肢禁制瑜伽。禁制（又稱戒律），不只是瑜伽人在社會上所需遵循的道德規範，而是基於瑜伽成就所需要的悅性品質的建立。只有遵行禁制、培養起悅性品質，才有可能真正成就瑜伽。

第十一章論述勸制瑜伽。我們修習瑜伽不僅需要遵循外在的社會規則，內在更需要遵行勸制（又稱善律）。儘管我們發現，不同德性和體質的人在禁制與勸制上會有不同的表達，但無論是純淨（shaucha），還是滿足（santosha，又稱知足）、苦行（tapas）、研讀（svadhyaya，又稱自習），甚至是內在的敬神（ishvarapranidhana，又稱奉神），這些勸制會讓我們的瑜伽處在安全中。

第十二章論述身體瑜伽。本章從《瑜伽經》對體位的論述開始，到《哈達瑜伽之光》中的體位，從體位在瑜伽系統中的地位、目的和作用，到個體獨特的體質和體位，以及體位和呼吸、體質之間的關係，再到適合不同體質的體位次序分析，還有根鎖、臍鎖、喉鎖、舌鎖等七種瑜伽鎖印的作用等，全方位提供阿育吠陀瑜伽體系化的體位法。不同於針對體位論體位的瑜伽，本章致力於為瑜伽人提供基於體質視角的哈達體位法。

第十三章論述調息。調息是一種呼吸的藝術。但調息又不僅僅是一呼一吸，更多的是精微能量系統的調整。本章詳細介紹調息的本質，分析調息類型和調息原則，基於不同的體質，詳細介紹 Om 調息法、Soham 和 Hamsa 調息法、太陽脈貫穿法、烏加伊調息法、聖光調息法等二十七種主要調息的具體方法。

第十四章論述制感瑜伽。制感（又稱內攝），常常被我們有意或無意地忽視，但是制感卻是瑜伽的核心。如果說，調息是控制我們的能量，制感瑜伽則是要控制我們的感官。沒有制感，瑜伽就無法達成。制感是瑜伽從外在轉向內在的關鍵。對於不同體質的人，對於不同三德德性的人，制感具有不同的意義。本章告訴我們什麼是制感、如何制感，包括如何控制感官、普拉那（生命力，生命能量）、行動器官，如何攝回心意等具體方法。

第十五章論述冥想。八肢瑜伽中，儘管專注、冥想（又稱禪那）和三摩地之間存在程度上的差異，但它們構成的是一個有機的整體。本章分別介紹了帕坦迦利冥想系統、吠檀多冥想系統等四大冥想系統，尤其詳細指導基於風型（vata，音譯為瓦塔）、火型（pitta，音譯為皮塔）和水型（kapha，又稱土型，音譯為卡法）這三種不同體質之人的冥想之法，以及阿育吠陀瑜伽中的八大冥想實修方法，以便讀者根據自身的體質選擇使用。

第十六章論述聲音瑜伽。唱誦（japa）在瑜伽中具有特殊的價值和意義，因為聲音就是能量的振動。在阿育吠陀瑜伽中，最基本的治療就可以用咒語（mantra，音譯為曼陀羅）療法。不過，不同的咒語也具有不同的德性。要達成針對性的瑜伽療癒，就需要瞭解不同咒語所具有的不同功能。本章系統介紹對應五大元素的咒語、對應身體不同部位的咒語、十三個經典的咒語、基於不同體質的針對性的咒語，以及這些咒語的具體應用。

第十七章論述三摩地瑜伽。三摩地或自我覺悟，是每位瑜伽人所追求的終極目標。在瑜伽修持中，達成自我覺知是特別重要的一環。三摩地可以發生在五個不同的心意層面，而發生在不同德性基礎上的三摩地，也具有不同的作用。如何區分不同的三摩地？如何知曉我們所處的三摩地是什麼？根據我們的體質，最終我們應該達成什麼三摩地？本章針對這些問題給出了答案。

阿育吠陀瑜伽是個開放的系統，是基於對體質準確認知之基礎上的瑜伽系統，目的是推動自我生命的轉化，成就瑜伽的最高目標——覺悟和三摩地。本書上、下篇共十七章，是作者奉獻給每一位瑜伽人的瑜伽瑪拉（Mala，花環）。本書中的每個主題都是開放的，它們完全可以依靠你自身的瑜伽經驗得到進一步地深化和提高。

嗡·塔·薩

目次

第3章・體質 59

第4章・三德：悅性、動性、惰性 147

下篇／阿育吠陀瑜伽的實踐之道／

上篇

阿育吠陀瑜伽的基礎理論

Chapter 1

阿育吠陀瑜伽及其哲學

1 瑜伽

瑜伽，Yoga，源於梵文詞根yuj，意思是「結合；給……上軛；駕馭」。在印度吠陀文明的早期，代表瑜伽的詞是苦行（tapas）。其後的梵書、森林書、早期奧義書以及《羅摩衍那》（*Rāmāyana*）中，瑜伽基本上都被描述為「苦行」。在《泰帝利耶奧義書》（*Taittirīya Upaniṣad*）中，瑜伽指向的是對心意和感官的控制。到了《薄伽梵歌》時代，瑜伽指的則是各種修行，是走向自我覺悟的各種方法或道路。

在《薄伽梵歌》中，我們可以看到三種重要的瑜伽道路，即行動瑜伽、智慧瑜伽（又稱智瑜伽）和虔信瑜伽（又稱奉愛瑜伽）。這三種瑜伽都和人的心態有關。行動瑜伽，也就是以一種不執著的心態在世間生活。《薄伽梵歌》中所談及的智慧瑜伽，基底是數論哲學，其瑜伽就是要分辨原質（Prakriti，自然，又稱原物）和原人（Purusha，人的本性，又稱本我，音譯為普魯沙）的真相，明白我們（自我）就是原人，從而和原質分離。虔信瑜伽是要把生活和生命中的一切，都安住在如神主克里希那（krishan，又譯奎師那）那裡。

在古典瑜伽時代，也就是帕坦迦利編撰《瑜伽經》的時代，瑜伽達到了一個歷史新境界。帕坦迦利的《瑜伽經》，確立了系統完整的瑜伽體系。帕坦迦利瑜伽的理論基礎，也是數論哲學，但是，他沒有停留在數論哲學理論上，而是主張：若要真正覺悟自我、達成自由或者三摩地，就需要切實地行動。他的《瑜伽經》為我們提供了瑜伽實踐的八個步驟，也就是八肢瑜伽（ashtanga yoga，音譯為阿斯坦加瑜伽）。

西元十世紀之後，印度納塔派非常重視身體，把身體視為達成瑜伽最高目標的一個仲介。納塔派明確主張哈達瑜伽的目標就是勝王瑜伽（又稱王道瑜伽），也就是三摩地。當代哈達瑜伽和傳統哈達瑜伽有著重要的繼承關係與關聯，但當代哈達瑜伽發生了重大變化。特別是經過西化之後的哈達瑜伽，其重心已經轉移到了我們的身體，當代哈達瑜伽更加重視身體的靈活、輕盈和健康，對於覺悟自我真理或達成三摩地，則不如傳統哈達瑜伽。甚至有人說，當代哈達瑜伽就是一種健身運動。當今哈達瑜伽將會如何發展，也存在不少爭議。嘗試把當代哈達瑜伽對身體的關注，與傳統哈達瑜伽對生命意識的提升結合起來，確實是一個重大的挑戰，不過，這也是一條新的整合和發展之道。

瑜伽在當代得到了巨大的發展，是瑜伽發展史上一個新的卡伊洛斯（kairos）時代（註：指合宜的時機）。從二〇一五年開始，聯合國把每年的六月二十一日定為「國際瑜伽日」。這個事件是瑜伽全球化的標誌。

2 阿育吠陀

阿育吠陀，Ayurveda，ayur 的意思是「生命、長壽」，veda 指「知識」，更確切地說指「科學」。Ayurveda 就是「有關生命的科學」。

作為印度傳統醫學的阿育吠陀，可以追溯到西元前一千五百年的吠陀時代。歷史上，有關阿育吠陀的記載最初出現在印度古老的《梨俱吠陀》（*Rig Veda*）中。阿育吠陀作為副吠陀，附屬於晚些時候出現的《阿闥婆吠陀》（*Atharva Veda*），並正式開始形成一門專業的學問。在阿育吠陀中，可以找到包括利用咒語、苦修、瑜伽、護身符、儀式、草藥等方法，治療身心疾病的實踐。

根據神話傳說，阿育吠陀是由印度三大主神中的創造神梵天（Brahma）在創造人類之前，為保護人類而創建的。梵天把阿育吠陀傳授給藥神雙馬童（Aswini Kumars），藥神又傳授給雷雨神因陀羅（Indra），因陀羅再傳授給人間的修行者阿提耶（Atreya）等，最終構成阿育吠陀的內科醫學。因陀羅把外科學透露給迪沃達薩（Divodasa）國王，迪沃達薩是阿育吠陀之神曇梵陀利（Dhanvantari）的化身，他又把外科學傳授給妙聞（Sushruta）等一群醫師。

阿育吠陀醫學有多種著作，比較重要的有三部：遮羅迦（Charaka）的《遮羅迦本集》（*Charaka Samhita*）、妙聞（Sushruta）的《妙聞本集》（*Susruta Samhita*），以及瓦拔塔（Vagbhata）的《八支心要集》（*Astanga Hridaya*）。《遮羅迦本集》和《妙聞本集》著於西元前一世紀上半葉。《遮羅迦本集》由印度的醫祖遮羅迦所著，並經阿提耶修改補充，至今仍是印度應用最為廣泛的阿育吠陀內科醫學著作。《妙聞本集》則收集了修復外科的各種知識，包括換肢手術、整形外科手術、剖腹手術，甚至腦外科手術。同時，妙聞還發明了鼻整形術。大約在西元五〇〇年，《八支心要集》問世，它綜合了阿育吠陀醫學各大學派的觀點。

傳統上，阿育吠陀醫學主要有八個分支：一、Kayachikitsa（內科）；二、Shalakya Tantra（五官科）；三、Shalya Tantra（外科）；四、Agada Tantra（毒藥科），即解毒學；五、Bhuta Vidya（精神科）；

六、**Kaumarabhritya**（兒科）；七、**Rasayana**（長壽科），即採取種種手段，保養身體，延年益壽；八、**Vajikarana**（性學科），即透過催情藥和促進生殖手段，以提高性功能和增強生殖組織。

作為系統化的治療體系，阿育吠陀歷史悠久。但在英國殖民印度期間，阿育吠陀受到了壓制。隨著西方醫學的發展，阿育吠陀更加被忽視。但在現代，阿育吠陀得到了傳承和發展。不過，基本上，當代的阿育吠陀是在西方醫學背景下的醫學，很大程度上迎合著西方的醫學。這使得阿育吠陀脫離了傳統身心整體主義的主張。但在印度，依然有人堅持阿育吠陀整體主義的傳統觀點。

3 阿育吠陀瑜伽

阿育吠陀瑜伽（Ayurvedic Yoga）有狹義和廣義的理解。

狹義上說，阿育吠陀瑜伽就是利用阿育吠陀的基本原則來指導瑜伽實踐。特別是對於哈達瑜伽體位法和調息法，利用阿育吠陀的基本原則十分重要。人體是一個複雜的身心系統，哈達體位和調息對於不同體質的人具有不同的意義。若是脫離個體具體的體質特徵，而毫無區分地從事高強度的體位練習和調息實踐，會帶來不少問題，甚至帶來瑜伽傷害。

廣義上說，阿育吠陀本身就是一種瑜伽實踐的藝術。這裡的阿育吠陀瑜伽不僅凸顯瑜伽體位和調息需要基於平衡三個體質（**doshas**），達成能量平衡，促進身心健康，更要發展一種完美的健康，推動體質的意識維度。在此，阿育吠陀瑜伽就是一種吠陀瑜伽、坦特羅（Tantra）瑜伽（也可譯為密教瑜伽），最終讓我們的生命原則得到發展，進入人的圓滿之境。

本書所談論的阿育吠陀瑜伽，包含狹義和廣義這兩個方面。對於初級階段的阿育吠陀瑜伽，側重於狹義的阿育吠陀瑜伽；對於高級階段的阿育吠陀瑜伽，則側重於廣義的阿育吠陀瑜伽。

阿育吠陀瑜伽是一門實踐的瑜伽。大衛．弗勞利（David Frawley）把從事阿育吠陀瑜伽的人分為四類：一、阿育吠陀身體瑜伽教師；二、阿育吠陀心理瑜伽教師；三、阿育吠陀冥想瑜伽教師；四、阿育吠陀能量瑜伽教師。

✵ **阿育吠陀身體瑜伽教師**：熟悉阿育吠陀瑜伽基本原理，從事體位教學以及身體療癒的教師。要從事這個工作，就需要在瑜伽體位上得到良好的訓練，對人體有比較深入的認識，具有阿育吠陀的診斷和療癒能力，需要學習一些阿育吠陀的按摩、健身和其他療法。

✵ **阿育吠陀心理瑜伽教師**：通曉阿育吠陀瑜伽心理學，並用以療癒心理問題的瑜伽教師。具有心理諮詢資格的教師，透過系統學習阿育吠陀瑜伽，可以更好地從事心理諮詢工作，成為阿育吠陀心理瑜伽教師。心理學分不同的層面。很多心理問題，單靠藥物並不能有效解決，需要調整人心。阿育吠陀瑜伽對人心有著極其深刻的洞察，可以幫助人們積極、智慧、充滿陽光地生活。要做合格的阿育吠陀瑜伽教師，除了需要學習一般的阿育吠陀知識外，還需要學習吠陀占星和身體的關係、吠陀堪輿和身體的關係等等。擁有良好東西方哲學、心理學基礎的人從事這個工作，效果會更好。

✵ **阿育吠陀冥想瑜伽教師**：專業傳授冥想的瑜伽教師。需要通曉阿育吠陀體質理論、數論中的三德理論，一般還需要通曉吠檀多哲學理論。需具有廣泛的瑜伽理論知識，才可以掌控教學中遇到的各種問題。

★ **阿育吠陀能量瑜伽教師：**精通瑜伽調息法、咒語、脈輪和冥想的教師。他們不僅在理論上需要熟悉體質理論，還需要通曉能量理論。

學習阿育吠陀瑜伽的瑜伽行者，初期需學習這個領域的基礎理論，並需要結合自身體質的特點，集中精力把重點放在某個方面。要精通阿育吠陀瑜伽的所有領域，則需要長時間的學習和實踐。

4 阿育吠陀瑜伽的重要性

瑜伽的本質是提升我們生命的品質，目的是促進意識的轉化。古典傳統的瑜伽，並沒有把注意力集中在身體上。在瑜伽的發展中，瑜伽士逐漸認識到身體對於意識轉化的重要性，開始發展起獨立的哈達瑜伽。當代的哈達瑜伽則把瑜伽的核心集中在身體上，以致哈達瑜伽成了身體（體位）的瑜伽。之所以出現這樣的局面，是因為西方人注意到了哈達瑜伽給身體帶來的變化，尤其是在減壓、減肥、塑形、養生、靜心、物理治療方面等的作用；其次是因為哈達瑜伽體位法這個運動的形式，對於人的個性彰顯、自信確立，具有明顯的作用；再次則是西方運動生理學、解剖學的發展，使得哈達瑜伽在科學的精細化層面上得到了快速發展。

然而，阿育吠陀關注的是人的生命和生活的品質，關心的是身體的健康和滿足，其方式是透過平衡身體的能量。更深層次的阿育吠陀，則從身體的關懷上升到生命的覺醒、自由、圓滿。總體上，瑜伽關注我們意識的轉化和昇華；而哈達瑜伽同樣關注人的意識轉化，只是透過或藉助人的身體這個通道（或媒介）；其他形式的瑜伽也只是強調了其他不同的通道（或媒介）。雖然當代哈達瑜伽遠離了傳統哈達瑜伽的目標，但從整體上看，它對身體的調整依然值得我們關注，特別是基於個體生命的體質差異做出合理的調整。

阿育吠陀瑜伽是一種充分意識到瑜伽的追求和身體訴求的瑜伽。首先，阿育吠陀瑜伽關切人的意識之轉化，也就是傳統上說的，關切人的覺醒、自由、三摩地。瑜伽的根本價值，就在於為我們生命意識的轉化提供方法上的指導。大量的經典，諸如《奧義書》（*Upanisad*）、《薄伽梵歌》、《瑜伽經》、《哈達瑜伽之光》（*Hatha Yoga Pradipika*）等，為生命走向覺醒、自由、三摩地，提供了目標和實踐方式。其次，阿育吠陀瑜伽充分認識到當代人面臨的種種身心壓力，把瑜伽（特別是哈達瑜伽）視為一種減緩壓力、自我療癒的重要方式。

總體上，相較於傳統哈達瑜伽，阿育吠陀瑜伽強化了基於個體特質的對身體健康的關注，又沒有丟失瑜伽原本的轉化和提升意識的目標。阿育吠陀瑜伽是一種真正意義上的身心靈之路。阿育吠陀瑜伽對意識轉化的關注，體現了瑜伽的垂直維度；它對身體的關注，體現了瑜伽的水平維度。完美的瑜伽是身心靈真正合一的瑜伽，會帶來身心靈整體的健康。在當下新時代的背景下，阿育吠陀瑜伽具有特別重要的意義。

5 阿育吠陀瑜伽解決什麼問題

阿育吠陀瑜伽關注人的整體健康，主要幫助我們解決三個層面的問題：身體層面、心理層面、精神和靈性層面的問題。

第一，身體健康：基於對人的整體性認識，阿育吠陀瑜伽比傳統哈達瑜伽或當代哈達瑜伽，更能有效處理身體的問題。換言之，阿育吠陀瑜伽透過自然療法，讓我們有效地增強免疫力，擺脫亞健康及一般疾病。我們常說，健康是人生第一要務。健康是1，財富、名聲等是1後面的0。沒有健康這個1，後面再多的0也沒有意義。但身體要如何才能健康呢？這包含了很多的健康藝術。阿育吠陀瑜伽抓住了健康的奧祕，那就是能量。我們健康地活，主要依靠的是能量。能量堵塞，就會出現健康問題；能量不夠強盛，就會出現身體虛弱問題；能量不平衡，就會遇到亞健康和疾病。

第二，心理健康：心理問題主要發生在心意鞘，表現在情緒上。阿育吠陀瑜伽始終關心人的心理意識，其獨立的哲學基礎建立在數論和吠檀多的基礎上。

第三，精神和靈性健康：人在世上過活，不僅需要維持身體和心理的健康，更要維持精神與靈性的健康。身體只是粗身，所有人都應該解決粗身問題。心理現象源於精身的心意鞘，大部分人也需要慎重處理。而精神主要在精身的智性鞘，更需要我們關注和處理。靈性的健康涉及因果身的喜樂鞘。當然，身心靈健康問題的總根源在因果身，在於我們對自我的無明（或無知）。

阿育吠陀瑜伽，首先要幫助我們解決第一層問題，同時解決第二層問題，最終透過更深的智慧，解決我們根本的無明問題。因此，阿育吠陀瑜伽在整體上綜合解決我們的身心靈問題。大衛．弗勞利教授說，其實瑜伽實踐不是單一的，而是綜合的，並且大致在以下六個層面展開：

(1) **身體淨化**。為了淨化身體，就需要瞭解我們個體的體質，排除毒素，強化粗身。

(2) **生命力**（prana，普拉那）**的平衡和加強**。這是瑜伽實踐的核心。這也是火瑜伽實踐中的重要內容。

(3) **私我**（ahamkara，我慢、我執）**的消除**。私我並不是真正的我。有時我們會把私我和小我混同。私我應該消除，但小我必須保留，但應淨化小我以消除意識的遮蔽，而走向大我（atman，阿特曼、至上之梵）。

(4) **心意和感官的受控及內化**。瑜伽是控制心意的科學。修持瑜伽，就需要學會控制心意，控制感覺器官和行動器官。

(5) **智性的定向化、敏銳化**。智性是一種能力。需要調整這個能力，使其服務於更高的目標。

(6) **心質**（chitta，又稱心地）**得到控制**，平靜、自然、喜樂。

以上六個層面彼此連結，並不能截然分開。斯瓦米．庫瓦拉雅南達（Swami Kuvalayananda）曾說：「瑜伽有著關於人類的完整資訊。它有關於人體的資訊，有關於人心的資訊，也有關於人的靈性的資訊……」❶阿育吠陀瑜伽就是這種整合性的生命探索和實踐之道。

6 阿育吠陀瑜伽的文化資源

阿育吠陀瑜伽是一個組合詞，包含兩個方面：「阿育吠陀」和「瑜伽」。阿育吠陀瑜伽的文化資源是綜合性的。阿育吠陀的文化資源只是其中一個面向。這就意味著這個瑜伽需要吸收阿育吠陀中的基本原則、基本理論、某些技能、阿育吠陀的基本生活方式等等。

阿育吠陀是一個龐大的系統。在整個吠陀文明中，阿育吠陀是一個面向，瑜伽是另一個面向。阿育吠陀瑜伽不是阿育吠陀醫學，而是有其自身的特點，即它的第二維度——瑜伽維度。廣義的阿育吠陀接納和包含了瑜伽，但我們並不主張把瑜伽納入阿育吠陀，而是突出瑜伽自身的獨立性。

阿育吠陀瑜伽吸收了當代科學發展的元素。例如，阿育吠陀瑜伽思想的主要發展者大衛・弗勞利不僅精通阿育吠陀，也精通瑜伽，同時他也是當代西方人，具有西方科學素養，他的當代性思維使得他對阿育吠陀瑜伽有一個非常清晰、系統的認識及實踐進程。在這本書中，我們也會介紹他的阿育吠陀瑜伽思想。阿育吠陀瑜伽不是封閉的，而是開放的瑜伽之海。它的文化資源，不僅是阿育吠陀的，不僅是瑜伽的，而且也是科學的，更是中華化的。

我們已經談到，阿育吠陀側重在身體層面，瑜伽的重點在靈性層面。阿育吠陀讓我們沿著人的水平維度發展，使身心健康、快樂生活，活在永恆之法中；瑜伽則讓我們直接沿著人的垂直維度發展，讓意識得到轉化、提升，超越三德的鉗制，最終達到不二的境界、覺悟自由的境界。

阿育吠陀瑜伽肩負雙重使命，既關注我們的身心健康，讓我們擺脫亞健康，療癒疾病，又關注我們精神的健康和靈性的發展，達到自我的覺悟和最終的自由。在實踐中，不同的阿育吠陀瑜伽士的教導或有側重，有的偏重身體，有的偏重靈性，但這兩者不能分離，而要彼此連結。一個側重面的發展和成長，必定會引導並促進另一個側重面的發展及成長。

阿育吠陀瑜伽把人的身心靈的發展視為一個有機整體。基於對人的整體主義認識，它從阿育吠陀及瑜伽中汲取各種有效的理論。

7 阿育吠陀瑜伽哲學

阿育吠陀瑜伽哲學是哲學的一支，具體來說，是瑜伽哲學之下的一個分支。哲學（Φιλοσοφία; Philosophia）一詞，由兩千五百年前的古希臘人創造。希臘文 philosophia，由 philo 和 sophia 兩個部分構成，philein 是動詞，指愛和追求；sophia 是名詞，指智慧。希臘文 philosophia 的意思是「愛智慧」。最早使用 philosophia（愛智慧）和 philosophos（愛智者）這兩個詞的人，是古希臘哲學家暨數學家畢達哥拉斯（Pythagoras）。畢達哥拉斯第一次使用了 philosophia（愛智慧）這個詞，並自稱為 philosophos（愛智者）。畢達哥拉斯還進一步說，在生活中一些奴性的人天生就是追求名利的，而 philosophos（愛智者）生來就尋求真理。他明確地把愛智者歸為自由人。

傳統上，印度和中國沒有「哲學」一詞，但都有哲學。如今我們在討論中國和印度古代哲學思想時，廣泛使用「哲學」一詞。

古代印度有六個正統的哲學流派，分別是：

1. **勝論**（Vaisheshika），屬於原子論學派，創始人是迦那陀（Kannada），代表作為《勝論經》。
2. **正理**（Nyaya），屬於邏輯學派，創始人是阿克沙巴德．喬達摩（Akṣapāda Gautama），代表作為《正理經》。
3. **數論**（Samkhya），屬於宇宙原則學派，創始人是迦毗羅（Kapila），代表作有自在黑（Isvara-krsna）的《數論頌》。主張原質（自然）和原人（意識、精神）二元論。
4. **瑜伽**（Yoga），屬於瑜伽派，創始人是傳奇人物金胎（Hiranyagarbha），代表作有帕坦迦利的《瑜伽經》。這個學派持數論哲學立場。
5. **彌曼差**（Mimamsa），屬於儀軌派，創始人是闍彌尼（Jaimini），代表作為《彌曼差經》。
6. **吠檀多**（Vedanta），屬於形而上學派，創始人是跋達羅衍那（Badarayana），代表作為《梵經》。吠檀多哲學是六派哲學中影響最大的，它關心形而上學問題，重點討論靈魂（jiva，個體靈魂）、自在天（Ishvara，上帝）和梵（Brahman，終極真實〔Reality，又譯實在〕、純粹意識）之性質。

狹義上，瑜伽哲學是指基於數論的瑜伽哲學，但隨後發展起來的瑜伽哲學涉及的範圍更廣泛。數論思想和吠檀多思想彼此差異較大。吠檀多哲學，在某種意義上，可以被視為智慧瑜伽或知識的瑜伽。

阿育吠陀瑜伽哲學是對傳統瑜伽哲學的擴展。傳統的瑜伽哲學並不討論或涉及阿育吠陀的內容。但因為瑜伽哲學關注人，不僅僅關注人的意識之轉化、靈性之提升、生命之覺悟，也關注為了達成這樣的崇高目標而借用的身體這個仲介的圓滿。阿育吠陀促進瑜伽人身體的健康，以便更好地推進意識的提升。儘管身體本身不是目的，但若沒有健康的身體，沒有充足的身心能量，要使得意識順利地發生良性轉化，是不容易的。

8 阿育吠陀瑜伽和其他瑜伽形態的差異

阿育吠陀瑜伽作為一種新的瑜伽形態，和其他瑜伽形態具有密切的關係。這裡針對阿育吠陀瑜伽和行動瑜伽、智慧瑜伽、勝王瑜伽、唱誦瑜伽（聲音瑜伽）、昆達里尼瑜伽、哈達瑜伽之間的關係做簡要的區分。

1）行動瑜伽

《薄伽梵歌》高度肯定了行動瑜伽。行動瑜伽的核心是出於非私我的行動，也就是不執著地生活。行動瑜伽士關心的是無私、非私我中心地活動，全心服務他人、社會、世界。對於有神論的瑜伽士，則服務他人、社會、世界，並把一切行動的果實歸於他們的至上主。

行動瑜伽士並不關注身體，更不關注自身身心能量的調理，他們把一切歸於更高的對象，不執著於行動的結果，坦然面對自己所發生的事。行動瑜伽基本上是一種外向的瑜伽。阿育吠陀瑜伽充分肯定行動瑜伽，認為這種行動態度本身就具有深度的自我療癒效果，是一個真正健康人的心態。但阿育吠陀瑜伽更直接地關心身體本身的健康。

2）智慧瑜伽

智慧瑜伽的重點是透過知識讓我們明白真實和虛假、存在和非存在，明白我們的本質不是這個身體，也不是心意，不是一個具體對象，而是純粹的意識。傳統上，吠檀多不二論最關注這樣的問題，強調只有透過智慧之道，也就是知識之道、分辨之道，才能消除私我的束縛和幻象。

智慧瑜伽士高度關注「真理」本身，但他們往往忽視身體。歷史上，有些著名的智慧瑜伽士或准智慧瑜伽士，他們的精神得到巨大發展，達到極高境界，但往往身體很差，有的受病魔折磨而壽命不長。阿育吠陀瑜伽接受智慧瑜伽的真理訴求，但同樣關注身體本身的健康。

3）勝王瑜伽

勝王瑜伽被視為瑜伽之王，因為它追求的目標之崇高、要求之嚴格，非常人可以遵循。不過，儘管勝王瑜伽要求較高，但其核心是冥想，透過冥想達到對心意的真正控制。

傳統上，人們把帕坦迦利的瑜伽視為勝王瑜伽，而他的《瑜伽經》就是勝王瑜伽的經典之作。

但是，當代著名的瑜伽哲學大師巴迦納南達（Swami Bajanananda）認為，這是對帕坦迦利的嚴重誤解。帕坦迦利的瑜伽是八肢瑜伽，其哲學基礎是數論哲學。

我們認為，從哲學上說，帕坦迦利瑜伽並不是勝王瑜伽，但從八肢瑜伽模式上，則可以被理解為勝王瑜伽。帕坦迦利的最大貢獻，不是他採用二元論的數論哲學，而是他創造性地提出的八肢瑜伽模式。勝王瑜伽是綜合性的，具有各種效能，但同時可以肯定的是，勝王瑜伽具有較強的出世主義色彩。阿育吠陀瑜伽沒有什麼出世情結，它打破入世和出世的二元對立。從阿育吠陀瑜伽對身體的高度關注來看，阿育吠陀瑜伽是高度入世的；而從阿育吠陀瑜伽的目標看，可以說它具有出世主義的色彩。但事實上，在阿育吠陀瑜伽士那裡，入世或出世都不是問題。

4）唱誦瑜伽（聲音瑜伽）

唱誦瑜伽是一種透過聲音達成心意平靜的瑜伽。若要達成人的圓滿，有不同的道路，而唱誦瑜伽類似於聲音法門。實踐不同瑜伽之道的人，都可以接納唱誦瑜伽（聲音瑜伽），把它當作自身瑜伽修習的一部分。阿育吠陀瑜伽接納唱誦瑜伽，並根據個體自身體質的特點，提供具有不同層面療效的瑜伽唱誦方法。傳統上的唱誦瑜伽，是覺悟導向的。但在阿育吠陀瑜伽看來，唱誦瑜伽包含身體導向的唱誦，目的是用於療癒。

5）昆達里尼瑜伽

昆達里尼瑜伽強調經由種種方法來喚醒處於海底輪的靈能。它要求將能量從海底輪上升，達到眉間輪，和至上意識（希瓦意識）結合，達到陰陽合一。這個瑜伽並不容易實踐，具有極大的風險，也容易被誤解。相較於昆達里尼瑜伽，阿育吠陀瑜伽要安全得多。阿育吠陀瑜伽同樣強調能量，但它所強調的能量不是單一的，而是多層次的，它首先強調的是生命能量，即身體健康的能量。阿育吠陀瑜伽首先關注我們的能量鞘。

從能量鞘向下發展，就是身體體能和生命活力；向上發展，就是心理能量、精神能量。阿育吠陀瑜伽對能量的層次化理解和關注，具有更大的適應性，也具有更廣泛的適用性。

6）哈達瑜伽

哈達瑜伽又分為傳統哈達瑜伽和當代哈達瑜伽。傳統哈達瑜伽與阿育吠陀瑜伽的關係十分密切。在哈達瑜伽經典中，有些顯然包含了對阿育吠陀思想的運用，例如《哈達瑜伽之光》的有些版本，本身就包含著瑜伽治療的內容，這無疑體現了傳統哈達瑜伽與阿育吠陀瑜伽的密切關係。但遺憾的是，最接近阿育吠陀瑜伽的傳統哈達瑜伽，在發展過程中慢慢脫離了傳統瑜伽的目標，同時，對大部分人來說，它也沒有很好地繼承了阿育吠陀治療部分的內容。當代哈達瑜伽更多地受到西方文化的改造，其唯身體化、體育化的傾向十分明顯，體現的大多是西方人的身體觀和瑜伽實踐觀，而非傳統瑜伽及哈達瑜伽的觀念。

阿育吠陀瑜伽的宇宙生成論，吸收了阿育吠陀的思想，也吸收了瑜伽的思想，具有一種更完整的整合思想。在終極層面上，它認同吠檀多不二論的主張，認為一切都歸於純粹意識、至上之梵。根據吠檀多不二論，個體靈魂、自在天、至上自我和梵，是印度文化中的四個真實（Reality）原則。當然，這四個真實層次不同。

從個體實踐來看，吠檀多也對人的身體有著清晰的認識，提供了具有高度差異的精身內容。這個精身包括：五個運動器官（口、手、腳、生殖器、肛門；又稱作根）、五個感覺器官（眼、耳、鼻、舌、身；又稱知根）、五種生命氣（命根氣〔呼吸氣〕、下行氣、上行氣、平行氣、遍行氣〔周身氣〕）、五大元素（土、水、火、風和空）、內在器官四個部分（心質[2]、菩提、心意、我慢）、無明、欲望和業。弗勞利就認為，無明、欲望和業是精身之原則的驅動力，是原質活動背後的主要因素。

阿育吠陀在繼承傳統數論和吠檀多哲學相關宇宙基本原則的基礎上，增加了身體的原則，這些原則包括：三個體質、十四條經絡、七個組織、十四個系統和七種火。透過這些身體原則，具體地認識我們的身體，從而療癒身體，促進身心靈的健康和長壽，為生命的覺醒提供支持。

註釋

1、《哈達瑜伽之光》，斯瓦特瑪拉摩著，G. S. 薩海、蘇尼爾．夏爾馬英譯並注釋，王志成、靈海譯，四川人民出版社，二〇一七年，第五頁。

2、在數論中，Chitta（心質）包含了菩提、心意和我慢。在吠檀多中，Chitta 指記憶。

Chapter 2

五大元素

1 宇宙之磚

古代印度數論哲學、吠檀多哲學和阿育吠陀哲學都認為，這個宇宙以及宇宙中的所有一切，從最基礎的層面來講，都是由基本元素：土（prthvi）、水（apas）、火（tejas）、風（vayu）和空（akasa）所構成的。

這五大元素合稱Pancha Mahabhuta，就好像是建造宇宙的磚頭，是宇宙最基本的構成。

數論哲學認為，五大元素來自「我慢」（ahamkara，即私我），而最終歸於「原質」，即原初物質（prakriti），並且，原質是永恆的。如同數論哲學，吠檀多哲學也認為五大元素最終歸於原質。但是，不同於數論哲學的是，吠檀多哲學認為包含五大元素的原質屬於摩耶（maya，意思是幻、幻象），也就是，原質是不真的。需要注意的是，這裡的「不真」，是從終極意義上說的，說的是它們是變化的、會毀滅的。阿育吠陀哲學是實踐的哲學，並不特別關注哲學終極層面的分歧和爭論，而是強調它們在現實生活中的作用。不過，總體上說，阿育吠陀哲學基本上認同吠檀多哲學的立場，但在現象層面上進一步細化了對物質現象的分析，尤其是對人體（身心）健康的分析。

吠檀多哲學認為，宇宙中第一個形成的元素是「空」（akasa，音譯為阿卡夏）。「空」由「梵」和「摩耶」結合而成。「空」不可見，但它遍布一切。

「空」（akasa），遍布一切。

「空」進化出「風」（vayu，音譯為瓦予）。

「風」進化出「火」（tejas，音譯為特伽斯）。

「火」進化出「水」（apas，音譯為阿帕斯）。

「水」進化出「土」（prthvi，音譯為帕爾維，又譯為「地」）。

五大元素具有三個特徵：精微性、基礎性和不混性。精微性，就是在進化中五大元素不參與任何活動；基礎性，就是各個元素具有獨特性；不混性，就是五大元素相互之間不會混合。

為了理解五大元素在宇宙演化過程中所處的位置或階段，在此介紹數論哲學中的宇宙演化。

最初有兩個永恆的原則，即原人和原質。

原人，purusha，音譯為普魯沙，指精神原則。

原質，prakriti，又稱原物，也可以翻譯成「自然」，指物質原則。物質原則具有悅性（sattva，善良）、動性（rajas，激情）和惰性（tamas，愚昧）這三德。

原質和原人結合，成為宇宙性的「大」（mahat，或菩提〔Buddhi〕，宇宙理智）。

這個「大」演化出宇宙性的「我慢」（ahamkara，私我，我執）。

「我慢」由惰性占主導，它和動性結合，演化出「五唯」，即「色、聲、香、味、觸」這五大精微元素。這五大精微元素是非經驗的，難以辨認。

「五唯」演化出「五大元素」，即土、水、火、風、空。它們可以經驗，可以辨認。

「我慢」由悅性占主導，它和動性結合，演化出「心意」（manas，音譯為末那）。「心意」再演化出「五知根」和「五作根」，即眼、耳、鼻、舌、身，以及手、足、嘴巴、肛門、生殖器。

在此，五唯和五大元素屬於客體，心意、五知根和五作根則屬於主體。

大衛．弗勞利把宇宙諸原則（真實／Reality）列成了一個表。我們進行整理補充，形成下表：

原人（普魯沙）	**自在天／宇宙之主**	**原質／三德**
因果身（因緣身）	大、菩提	私我、我慢（我執）
	宇宙理智	
	個體靈魂	
精身（細微身）	外在心意 五氣 五個精微元素	五個精微行動器官（作根）：手、足、嘴巴、肛門、生殖器 五個精微感覺器官（知根）：眼、耳、鼻、舌、身
粗身	三個體質：風型、火型、水型 五個粗糙感覺器官（知根）：眼、耳、鼻、舌、身	五個粗糙元素：土、水、火、風、空 五個粗糙行動器官（作根）：手、足、嘴巴、肛門、生殖器

2 五大元素的屬性與功能

需要注意的是，五大元素及其本身並不是一個概念。在阿育吠陀瑜伽看來，五大元素本身遠遠超出了我們所能把握的五大元素的粗糙意象。

例如：對具體的人來說，體質中「土」元素越多，則身體的密度就越大，這個人所擁有的觀念和信念就越穩定；體質中「水」元素越多，則越有可能依附他人、他事或其他觀念；體質中「火」元素越多，則身體暖和、不怕冷，消化力也更強，心意更加強烈，富有批判精神；體質中「風」元素越多，心意和行動就越快；體質中「空」（乙太）元素越多，就具有更精微的意識，甚至這個意識會使我們開啟離居的模式。

五大元素具有不同的屬性和功能。

1）五大元素的基本屬性

土：密度、重、粗糙、不冷不熱、堅硬、不活躍、穩固、稠密、碩大。

水：溶解、重、流動、冷、軟、不活躍、黏滑、稠密、濕。

火：轉變、輕、擴展、熱、乾燥、高速、光明、色彩、強烈、清晰。

風：運動、輕、震動、不熱不冷、粗糙、清晰、原子性。

空：精微、輕、無抵抗、不熱不冷、軟、光滑、分離、差異。

2）五大元素的基本功能

★運動功能及對應的五氣

	運動功能	對應的五氣
土	朝下	下行氣
水	朝下	命根氣（呼吸氣）
火	朝上	平行氣
風	離心	遍行氣（周身氣）
空	朝上	上行氣

★對應的感覺及器官

	對應的感覺	對應的感覺器官	對應的行動器官
土	香	鼻子	肛門
水	味	舌頭	生殖器
火	色	眼睛	腳
風	觸	皮膚	手
空	聲	耳朵	喉嚨

★主導味道和伴隨的味道

	味道	伴隨的味道
土	甜	澀
水	甜	鹹
火	辛辣	酸和鹹
風	辛辣	苦和澀
空	苦	

可以注意到：土和水的味道是甜的，火和風的味道是辛辣的，空的味道是苦的，而澀和鹹是伴隨的味道。

❸ 五大元素和身體組織及廢物之關係

根據阿育吠陀瑜伽，人體有七大組織（dhatus），分別是血漿（rasa）、血液（rakta，尤其紅血球）、肌肉（mamsa）、脂肪（meda）、骨（asthi）、神經和骨髓（majja）、精子（或生殖，shukra）。

七大組織和五大元素之間的關係如下：

血漿，rasa，占主導的是水元素。

血液，rakta，占主導的是水和火元素。

肌肉，mamsa，占主導的是土元素。

脂肪，meda，占主導的是水和土元素。

骨，asthi，占主導的是土和風元素。

神經和骨髓，majja，占主導的是水元素。

生殖組織，shukra，占主導的是水元素。

另外，還有次一級的組織：乳腺（stanya）和經血（raja），其主導的元素分別是水和火。

人體透過代謝排出廢物（mala），包括屎（purisha）、尿（mutra）、汗（sveda）、呼氣（svasa）。屎的主導元素是水和土，尿的主導元素是水和火，汗的主導元素是水，呼氣的主導元素是土和風。

七大組織（除了骨組織）在平衡、不平衡時都有一些標誌，如下表：❶

組織（dhatus）	身體的相關部分	平衡	因元素增加而導致不平衡	因元素減少而導致不平衡
rasa	血漿	健康、荷爾蒙平衡、能量豐富、頭腦清晰、身體漂亮	充血、冰冷、腫脹、痤瘡、死氣沉沉（水型；kapha）	便祕、脫水、懶惰、月經不足（甚至不來月經）、疲憊、焦慮（風型；vata）
rakta	血液	穩定的體溫、良好的血液循環、忍耐、充滿動力、激情	過多出汗、體溫增加、月經時間過長、發燒（火型；pitta）	脹氣、吸收不良、月經時間過短（風型；vata）
mamsa	肌肉	肌肉強健、韌帶好、有勇氣、活力、自信	肌肉僵硬、關節缺乏彈性、沉重（水型；kapha）	關節弱、肌肉差、運動過度（風型；vata）
meda	脂肪	健壯、體重穩定、身體美、關節好	肥胖、糖尿病、高血壓、甲狀腺機能低下、出汗過多、口渴、呼吸無力（水型；kapha）	體重不足、皮膚乾燥、關節咯咯響、關節炎、體溫偏低、能量不足、骨質疏鬆、甲狀腺機能亢進、脾腫大（風型；vata）
majja	神經和骨髓	能量高、溝通技巧好、感官感知力強、精神健康	沉重、死氣沉沉、遲鈍（水型；kapha）	焦慮、貧血、多發性硬化症、注意力不集中、溝通能力差、癲癇、帕金森氏症候群（風型；vata）
shukra	生殖組織	良好的生殖功能、精子和卵子品質好、具有創造性直覺	性沉溺、早洩、卵巢囊腫（水型；kapha）	性冷淡、痛經、交媾疼痛、陽痿、月經不足（風型；vata）

4 五大元素和活動性質

世間萬物都存在各種活動的屬性，概括起來主要有冷、熱、黏性或油性、乾、重、輕、軟、鋒銳。

這些屬性和五大元素之間的關係如下：

- 冷，對應的元素是土和水。
- 熱，對應的元素是火。
- 黏性或油性，對應的元素是水。
- 乾，對應的元素是風。
- 重，對應的元素是土和水。
- 輕，對應的元素是火、空和風。
- 軟，對應的元素是水和空。
- 鋒銳，對應的元素是火。

5 五大元素和三德

原質由三德構成，而五大元素來自原質，它們基於不同的三德比例而構成自身。

阿育吠陀認為，五大元素和三德有如下的對應關係：

・空，主導屬性是悅性（sattva）。
・風，主導屬性是動性（rajas）。
・火，主導屬性是悅性和動性。
・水，主導屬性是悅性和惰性（tamds）。
・土，主導屬性是惰性。

有關三德的更多論述，請參見第四章。

6 五大元素和六種味道

在眾多的味道中，有六種基本的味道，分別是：甜（Madhura）、酸（Amla）、鹹（Lavana）、辛辣（Katu）、苦（Tikta）、澀（Kashaya）。

這些味道所具有的能量特點分別是：甜為冷；酸、鹹和辛辣為熱；苦和澀為冷。

這六種味道分別對應五大元素：甜，對應土和水。酸，對應土和火。鹹，對應水和火。辛辣，對應火和風。苦，對應風和空。澀，對應風和土。

簡化如下表：

甜＝土＋水	辛辣＝火＋風
酸＝土＋火	苦＝風＋空
鹹＝水＋火	澀＝風＋土

土，對應甜、酸和澀。水，對應甜和鹹。火，對應辛辣、酸和鹹。風，對應辛辣、苦和澀。空，對應苦和澀。

簡化如下表：

土＝甜＋酸＋澀
水＝甜＋鹹
火＝辛辣＋鹹＋酸
風＝辛辣＋苦＋澀
空＝苦＋澀

7 五大元素和身體部位

土元素，對應身體的所有器官、力量和穩定；對應脊髓、骨頭、牙齒、指甲、頭髮、肌腱、肌肉、皮膚、糞便。

水元素，對應身體的一切流體；對應血、脂肪組織、尿、糞便、汗、唾液、精子、胃液、腸液、關節液、涕、淚等。

火元素，遍布全身，有的展現，有的沒有展現；對應身體的熱、光澤。

風元素，對應全身的活動；各種氣；肺部、大小腸；身體的各種運動，如肌肉運動、細胞運動。

空元素，對應全身的活動；身體中更大的空間，如胸腔、腹部以及身體中的通道和凹處，如鼻腔、嘴巴。

從上述元素和身體的對應關係，可以瞭解到五大元素在身體上的穩定性或狀況。根據阿育吠陀，如果某些方面長期得不到改善，就意味著某個元素可能嚴重缺乏或存在問題，就需要找到相應的元素調整方法進行調整。

8 五大元素、季節和六味

五大元素、季節和六味之間也有對應關係：

	主導元素	主導味道
深冬季 (shishir)	風和空	苦
春季 (vasant)	風和土	澀
夏季 (greeshma)	風和火	辛辣
雨季 (varsha)	土和火	酸
秋季 (sharad)	水和火	鹹
早冬季 (hemant)	土和水	甜

這裡六個季節的區分是印度傳統的區分，並且在不同地區會有差別。我們在應用時，要根據季節的特徵靈活調整。

從阿育吠陀瑜伽的角度來看，在不同季節（或時日），瑜伽的練習應該有所差異。例如，夏季，某些呼吸法就應該少練，而清涼呼吸法等則可以適時練習。

9 五大元素和滋補用藥

根據阿育吠陀，五大元素主導身體的不同位置。一般而言，土和水主導下部身體，空和風主導上部身體，火則可以在上下部。

從滋補用藥的角度看，辛辣由土和風元素主導，平穩和刺激由風、水和土元素主導，消化液由水和火元素主導，滋補由土和水元素主導，冷卻由水元素主導，腫脹由土和水元素主導，減輕腫脹由空和風元素主導，消化由火元素主導，療傷由土、水和風元素主導。

10 五大元素和體質

體質（doshas）包含三個部分，分別是風型（Vata）、火型（Pitta）和水型（Kapha）。體質的內容將在第三章詳述，這裡只簡單介紹五大元素和體質之間的關係。

	主導元素	代表特性	暗示之原則
風型	風和空	運動和空間	推動原則
火型	火和水	能量和流動	轉化原則、新陳代謝原則
水型	土和水	密度和黏合	保持原則、維繫原則

11 五大元素的代表性食物

我們每天吃的食物其實就是五大元素。不同食物的主導元素有差別，相應地對人體的影響也有很大的差異。我們需要基於體質來考慮食物的攝取。如果遇到身體不平衡的情況，則可以根據五大元素對人的不同影響來調理。傳統上的食療具有強大的哲學和實踐依據。

五大元素的食物代表：

- 未加工的、十字花科的蔬菜，是風元素占主導的食物。
- 果汁、螺旋藻，是空元素占主導的食物。
- 薑、辣椒，是火元素占主導的食物。
- 木瓜、黃瓜，是水元素占主導的食物。
- 根莖蔬菜、堅果，是土元素占主導的食物。

12 五大元素、三德和體質

世界種種現象發端於風型（vata）、火型（pitta）和水型（kapha）這三種能量。

風型能量由空元素和風元素主導，而空元素的主導屬性是悅性，風元素的主導屬性是動性；因此，風型能量的主導屬性為悅性和動性。

火型能量的主導是火元素，但含水；而火元素的主導屬性是悅性和動性的結合；因此，火型的主導屬性為悅性和動性的結合。

水型能量為水元素和土元素的結合；而水元素的主導屬性是悅性和惰性的結合；土元素的主導屬性是惰性。因此，水型能量的主導屬性為悅性和惰性的結合。

13 五大元素和脈輪

根據瑜伽脈輪理論，人體有多個脈輪。但是，其中最重要的只有七個，分別是海底輪、生殖輪、臍輪、心輪、喉輪、眉間輪和頂輪。

五大元素對應前面五個脈輪，即：

- 土元素——海底輪
- 水元素——生殖輪
- 火元素——臍輪
- 風元素——心輪
- 空元素——喉輪

眉間輪沒有對應的元素。有脈輪學者認為眉間輪對應的是心意。

頂輪超越五大元素，沒有對應的元素。

有關脈輪的詳細論述，請參見第六章。

14 五大元素和心意

五大元素和我們的心意之間關係密切。

儘管心意超越五大元素，但我們還是可以察覺到它與五大元素之間的關係，並且可以利用這種關係，為心意的健康活動提供指導。

「心意」主要從「空」（乙太）中創造出來，具有擴展、開放和遍布的特點。心意越擴展、開放和遍布，就越延伸、不可窮盡、無限。例如，悲傷只是心意受到了限制，而極樂（bliss）則是心意空間的無限擴展。所以，如果心意得到良好的擴展，則心胸就越廣大，就會越發感到快樂，就如大鵬鳥一樣，天空越寬廣、越遼闊，飛翔就越自由、越自在。

「風」是造就心意的第二個元素。心意如風。神話中，風神跑得飛快。心意具有極速運動的特點；心猿意馬，心如風動，就是這個意思。心意總是不停，收集資訊，做出判斷，情緒反應，不斷思考。

心意和其他元素也有關係。心意中的火元素，可以察覺事物；心意中的水元素，體現在情緒、移情、情感上；心意中的土元素，發揮著承載記憶、依附等功能。大衛．弗勞利就說，心意之空比物理之空更精微，心意之風比風還要快，心意之火甚至可以察覺到光的所有外在形式。

15 五大元素和咒語

在瑜伽實踐中，五大元素不僅對應著五大脈輪，也對應著相應的種子咒語。

・土，對應的咒語是Lam。
・水，對應的咒語是Vam。
・火，對應的咒語是Ram。
・風，對應的咒語是Yam。
・空，對應的咒語是Ham。

16 五大元素和手印

根據印度手印理論，人體是一個全息系統。五根手指對應著五大元素：

・土——無名指
・水——小拇指
・火——大拇指
・風——食指

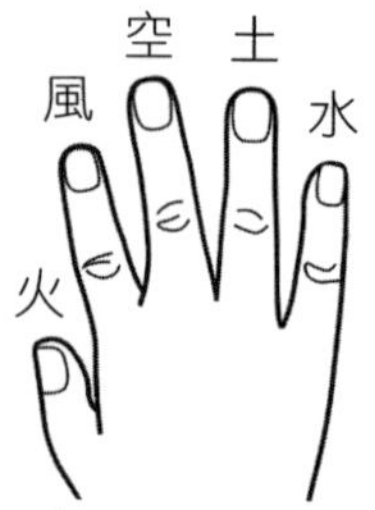

五指和五大元素

・空——中指

從瑜伽實踐的角度來看，可以針對不同元素，練習手印：

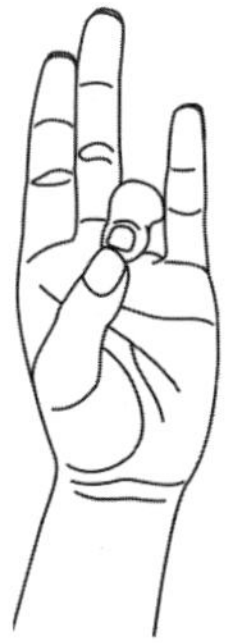

土印（地印）

無名指和大拇指指頭輕觸，其他手指自然放鬆，伸直。土印可促進健康、增強體魄、降火。對普通感冒有療癒作用。

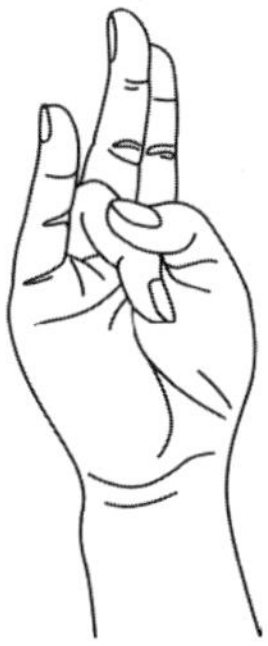

火印（太陽印、阿耆尼印）

無名指輕觸魚際線，大拇指壓在無名指上，其他手指自然放鬆，伸直。火印可促進代謝、增加胃火、改善視力。但是，火印練習時間不宜過久。

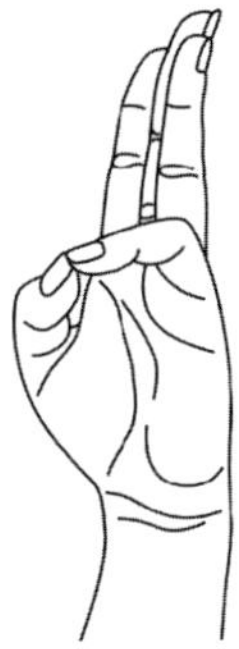

水印

小拇指和大拇指的指頭輕觸，其他手指自然放鬆，伸直。水印可促進皮膚柔軟、光澤、消腫，平衡水元素。但是，水印練習時間不宜過久。

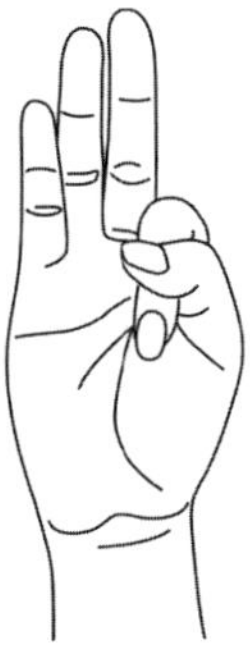

風印

食指彎曲到大拇指指根部，大拇指壓住食指，其他手指自然放鬆，伸直。風印可健胃。可以勤加練習。

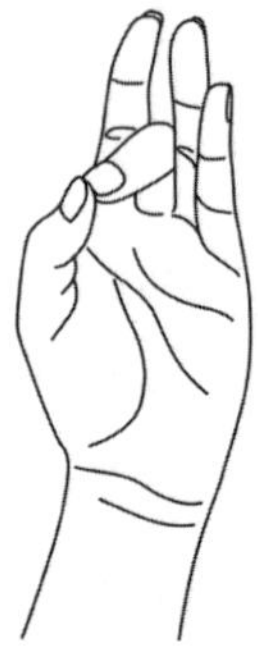

空印

中指和大拇指指頭接觸，其他手指自然放鬆，伸直。空印可調整體內空元素，促進心臟健康，調理呼吸異常。可以勤加練習。

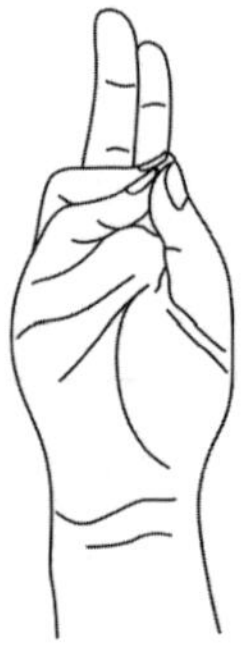

生命力印

小指、無名指和大拇指指尖接觸，其他放鬆，伸直。生命力印可以提升免疫力。

17 五大元素和養生

土水火風空和人的健康關係密切。五大元素都不能缺，也不能太不平衡。缺少或不平衡會帶來身心健康問題。

1）土（地）

滋養離不開土地。離開喧鬧之所，到大自然中靜養，就是一種接受土元素滋養的方式。當然需要注意的是，靜養之地不要暴露於風的環境中，靜養中不要著涼，不要太熱，不要太潮濕。接觸大地中的礦物質，如和群山接觸，也對健康有益。使用適合自身體質的「寶石」也有益，因為「寶石」中包含著精微的土能量。「大地崇拜」（即便是心理的，而非完全外在化、形式化的崇拜），即敬畏大地，是一種自我得到大地滋養的方式。例如，結合「大地崇拜」的戶外瑜伽，就是一種接受大地滋養的方式。

2）水

身體的大部分都是水。身體不能缺水，身體的能量經由水這個元素輸運、傳遞、擴散。從阿育吠陀瑜伽養生的角度看，多喝水，多喝好水，接近水，經常洗澡，接受水的滋養，甚至在洗澡的時候使用養生咒語：aim、srim、klim。另外，如有條件，也可以接受自然的雨水來洗澡。雨水具有淨化和治療之效果。物質之水，就是粗糙的五大元素中的水元素；心意之水就是由人的心意所構成的世界。我們不能脫離心意之水，但我們要謹慎，不要讓心意之水淹沒我們。而至上之水，就是純粹意識的海洋。

3）火

火不僅具有摧毀性的力量，更具有轉變之力。獲得了某種火的轉變，就更容易得到土和水的滋養。參加火祭或篝火晚會，或瑜伽中的火凝視法都是很好的。身體內的火，一般叫消化火（Jatharagni，消化力），促進此火很重要。透過不太強烈的日光浴，可以促進消化火。瑜伽的拜日式則是一種處理和火的關係特別有效的方式。關於火，更多的內容請參考第八章「瑜伽之火」。

4）風

在阿育吠陀瑜伽中，風具有特別的地位。風承載的主要是普拉那能量。正因為如此，我們要讓房子通風，保持清潔，也可以用合適的香氣來淨化空氣，使得空間充滿更多的普拉那能量。但需要注意的是，不要過於暴露在風中。過於暴露在風中容易導致能量不平衡。若要平衡風元素，調息是最基本的方式。特別要提醒的是，調息要有合適的環境；不要在人群擁擠、不通風的地方調息！調息更需要符合自身體質，要有和能量容量相適應的合適指導，否則有害無益。

5）空

空元素主要表現為物理空間、心理空間和精神空間。生活的場所需要有足夠大的空間，或合適的空間。生活空間太過狹小，容易帶來心煩意亂，導致人際關係緊張。與人共處，需要保持個人之間的物理空間，也需要保持彼此之間的心理空間。

心理空間可以透過物理空間得到改善。凝視天上的雲彩，觀看浩瀚的太空，甚至參加一些涉及空間擴展的活動，可以和空元素建立更好的關係。要有足夠大的心理空間，以便容納及消納各種不同的心緒、意見甚至批評。要有更大的精神空間，以便容納天地萬物。

空元素最接近梵，很多身心疾病可以透過「空療法」得到治癒。我們也可以在心中確立神聖的空間。傳統觀念認為，宗教聖地就是一種神聖的空間。你也可以在家裡創造一個神聖的空間，例如，整理出相對獨立的一小塊地方，作為相對固定的冥想之地。

18 對五大元素的反思

根據阿育吠陀瑜伽哲學，人的構成是五大元素，而這五大元素在身體中配置的合理和平衡與否，決定了身體的健康狀況及精神狀況。從健康的角度來看，五大元素的平衡和穩定就是健康的；如果有一定程度的不平衡、不穩定，就是亞健康；如果出現比較嚴重的不平衡或不穩定，就會生病；出現根本性的不平衡或不穩定，就意味著生命有機體的瓦解、死亡。瞭解個體五大元素的平衡和穩定狀況，可以更好地讓自己或他人有方向地找到平衡和穩定五大元素的瑜伽方法。

處理五大元素之平衡和穩定的方法，主要有以下一些：

1. **食物補充法：**也就是傳統上說的「缺什麼，補什麼」。
2. **生活方式調理法：**科學合理的生活方式，有助於五大元素的平衡和穩定，如足夠的睡眠、避免糟糕的生活習慣、穩定的心理素質、日常的運動、良好的人際關係等。
3. **合理的瑜伽體位練習：**可以持續做拜日式、木樁瑜伽、手印等。某些看似非常簡單的體位，只要一直堅持練習，對身心健康非常有益。
4. **運用調息法，特別是日常養生調息法：**根據個體體質選定調息法，非常重要。

5. 調整身心的咒語： 如〈歌雅特瑞咒〉（Gayatri mantra）、〈希瓦咒〉（Siva mantra）、〈喜樂咒〉（Ananda mantra）等。

6. 穩定而開放的世界觀或宇宙論、人生觀： 找到可以安身立命並適合自己的世界觀、人生觀非常重要。世界觀、人生觀要穩定，並始終保持對一切可能性開放的態度。接受穩定而開放的世界觀、人生觀，容易安住自我和生活。人一旦有了根本性的自我安住，就會發生生命的轉變，達成瑜伽的終極目標。在這個背景下，其他的「安住」就會隨緣而生。在這個特別的時代，覺悟要變得日常化。

利用上述方法，五大元素就容易獲得平衡和穩定，我們就可能比較容易過著一種健康、智慧和喜樂的生活。

註釋

1、資料來源：Sahara Rose Ketabi, *Ayureda*, Indiana: Dorling Kindersley Limited, 2017, pp.191~192.

Chapter 3

體質

1 宇宙的三種力量

上一章討論的五大元素，有助於我們瞭解這個宇宙和這個世界。這一章討論的體質（doshas，音譯為道夏）理論，則有助於我們認識人體本身。如果說五大元素是宇宙之磚，三體質則可以被視為人體三種基本的能量。

根據大衛．弗勞利的觀點，吠陀哲學認為宇宙有三種力量，即能量、光和物質。能量，生命力之源，是種種力量中最為強大的。光，是心意的源頭，透過光，我們看到、知道和領悟。物質，則是身體的基礎，因為物質，我們在時空中才有了形式和本質的表達。能量、光和物質，這三種力量主要透過三個核心的元素（風、火、水）發揮作用。

能量和生命透過風元素發揮功能，風元素的特徵是運動。風推動萬物運動。要注意的是，風元素並不只是簡單的氣的力量，它還包括利用「空（間）」而生發的各種流動、吸引，它存在於一切自然之中。「空（間）」並不是空的，不是什麼也沒有，它充滿了眼睛無法看見的活躍能量。甚至我們體內的神經運動也是一種「風」。而心意的力量就如「風」一樣運動。

光和智性透過火元素發揮作用，火的特性是帶來光明。光有各種形式，如星星的光，以及各種植物、各種人體的感官，還有心意的視力。

物質，特別是在生物學層面，主要由水主導。水為人提供穩定性，並維持身體的各種組織。生命出於水，由水維繫和滋養。可以說，水在各個層面作為結合的力量，讓各種事物連結在一起。

當能量、光和物質這三種力量被注入「普拉那能量」（Prana）的時候，就創造了三種體質（doshas），即風型（Vata，音譯為瓦塔）、火型（Pitta，音譯為皮塔）和水型（Kapha，亦稱土型，音譯為卡法）。Doshas 的字面含義是，變得模糊、損害，以及引發腐爛的東西。它們是活躍的要素，決定了生命的成長和衰敗的過程。

風型，一般透過神經系統給予能量、生命、運動和表達。

火型，創造熱和光，透過光而看見，透過熱而消化和轉化。

水型，包含、支持和滋養其他兩個作為生物組織的力量。

根據大衛·弗勞利的看法，能量最終是神聖意志的力量，是讓宇宙及其中的一切運作的力量。在吠檀多哲學中，這個力

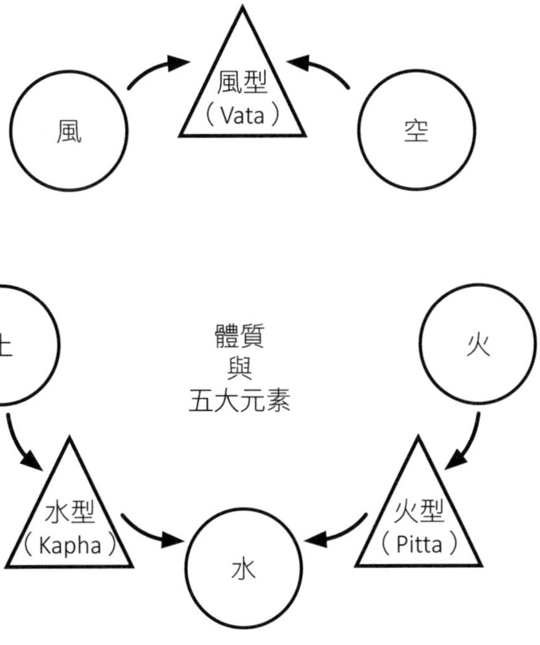

體質與五大元素關係圖

量就是梵的力量，即摩耶（maya）。它不只是簡單的自然力量，也是意識的力量。光是神聖的意志，是所有個體靈魂的基礎，是所有生物中有意識的自我。能量是無形的靈。光是靈魂，具有形式，就如使得水成形。

2 體質

體質（doshas）理論是阿育吠陀瑜伽的核心概念。三種體質構成了人的身體體質、精神能力、情感特徵的基礎。一個人的特質，可能是以某一種類型特質為主導的，如風型、火型、水型，但更多的是風火型、風水型或火水型等特質的混合。我們的飲食、生活方式，都會影響體質的平衡，而阿育吠陀瑜伽療法的核心就是要平衡體質。

風型（Vata）

涉及身體的能量和神經系統，主要元素是空和風，

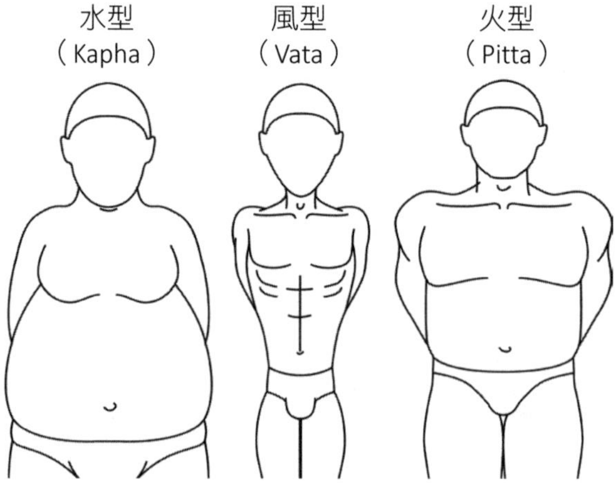

體質和人體形象

而其中，風則是主導性的元素。風型能量的特徵是輕、冷、乾、精微、流動、清澈和散開。在自然狀態中，它維持自主神經系統、吸氣、呼氣、身體運動、組織的平衡，以及感官的敏感性。而風型能量不平衡，則容易導致疲倦、失眠、便祕、打嗝等生理現象。風型能量主要處於結腸。風型體質的人一般比較瘦弱，皮膚乾燥，活躍，怕冷，關節較差，精神焦躁不安，語速較快。記憶力一般不佳，容易受驚嚇，有不安全感。從神話學上說，風型對應毀滅之神：希瓦（又稱濕婆）。

•) 火型（Pitta）

涉及脾氣、生化過程。主要元素是火和水，而火是主導性的元素。火型能量的特徵是輕、熱、油性、液體、酸性、辛辣。在一般情況下，火型能量負責消化，是飢餓、智性、決斷和勇氣的原因。火型能量不平衡則導致消化問題、臉部色斑和尿液問題，懼怕強光。火型能量所在位置在小腸。火型體質的人，體態中等，頭髮美麗，皮膚紅潤，眼睛明亮，多呈現心形臉，具有強大的消化力，喜歡吃刺激、甜和苦味的食物，不喜歡油炸食品，身體氣味較大。男士容易禿頂。從神話學上說，火型對應創造之神：梵神（又稱梵天）。

•) 水型（Kapha）

維繫骨骼系統、力量和體形。主要元素是水和土，而水是主導性的元素。水型能量的特徵是重、冷、慢、油性、黏滑、密集、軟、靜態、甜美。在一般情況下，水型能量負責健康和穩定性，維持身體體液、愛和寬恕。水型能量不平衡會導致黏液過多、哮喘、乏力和呼吸困難。水型能量所在位置之一是胸部。水型體質的人，形體碩大。他們動作緩慢，富有同情心，情緒上給人安全感，理性，喜歡刺激和辛辣的味道，喜歡擁抱，喜飲咖啡或濃茶，對人有依賴感。從神話學上說，水型對應維繫之神：毗濕奴。

3 體質的位置

在人體中，體質能量擁有所在的核心位置。人體的五大脈輪大致對應五大元素，即土—海底輪、水—生殖輪、火—臍輪、風—心輪、空—喉輪（詳見第六章）。從三類體質來分析，風型位於身體較低的部位，火型則在身體中間的部位，水型在身體胸部或較高的部位。具體而言，三種體質能量散布在身體的不同部位：

- **風型（風＋空）**：結腸、大腿、臀部、骨頭、耳朵、頭、皮膚，主要在結腸。
- **火型（火＋水）**：小腸、胃、血、汗水、皮脂腺、淋巴、眼睛，主要在小腸。
- **水型（水＋土）**：胸部、喉嚨、頭、胰腺、胃、淋巴、脂肪、鼻子、舌頭，主要在胃。

4 體質的生理功能

根據阿育吠陀醫學，風型（Vata）是三種體質能量中最活躍的，幾乎控制了身體的所有活動，它讓血液、體液循環運動，並讓其他兩種體質能量運行。風（vayu）這個元素的核心功能，是維持、支援生命的運轉，所以，有時風元素也被稱為普拉那（能量），在阿育吠陀中就是生命的呼吸。而風是風型的主導元素。

風型的功能

1. 維持身體這部機器，確保身體良好運作。
2. 引發、組織和控制身體的所有行動。
3. 調整、指導心意。
4. 啟動、連結所有的感官，諸如看、聽、聞、觸和嚐。
5. 建立不同組織的特定結構，並將它們連接在一起。
6. 發聲。
7. 展現欲望和快樂。
8. 點燃內在之火。

9. 讓體內過多地潮濕或乾燥。
10. 排尿、大便等廢棄物。
11. 區分和形成體內不同的通道，它們有些粗糙、有些精微。
12. 形成不同的胎兒結構。

火型的功能

火型的主要功能是為身體提供熱。火是火型的主導元素，火型的功能可以概括為：

1. 視力。
2. 消化。
3. 熱（體溫）。
4. 飢餓、乾渴、皮膚的柔軟。
5. 發光、歡樂、理智。
6. 色彩和色素。

水型的功能

水型（亦稱土型）的主要功能是提供身體水性的物質，形成和維持身體。水是主導元素。

水型的功能可以概括為：

1. 維持身體黏性。
2. 黏合和滋潤關節。
3. 保持力量。
4. 給身體提供穩固性和力量。
5. 提供性活力。
6. 剛毅、忍耐、耐心、節制。
7. 滋養。
8. 提供免疫力和抵抗力。

5 體質的節律

人體體質並不是固定不變的。事實上，不同年齡、不同季節、每日的不同時間，體質都會發生變化。

✸人的一生：

童年，水型容易占主導。
中年，火型容易占主導。

老年，風型容易占主導。

✸一天：

六點～十點，水型占主導。
十點～十四點，火型占主導。
十四點～十八點，風型占主導。
十八點～二十二點，水型占主導。
二十二點～兩點，火型占主導。
兩點～六點，風型占主導。

✸一年的季節：

九月～十一月，風型占主導。
十一月～二月，水型占主導。
二月～五月，水型或火型占主導。
五月～九月，火型占主導。

下表可以清楚地表達體質隨著時間的變化而變化的情況：

季節	V	P	K
春天（暖濕）	V-	P+	K+
夏天（潮熱）	V-	P++	K-
秋天（涼乾）	V+	P-	K-
冬天（冷潮）	V+	P-	K+

註：V代表風型。P代表火型。K代表水型。－號代表減少。+號代表增加。

★飲食

剛吃下去的第一階段，水型占主導。

之後消化的第二階段，火型占主導。

最後處理的第三階段，風型占主導。

上述的細節並不是絕對的。事實上，我們需要根據實際狀況做出某種合理的調整，例如，不同季節中，每天的體質時間應有微妙的差異；四季不分明的地方、在世界不同的時區，甚至對不同的人種，我們都需要謹慎分析，而不能生搬硬套地理解和應用。

6 先天體質和後天體質

根據阿育吠陀，我們擁有生下來就一輩子穩定的特徵，如膚色、身高、髮色等，這些特徵來自我們的先天體質（Prakriti，在數論中也翻譯成原質）。但我們實際呈現的體質卻有很大的變化，它受到飲食、生活方式、環境、年齡、壓力、運動等因素的影響，阿育吠陀中稱之為後天體質（Vikruti，音譯為維庫茹蒂）。

阿育吠陀健康論的核心，是讓後天體質和先天體質相配。為此，就需要瞭解我們本來的體質狀態，並透過各種可能的方式，改善後天不平衡的體質狀況。如果我們後天的飲食、生活方式、環境、年齡、壓力、運動等因素，與先天的體質有衝突，或許暫時會達成我們的「目標」，但最後身體會做出「回饋」，這對我們的健康是不利的。在本書中，我們對體質的檢視及調理方式，都基於「後天體質和先天體質體質相配」這個真正的健康原則。

要理解這個關係，我們可以用經濟學中「價值」和「價格」的概念來說明。先天體質為價值，後天體質為價格。如果價格遠離價值，就會出現問題。合理的關係是，儘管價格不能完全符合價值，但價格不能偏離價值太遠。在阿育吠陀瑜伽中，如果後天體質太過偏離先天體質，我們就會出現健康問題。解決的方式是讓影響後天體質的因素匹配先天體質，這包括調整我們的生活方式、環境、飲食、運動，等等。

7 次級體質

風型、火型和水型還是比較宏觀籠統的。每種體質還可以細分為五種次級體質。風型體質（風元素），包含命根氣（prana）、上行氣（udana）、平行氣（samana）、遍行氣（vyana）和下行氣（apana）五個次級風型。這五種次級風型的位置和一般功能如下：

五種次級風型（總體上發揮各種運動的功能）

次級風型	所在位置	一般功能
命根氣	心、頭腦、肺部、眼睛、鼻、舌頭	呼吸，吞食，打嗝，打噴嚏，吐（口水等）。
上行氣	脖子、喉、臍區、心肺	發聲，說話，唱誦，用力。
平行氣	臍區、胃、小腸、排泄流汗的通道	胃火，消化食物，分離消化的食物，向下輸送廢物。
遍行氣	胸部、全身	影響血液和淋巴的循環，影響身體的運動以及血液外流和身體出汗。
下行氣	下腹、直腸、大腸、膀胱、生殖器、大腿、臍	用力生胎兒，讓尿、大便、精液、月經往下流，向下使勁。

在阿育吠陀瑜伽中，對風型能量的重視程度，要遠遠超過火型和水型。這五種次級風型體質，如何在瑜伽中加以運用，可以參見第十二章，以及其他相關章節。

火型有五種次級火型，其類型、位置和功能如下：

五種次級火型（總體上發揮身心不同層面的消化功能）		
次級火型	**所在位置**	**一般功能**
帕查哥（Pachaka）	十二指腸	消化食物，將食物分解到淋巴和排泄物，補充其他四種次級火型，維持身體的熱度。
嵐伽哥（Ranjaka）	肝、脾臟	把紅色素傳輸到淋巴液（包含淋巴和乳狀脂肪）和血液。
薩哈哥（Sadhaka）	心和腦	吸收印跡，幫助達成願望，保持智性和記憶力。
阿羅查哥（Alochaka）	眼睛	保持一般的視力，消化印跡，如藝術欣賞，消化觀念和經驗。
布洛伽哥（Bhrajaka）	皮膚	吸收陽光，消化油性物質，讓皮膚發光，保持體溫。

水型有五種次級水型，其類型、位置和功能如下：

五種次級水型（總體上發揮防止來自風型的乾燥和火型的燥熱之影響）		
次級水型	**所在位置**	**一般功能**
克勒達哥（Kledaka）	胃部	給食物加濕並分解，潤滑胃。
阿瓦拉巴哥（Avalambaka）	胸腔（心肺）	避免心肺過熱，使其運行正常。讓肩胛骨處於合適位置。

薄哈哥（Bodhaka）	舌根、喉	舌頭保持潮濕，保護味覺。
塔帕哥（Tarpaka）	腦殼、腦部	讓不同感官清涼。潤滑腦脊髓。
希勒夏（Shleshaka）	關節	保護關節穩定。潤滑並保護不同的關節。

阿育吠陀瑜伽特別重視五種次級風型體質，即五氣。五氣和人的身心健康關係異常密切。

8 體質和壽命

個體壽命取決於很多因素。體質和壽命關係密切。一般情況下，水型體質的人更加長壽，因為他們擁有較好的身體結構、完善的組織和抵禦疾病的能力。相比之下，風型體質的人壽命短些，因為風型能量會引發身體組織的乾枯和耗損，免疫力低下，缺乏抵抗疾病的能力。而火型體質的人壽命居中。

從體質的角度來看，若要長壽，體質的平衡很重要。特別是風型體質的人，要特別注意各種增加風型能量的因素，要避免過多地增加風型能量。

在本章的後面，有一張體質檢測表。讀者可以自行檢測自己的體質。一個人可能是風型體質、火型體質或水型體質，也可能是其中某兩種體質的結合：如風火型、風水型、火水型。也有少數人是三者平衡的。對混合二元型的體質，一般來說，火水型的人比較長壽，因為他們結合了水型的忍耐力和火型的溫暖。風水型的人長壽但多病，缺乏動力。風火型的人智商較高，但可能壽命較短。長壽的祕方就在於找到反風型能量的療法，同時，促進水型能量，恰當地減少火型能量。這其中的方法很多，包括飲食法、藥療、充分休息、避免過分的壓力和刺激。

大衛．弗勞利說，由於壽命和水型關係密切，所以要保持穩定的水型，這個水型反映的是清涼的能量，也就是蘇磨（Soma，喜樂，甘露）之力。要保持穩定的水型，就應該避免水型黏液的累積，要保持好的體重，堅持鍛鍊身體，要有合適的活動模式。

個體體質不同，對於採取的養生法或回春法也具有不同的特點，在實踐過程中需要充分考慮體質特質。

水型體質的人，古板、懶惰，難以接納新的療法。不過，一旦他們形成了某種方法，卻可以堅持下去，很有耐心。所以，對於水型體質的人，要努力培養起科學而有效的養生習慣。

風型體質的人，吸收新思想較快，也很容易接納積極的健康療法。他們十分開放，但是缺乏堅持和耐心，很容易過一段時間就會放棄，容易被新思想或新療法所吸引。

火型體質的人，介於風型體質的人和水型體質的人之間，能夠很好地執行一種健康療法，缺點是太個人化，太過於個人努力。因為有太多個人化因素參與其中，所以，有時他們難以選擇合適的療法。

風型體質的人潛能上壽命較短，但同時，他們的壽命最不確定，因為他們具有最大的自我調節能力。只要他們調整生活方式，採用合理的健康養生療法，就會長壽。所以，對於風型體質的人，科學、合適的養生療法非常重要。

水型體質的人潛能上最長壽，但他們最不容易調整自己的健康養生療法，難以形成好的生活方式。對於他們，需要某種強制力來形成健康的生活方式，適應良好的健康療法。

火型體質的人，處於風型和水型兩者之間，他們聰明、智慧、決斷有力，要提醒的是不要過於自我，如此便可以極大地改善自己的身體狀況。

弗勞利總結了三種體質和長壽的基本規則：

1. 水型體質的人，重點在於控制體重。如果不能控制體重，要長壽是很難的。當然，控制體重絕不意味著狂熱地減肥或追求苗條，而是避免過度肥胖。
2. 風型體質的人，要注意合理的營養以支持他們的各種生命活動。但他們需要有耐心，要有堅持力，也就是定力。
3. 火型體質的人，要跟隨正確的療法，不走極端，不要過於追求完美，不要讓機體過熱。

在個體走向衰老的進程中，大衛．弗勞利說，不同體質的人有一些具體的表徵，可以透過下頁表格看出風型、火型和水型體質的差異，也可以從中瞭解到一些需要解決的關鍵點。

風型（vata）	火型（pitta）	水型（kapha）
體重輕，體重不規律地增加	中等體重，體重中等地增加	超重，肥胖
消化變化大	胃口超大	胃口穩定
新陳代謝快	新陳代謝中等	新陳代謝慢
皮膚乾裂	紅或紅腫的皮膚，皮疹	厚皮膚
骨頭和關節脆弱	血液有毒	過多的脂肪和水
便祕，鼓脹	胃酸多	充血
神經系統脆弱	肝臟、膽囊功能弱	肺和淋巴系統弱
聽力喪失	視力喪失	味覺喪失，流涎症
身體運動強烈	身體運動中等	身體運動弱
不穩定，震動	發炎，對光的忍受力弱	惰性，昏睡
失眠，缺乏睡眠	睡眠障礙	睡眠過度
關節炎	高血壓	心臟病
記憶喪失	偏執，古怪	遲鈍，缺乏同情心
神經敏感	精神回應	情緒懶散
恐懼，焦慮	憤怒，過敏	執著，貪婪

行為古怪	強迫症	缺乏動機
虛弱，無活力	慢性感染，發炎	黏液（如痰）血絲，排尿困難
對冷和風敏感	對熱、火和光敏感	對冷和潮濕敏感
因風而起的疾病	因火而起的疾病	因黏液而起的疾病

9 六味、六性和體質

甜、酸、鹹、辛辣、苦和澀這六味，與體質關係密切。

★**甜：**增加水型，降低風型和火型；降溫，降低胃火，放慢消化。代表性食物，如米、小麥、牛奶、大麥、椰子、南瓜子。

★**酸：**刺激火型和水型，降低風型；驅寒，增強胃火，促進消化。代表性食物，如檸檬、葡萄柚、米醋、梅子、優格、乳酪。

★**鹹：**刺激火型和水型，降低風型；驅寒，增強胃火，改善胃口，促進新陳代謝。代表性食物，如醬油、食鹽。

★**辛辣：**加強風型和火型，降低水型；驅寒，增強胃火，促進胃口，幫助消化。代表性食物，如薑、胡椒、芥末、辣椒、洋蔥、大蒜。

✸ **苦：**加強風型，降低火型和水型；降溫，降低胃火，解毒，減脂，減輕體重。代表性食物，如苦瓜、綠葉蔬菜。

✸ **澀：**加強風型；透過冷來降低火型，降溫；透過乾來降低水型；對胃火沒有相對的影響，可減脂，減血壓，防感染。代表性食物，如綠茶、柿子、多種豆類。

◉ 六味和體質的關係

六味	材質的力量	功能 風型(vata)	功能 火型(pitta)	功能 水型(kapha)	代表性食品及其對養生的影響
甜	降溫、涼	↓	↓	↑	米、小麥、牛奶、椰子、南瓜子 適量養生，過分則導致疾病和衰老。
酸	驅寒、加熱	↓	↑	↑	檸檬、葡萄柚、米醋、梅子、優格、乳酪幫助消化，淨化，平衡膽固醇。一般可以促進養生，但酸性本身並不養生，量不可多。
鹹	驅寒、加熱	↓	↑	↑	醬油、食鹽 以補充方式促進養生，尤其是粗鹽。
辛辣	驅寒、加熱	↑	↑	↓	薑、胡椒、芥末、辣椒、洋蔥、大蒜 增強胃火，促進新陳代謝，但本身不養生。

苦	降溫、涼	↑	↓	↓	苦瓜、綠葉蔬菜 解毒，減脂，減輕體重。除了很少的草藥，苦不促進養生。
澀	降溫、涼	↑	↓	↓	綠茶、柿子、多種豆類 減脂，減血壓，防感染。除了很少的草藥，澀不促進養生。

食物的性質和體質的關係

性質	功能 風型（vata）	 火型（pitta）	 水型（kapha）	代表性食品
重	↓	↓	↑	乳酪、小麥
輕	↑	↑	↓	大麥、玉米、蘋果、菠菜
油	↓	↓	↑	各種油、油性食品、乳製品
乾	↑	↑	↓	大麥、玉米、各種豆類
熱	↓	↑	↓	香料、高溫食品
寒	↑	↓	↑	冷食、一些海鮮、綠葉蔬菜

知道了六味和體質的關係、食物性質和體質的關係，我們就可以比較容易地分辨出某種食物對人體的影響和作用。

10 給單一體質者的食物建議

✵風型體質：

多食用：（味）甜、酸、鹹；（性質）重、油、熱；

少食用：（味）苦、辣、澀；（性質）輕、乾、涼。

✵火型體質：

多食用：（味）甜、苦、澀；（性質）重、油、涼；

少食用：（味）酸、鹹、辣；（性質）輕、乾、熱。

✵水型體質：

多食用：（味）苦、辣、澀；（性質）輕、乾、熱；

少食用：（味）甜、酸、鹹；（性質）重、油、涼。

不同的食物直接影響三種體質。即便不知道具體的食物性質，透過看、吃，也可以知道它們是否適合自身食用或食多食少。

首先，我們瞭解一些基本的食物和體質之間的關係。

（說明：↕ 表示平衡，↑ 表示上升。）

	基本性質	風（vata）	火型（pitta）	水型（kapha）
穀物	重	↕	↕	↑
牛奶和乳酪	重、潮、涼	↕	↕	↑
優格和其他發酵過的乳製品	重、潮、暖	↕	↑	↑
堅果	重、潮、暖	↕	↑（稍微）	↑
種子	輕、乾	↑	↕	↕
豆類	重、乾	↑	↕	↑
甜果類	輕、潮、涼	↑	↕	↑
酸果類	輕、潮、暖	↕	↑	↑
綠葉蔬菜	輕、乾	↑	↕	↕
根用蔬菜	重	↕	↕	↑
家禽白肉	重、乾、涼	↑	↕	↑
家禽深色肉（指禽類的腿等部分燒不白的肉）	重、潮、暖	↕	↑	↑

	基本性質	風（vata）	火型（pitta）	水型（kapha）
蛋	中性	↕	↕	↕
油	重、潮	↕	↑（稍微）	↑
白糖	重、潮、易變	↑	↑	↑
鮮蜜／糖漿／蔗糖	重、潮、暖	↕	↑	↑（水型不平衡的人要少食用，並且不要食用鮮蜜。要食用放六個月以上的陳蜜。）
械糖／麥芽糖	重、潮、涼	↑	↕	↑
香料／調味品	輕、乾、暖	↕（微）	↕（中）	↕（重）

基於此，各種體質適用的食物：

✸ 風型體質：

最佳食物：穀物、牛奶、乳酪、堅果、酸果、根莖蔬菜、深色肉、蛋、油、鮮蜜、蔗糖、調味品。

最不好的食物：十字花科蔬菜、白肉、白糖、麥芽糖。

✸ 火型體質：

最佳食物：穀物、牛奶、乳酪、種子、豆類、甜果、根莖蔬菜、綠葉蔬菜、白肉、蛋、麥芽糖。

最不好的食物：優格、發酵過的乳製品、酸果、深色肉、白糖、蔗糖。

✸ **水型體質：**

最佳食物：種子、綠葉蔬菜、陳蜜、調味品（重）。

最不好的食物：穀物、牛奶、乳酪、發酵的乳製品、堅果、甜果、酸果、根莖蔬菜、白肉、深色肉、油、糖。

不同體質的人，需要有一個合理的食物結構。大衛．弗勞利做了總結，我在他的基礎上，根據華人的習慣，做了一些修改。

1）水果

風型（vata）	一般適合食用甜的水果：香蕉（成熟）、櫻桃、椰子、無花果（鮮、煮熟或浸泡過）、杏（新鮮）、葡萄、奇異果、檸檬、甜瓜、草莓、羅望子果、鳳梨、葡萄柚、芒果、柳丁、木瓜、桃、李子、鳳梨、蘋果（煮熟）、蘋果醬、椰棗（新鮮、煮熟或浸泡過）、西瓜（只在熱天食用）。
火型（pitta）	食用甜的及澀的水果：蘋果（甜）、椰子、酪梨、無花果、西瓜、甜橙、李子、鳳梨、梅子、杏桃（甜）、葡萄（乾）、石榴、甜瓜、無花果、櫻桃（甜）、芒果（熟）、木瓜。
水型（kapha）	一般食用澀的水果和果乾：蘋果、杏桃、漿果（葡萄，番茄等）、梅子、無花果（乾）、桃子、梨、蘋果泥、櫻桃、檸檬、西洋梨、柿子、石榴、葡萄乾、草莓。

1）水果（續）

風型（vata）	火型（pitta）	水型（kapha）
忌乾的水果，下面的水果應當避免或少食用：葡萄（乾）、石榴、柿子（乾）、無花果（乾）、蘋果（乾）、椰棗（乾）、西洋梨。	忌酸的水果：蘋果（酸）、杏桃（酸）、香蕉、櫻桃（酸）、葡萄柚、葡萄（青）、奇異果（偶爾食用）、芒果（青）、桃、鳳梨（酸）、柿子、李子（酸）、草莓、羅望子果。	忌最甜和最酸的水果：香蕉、椰子、椰棗、無花果（新鮮）、葡萄柚、甜瓜、柳丁、鳳梨、李子、西瓜、芒果。

2）蔬菜

風型（vata）	火型（pitta）	水型（kapha）
適合煮熟的蔬菜：可以多食用根莖蔬菜。蘆筍、甜菜、高麗菜、胡蘿蔔、大蒜、煮熟的洋蔥、綠葉蔬菜、萵苣、秋葵、香芹、芥菜、韭菜、黃瓜、豆芽菜、菠菜（熟）、南瓜、四季豆、大頭菜、西洋菜。	適合甜的和苦的蔬菜：蘆筍、大白菜、黃瓜、花椰菜、綠豆、萵苣、青豆、香菜、馬鈴薯、豆芽菜、豌豆、苦瓜、高麗菜、西洋芹、四季豆、秋葵、甜椒、番薯、蘑菇、黃瓜、南瓜、芋艿。	適合辣和苦的蔬菜：蘆筍、甜菜葉、苦瓜、玉米、高麗菜、大白菜、蘿蔔、花椰菜、芹菜、芥菜、大蒜、蘑菇、茄子、蒜、馬鈴薯、洋蔥、香菜、豌豆、菠菜、豆芽菜。
忌冰冷、生鮮或乾的蔬菜：苦瓜、甜菜葉、高麗菜（生）、花椰菜（生）、西洋芹、玉米（新鮮，偶爾食用無妨）、茄子（生）、蘑菇、洋蔥（生）、甜椒和辣椒、馬鈴薯（生）、豌豆（生），特別要避免食用十字花科蔬菜。	忌辛辣味蔬菜：白蘿蔔、玉米（鮮，偶爾食用無妨）、茄子（偶爾食用無妨）、蒜、大頭菜（偶爾食用無妨）、韭菜（生）、芥菜、洋蔥（生）、菠菜（熟，偶爾食用無妨）、番茄。	忌甜味和多汁的蔬菜：黃瓜、番茄（熟）、南瓜、冬瓜、番薯。

3）穀物

風型（vata）	富有營養的穀物：燕麥（煮熟的）、米、糙米、小麥鬆餅。
火型（pitta）	清涼的穀物：米（香米）、小麥、大麥鬆餅。 避免食用：黑麥、玉米粥、發酵麵包、小米、蕎麥。
水型（kapha）	乾的穀物：大麥、蕎麥、玉米、黑麥、小米、乾燕麥片（少量的）、米。 避免食用：發酵麵包、麵包。

4）豆類、豆製品

風型（vata）	除了綠豆以及特別處理過的豆，通常避免食用豆類，可以食用豆腐、豆漿等。
火型（pitta）	除了扁豆，各種豆類都適合。
水型（kapha）	適合：綠豆、黑扁豆、豌豆。 不適合：黃豆、豆醬、豆腐乳、四季豆。

5）堅果

風型（vata）	各種堅果都適合，但用量要小：杏仁、芝麻、胡桃、腰果、花生。 避免食用烤的和加鹽的堅果。
火型（pitta）	通常避免堅果。
水型（kapha）	通常避免食用堅果，但可以食用葵瓜子、南瓜子。

6）糖類

風型（vata）	火型（pitta）	水型（kapha）
適合食用適度的天然糖。	適合食用適度的自然清涼的，但不適合食用蜂蜜。	通常避免食用糖類，但可食用含有少量蜂蜜的。

7）辣物的食用

風型（vata）	火型（pitta）	水型（kapha）
各種辣味和食品一起吃都是好的，但微辣最佳。	通常避免食用辣味，如食用，則要少量。	適合所有的辣味。

8）乳製品

風型（vata）	火型（pitta）	水型（kapha）
適合所有乳製品，但最好避免冷藏的優格、冰淇淋、非有機乳製品、奶粉。	適合清涼的乳製品。	通常避免食用乳製品。

9）油

風型（vata）	火型（pitta）	水型（kapha）
各種油都適合，特別是芝麻油、酥油、杏仁油、橄欖油，但最好避免食用玉米油、菜籽油。	適合清涼的油，如椰子油、橄欖油、亞麻籽油。 不適合的油：葵花油、大豆油、菜籽油、玉米油、花生油。	食用少量的油，如玉米油、菜籽油、葵花油。

10）動物性食品

風型（vata）	火型（pitta）	水型（kapha）
適合食用強化力量的肉：牛肉、雞肉、豬肉、鴨肉、海鮮、蛋。 避免食用：羊肉、兔肉、火雞肉（白）。	只食用清涼的肉：雞肉、豬肉（但避免多食紅燒肉）、鴨肉、兔肉。 可以食用：淡水魚、蝦、雞蛋（蛋白）、鴨蛋。 避免食用：牛肉、雞肉（紅）、魚（海水）。	只吃瘦肉，如：雞肉、雞蛋、兔肉、蝦、淡水魚、瘦豬肉。

11）生活方式

風型（vata）	火型（pitta）	水型（kapha）
·避免過度壓迫自己。 ·避免過多練習、重活、旅行。 ·避免禁食或隨意不吃。 ·避風口，避窗口，避空調。 ·減少壓力、憂慮、怒火。 ·避免吃生冷食物，吃溫熱味重有油的食物，適合吃甜食和熟食。 ·常溫的飲料，葡萄汁是飲料中的佳品。 ·總體上說，多食甜、酸、鹹的食物，少吃苦、辣、澀的食物。	·避免過熱。 ·避免醃漬品、醋、辣椒、番茄醬、碳酸飲料。 ·晚上別太晚睡。 ·避免在火邊工作。 ·避開接觸太陽。 ·避免衝突和爭論。 ·適合吃沙拉和冷食。 ·常溫的飲料，石榴汁是飲料中的佳品。 ·避免多食辛辣、油膩食物，少食紅肉，少喝酒，少用食鹽。 ·總體上說，多食甜、苦、澀的食物，少吃酸、鹹、辣的食物。	·保持活力和警覺。 ·避免白天睡覺。 ·避免冷食和快速冷凍的食物。 ·不吃太甜或太油的食物。 ·盡量不喝冰水和飲料，如果要食用，蘋果汁為佳品。 ·避免久坐的工作。 ·避免潮濕環境的工作。 ·避免冷和潮濕。 ·減少依附。 ·避免冰塊，可以多喝點咖啡或茶。 ·早餐要晚點吃，兩餐之間不吃零食，晚餐要吃得早。 ·總體上說，多食用苦、辣、澀食物，少食用甜、酸、鹹食物。

11 給多重體質者的食物建議

只有極少數人的體質全然地表現為風型、火型和水型，絕大多數人都是某個體質占據主導。還有一種情況，即其中的兩種體質占據主導：風火型、風水型、火水型。當然，也有三者平衡的體質之人。在前一個單元，我們已經瞭解單一體質和食物之間的關係，並且瞭解了三種體質如何搭配飲食。在這個部分，我們將體質和食物的關係再深化一步，以便指導科學飲食。

大致來說，風火型體質的人，具有風、空、火、水，但缺土，需要透過補充土元素來平衡體質。這樣的人適合多吃甜食（土和水），不適合多吃綠葉蔬菜、熱辣的食品。最優的食物味道的排列，從最好到最差依次為：甜、澀、酸、鹹、苦和辛辣。

風水型體質的人，具有土、水、空、風，但缺火，需要透過補充火元素來平衡體質。這樣的人適合多吃熟食，微辣，防冷，不適合冷、濕的食品。最優的食物味道的排列，從最好到最差依次為：辛辣、酸、鹹、澀、甜和苦。

火水型體質的人，具有火、水、土，但缺空和風，需要透過補充空和風元素來平衡體質。這樣的人多表現為熱（火型）、重（水型）和油性（水型和火型），食物適合採用清、涼的，如沙拉、未炒過的蔬菜。適合多吃一些苦味的食物，適合吃綠葉蔬菜。最優的食物味道的排列，從最好到最差依次為：苦、澀、辛辣、甜、酸和鹹。

也有少數人三種體質是比較平衡的，他們的飲食需要平衡。有的食物本身就是平衡的，那樣的食物是最好的。他們會表現出幾個特點：重（水型）、暖（火型）和乾（風型）。這樣的人，飲食需要注意著重輕、涼和濕。根據季節調整飲食，例如，冬季和早春，飲食需要輕、暖和乾一些；春末和夏天，飲食需要清涼一些；秋天和早冬，飲食應該重、暖和油一些。但是，也有人儘管三種體質功能差不多，卻都處於不平衡狀態，這樣的人需要特別治療，僅僅調整飲食是不夠的。

結合大衛・弗勞利《阿育吠陀自然醫學》提供的資料，下面提供關於風火型、風水型、火水型及三者平衡者合理的食物結構，根據華人的特點，我們做了部分修改、刪減以及技術處理。

1）基本原則

	需要減少	最佳味道	少量使用	最糟味道
風火型	熱、輕、乾	甜	澀、酸	鹹、辛辣、苦
風水型	冷、乾、重	辛辣、酸	鹹、澀	甜、苦
火水型	熱、重、濕	苦、澀	辛辣、甜	酸、鹹
三型平衡	熱、重、乾	平衡	無	無

2）穀物類

	食用要旨	最佳
風火型	最好吃烹調過的穀類或未發酵過的麵包	小麥、燕麥、優質大米
風水型	最好吃烹調過的穀類	大米、大麥、糙米、蕎麥
火水型	最好吃烹調過的穀類或發酵過的麵包	大麥、大米、玉米粉產品（玉米粉煎餅是例外）、黑麥
三型平衡	吃烹調過的穀類或發酵過的麵包	優質大米

	風火型	風水型	火水型	三型平衡
少量	大麥、小米	小米、黑麥	小米	大麥、糙米、蕎麥、玉米粉產品、小米
避免	蕎麥、玉米、玉米粉產品、乾燕麥	玉米粉、燕麥、小麥	蕎麥、燕麥、糯米	無

（註：此處的玉米粉是指黃色玉米粉，而非玉米澱粉。）

3）乳製品

	風火型	風水型	火水型	三型平衡
食用要旨	食用有機奶或未加工的奶；奶應該是溫熱的，並帶一點薑或小豆蔻。	食用有機奶或未加工的奶；奶應該是溫熱的，並帶一點薑或小豆蔻。	食用有機奶或未加工的奶；奶應該是溫熱的，並帶一點薑或小豆蔻。	食用有機奶或未加工的奶；奶應該是溫熱的，並帶一點薑或小豆蔻。
最佳	奶油、白軟乳酪、奶油乳酪、牛奶	白脫牛奶、酥油、低脂酸乳酪	脫脂牛奶	酥油
少量	白脫牛奶（酪乳）、酸奶油、優格	酸奶油、酸乳酪	酥油、羊奶、低脂酸乳酪	奶油、酪乳、酸奶油、鬆軟乳酪、羊奶、全脂牛奶
避免	冰淇淋、冷凍優格	奶油、乳酪、冰淇淋、速凍優格	奶油、乳酪、鮮奶油、速凍優格、冰淇淋、全脂牛奶	硬質乳酪、冰淇淋、霜凍優格

4）糖類

	食用要旨	最佳	少量	避免
風火型	不能食用過多	鮮蜜、麥芽糖、楓糖	葡萄糖、黑糖	白糖
風水型	不能食用過多	蜂蜜	糖漿、黑糖	葡萄糖、白糖、楓糖
火水型	不能食用過多	無	鮮蜜	紅糖、葡萄糖、白糖、麥芽糖、果糖、楓糖
三型平衡	不能食用過多	鮮蜜	葡萄糖、果糖、楓蜜、麥芽糖、糖蜜、大米糖漿	白糖

5）油

	食用要旨	最佳
風火型	皮膚乾者當多用。	椰子油、橄欖油、葵花油、酥油、酪梨油
風水型	多用油，輕油不會增加水型。	亞麻籽油、酥油
火水型	少量食用，用輕、較乾和清涼的油。	菜籽油、玉米油、大豆油、葵花油
三型平衡	最好食用輕、涼、乾的油。	菜籽油、玉米油、大豆油、葵花油

	風火型	風水型	火水型	三型平衡
少量	芝麻油、杏仁油、玉米油	杏仁油、玉米油、菜籽油、橄欖油、花生油、芝麻油	人造奶油、紅花油	椰子油、亞麻籽油、豬油、花生油、人造奶油、紅花油、芥花油
避免	花生油、豬油、紅花油、人造奶油、芥花油	豬油、葵花油、酪梨油	杏仁油、酪梨油、椰子油、芥花油、花生油、芝麻油、豬油	無

6）水果

	風火型	風水型	火水型	三型平衡
食用要旨	應當吃成熟的、甜的果子；不能吃太多。	適合食用酸的或沒有熟透的果子；不能當主食，偶爾食用。	夏天可以多食用輕、涼的水果。	適合食用輕、涼、濕的水果。
最佳	杏子、酪梨、香蕉（甜）、藍莓、檸檬、橙子、芒果、橘子、桃、李、草莓、梨、椰子、無花果、棗（煮過）、葡萄、柿子	杏子、櫻桃、葡萄柚、檸檬、木瓜、石榴	蘋果、藍莓、檸檬、石榴	杏、蘋果、黑莓、藍莓、甜瓜、哈密瓜、櫻桃、葡萄柚、葡萄、芒果、檸檬、桃、梨、西瓜、李、鳳梨、酸橙、石榴、棗、山竹、橘子
少量	蘋果、香蕉（酸）、葡萄乾、鳳梨（甜）、西瓜	蘋果、香蕉（酸）、藍莓、黑莓、酸橙、芒果、橘子（酸）、鳳梨、李（酸）、西梅、橘子	梨、鳳梨（甜）、李（甜）、棗、葡萄柚、甜瓜、黑莓、杏、橘子、西瓜、桃子	香蕉、無花果、柿子

6）水果（續）

	風火型	風水型	火水型	三型平衡
避免	櫻桃、果乾、棗（乾）、鳳梨（酸）、李（酸）、橘子（酸）、木瓜、橄欖	酪梨、香蕉（甜）、椰子、無花果、葡萄（甜）、棗、西瓜、甜橙、桃、油桃、梨、李（甜）、草莓、柿子、葡萄乾	無花果、葡萄、鳳梨（酸）、草莓	酸梅、草莓

7）蔬菜

	風火型	風水型	火水型	三型平衡
食用要旨	吃烹調過的蔬菜，部分蔬菜可以生食，但要看身體狀況。	吃烹調過的蔬菜。部分蔬菜可以生食，但要看身體狀況。	大部分蔬菜可降低火型和水型。夏天適合生吃。	通常食用輕、涼、乾的蔬菜。
最佳	豆芽、玉米、韭菜、秋葵、番茄、南瓜、馬鈴薯	甜菜、花椰菜、玉米、韭菜、洋蔥、馬鈴薯、葵花苗、番茄	蘆筍、豆芽、甜椒、苦瓜、芹菜、花椰菜、高麗菜、熟洋蔥、茄子、青椒、萵苣、蘑菇、豇豆、南瓜、甜豆、葵花苗	豆芽、花椰菜、新鮮玉米，烹調過的洋蔥，烹調過的韭菜、馬鈴薯、海藻、葵花苗

	風火型	風水型	火水型	三型平衡
少量	苜蓿芽、甜菜、甜椒、苦瓜、青花菜、蘑菇、番薯、菠菜、萵苣、胡蘿蔔、高麗菜、芹菜、黃瓜、茄子	甜椒、球芽甘藍、香菜、萵苣、蘑菇、秋葵、海藻、菠菜、老南瓜	甜菜、玉米、蘿蔔、黃瓜、熟大蒜、韭菜、馬鈴薯、菠菜、番薯、芥菜、海藻	蘆筍、牛油果（酪梨）、甜椒、苦瓜、高麗菜、茄子、青椒、萵苣、蘑菇、洋蔥、甜豆、南瓜、菠菜、蘿蔔、黃瓜、海藻、烹調過的大蒜
避免	辣椒、生洋蔥、小蘿蔔、球芽甘藍	蘆筍、苦瓜、高麗菜、黃瓜、茄子、番薯	酪梨、辣椒、生洋蔥、青南瓜	紅辣椒

8）堅果、種子

	風火型	風水型	火水型	三型平衡
食用要旨	盡可能少吃	不能烤得太乾，鹽不能多。	大部分堅果和種子都會增加火型和水型。	不能多食
最佳	葵瓜子	南瓜子、葵瓜子	南瓜子、葵瓜子	南瓜子、香瓜子
少量	杏仁、蓮子、腰果、胡桃、山核桃、開心果、南瓜子	榛果	芝麻、榛果	杏仁、腰果、椰子、榛果、蓮子、山核桃、開心果、芝麻、胡桃
避免	花生	杏仁、胡桃、腰果、蓮子、花生、山核桃、開心果	杏仁、腰果、蓮子	無

9）肉類

	風火型	風水型	火水型	三型平衡
食用要旨	不反對肉食，但過多肉食對身體不利。	不反對肉食，但過多肉食對身體不利。	不反對肉食，但過多肉食對身體不利。	不反對肉食，但過多肉食對身體不利。
最佳	雞肉（白）、蛋、淡水魚、豬肉	無	無	無
少量	鴨肉、牛肉、羊肉、鹿肉	雞肉、海水魚	雞肉、雞蛋、淡水魚	牛肉、羊肉、雞肉、鴨肉、雞蛋、魚、豬肉
避免	貝類等有殼水生動物、深色肉	牛肉、羊肉、豬肉、鴨肉、貝類等有殼水生動物	牛肉、羊肉、豬肉、鴨肉	無

10）豆類、豆製品

	風火型	風水型	火水型	三型平衡
食用要旨	不能多食	煮過，配好調味料，但不能多食。	不能吃太多，最好浸泡過。	一般需要配香料，以幫助消化。
最佳	豌豆、綠豆、豆腐	綠豆、豆腐、豆漿	綠豆、紅豆、黑綠豆、蠶豆、四季豆、豌豆、黃豆、豆腐	綠豆、豆腐

少量	紅豆、四季豆、黑色的小扁豆、花斑豆、黃豆、豌豆	無	黑豆	黑豆、蠶豆、豌豆、小扁豆、花生、斑豆、黃豆
避免	蠶豆、紅的和黃的小扁豆	紅豆、黑豆、蠶豆、四季豆、小扁豆、青豆、黃豆	扁豆、花生	無

11）香料

	風火型	**風水型**	**火水型**	**三型平衡**
食用要旨	食物應該有味道，應使用對口味的香料。	暖和熱的香料，食物應該有味道。	食用香料不宜太重。	用量不宜多，不宜重味，平衡中和。
最佳	月桂葉、香菜、薄荷、甘菊、小茴香、檸檬、迷迭香、藏紅花、綠薄荷、薑黃	月桂葉、香菜、薄荷、甘菊、小茴香、檸檬、迷迭香、藏紅花、綠薄荷、薑黃、大茴香、桂皮、鮮薑、肉豆蔻、罌粟籽、百里香、阿魏、黑胡椒、辣椒、菖蒲、丁香、洋蔥（生）、辣根、咖哩、龍蒿葉	小豆蔻、薄荷、香菜、小茴香、藏紅花、薑黃	月桂葉、甘菊、香菜、小茴香、薄荷、迷迭香、藏紅花、綠薄荷、薑黃

11）香料（續）

	風火型	風水型	火水型	三型平衡
少量	大茴香、桂皮、鮮薑、肉豆蔻、罌粟籽、鹽、百里香	鹽	甜胡椒、大茴香、月桂葉、香菜、鮮薑、紅辣椒、迷迭香、鼠尾草、百里香	甜胡椒、大茴香、阿魏、黑胡椒、菖蒲、芹菜籽、香菜、桂皮、肉豆蔻、紅辣椒、罌粟籽、迷迭香、龍蒿葉、百里香
避免	阿魏、黑胡椒、辣椒、菖蒲、丁香、洋蔥（生）、薑（乾）、辣根、芥末醬	無	阿魏、黑椒、菖蒲、芹菜籽、乾薑、辣根、鹽、肉豆蔻、芥末醬、生大蒜	辣椒、丁香、生大蒜、乾薑、山葵、芥末醬

12）佐料

	風火型	風水型	火水型	三型平衡
食用要旨	無	無	無	無
最佳	無	醋	無	無
少量	番茄醬、美乃滋	番茄醬、巧克力	無	醋、番茄醬、美乃滋
避免	醋、巧克力、醬油	美乃滋	番茄醬、巧克力、美乃滋、醋	無

13）飲料

食用要旨	風火型	風水型	火水型	三型平衡
食用要旨	常溫，最好不要冷藏。	常溫，最好不要冷藏。	常溫飲用，不要冷藏。	常溫飲用，不要冷藏。
最佳	菊花茶、甘菊茶、薄荷茶、牛奶、水、香料茶（不濃）	水、甘菊茶、薄荷茶、香料茶	綠色蔬菜汁、檸檬水	水、檸檬水
少量	稀釋的胡蘿蔔汁、果汁、綠茶、紅茶	蔬菜汁、酸果汁（如檸檬汁、酸橙汁、鳳梨汁、石榴汁）	碳酸純果汁（無糖）	紅茶、綠色蔬菜汁、純淨水
避免	酒精類（如白酒）、沒有稀釋的胡蘿蔔汁、咖啡、辣飲料、沒有稀釋的甜飲料、綠色蔬菜汁、番茄汁	紅茶、咖啡、酒精類（如白酒）、無酒精飲料、甜果汁、甜汽水	黑茶、咖啡、酒精類（如白酒）、無酒精飲料、甜果汁、甜汽水、香料茶	咖啡、酒精類（如白酒）、無酒精飲料、甜果汁、甜汽水

12 體質和消化的過程

食物進入體內，直到消化、吸收、排泄等，經歷六個階段，不同階段對應不同的味道、主導元素和功能，資訊如下表❶：

消化階段	對應味道	梵文名字	元素	體質能量	功能
階段一	甜	Madhura	水＋土	水型	吸收單糖
階段二	酸	Amla	火＋土	水型＋火型	分泌胃酸
階段三	鹹	Lavana	水＋火	火型	食物到達小腸之頂部；釋放消化酶。
階段四	辛辣	Katu	風＋火	火型＋風型	食物進入空腸，繼續被消化。
階段五	苦	Tikta	風＋空	風型	食物進入迴腸，營養被吸收。
階段六	澀	Kashaya	風＋土	風型＋水型	食物進入大腸，並形成糞便。

考慮到消化過程的特點，為了健康，我們應該注意科學的飲食，要注意下面的小祕訣：

1. 不要一直吃零食，因為那樣會把消化停留在階段一。
2. 一日三餐，各餐中應該包含甜、酸、鹹、辛辣、苦、澀六味為佳，如此就不會有額外渴望。
3. 根據體質安排有不同的飲食。
4. 注意身體的症狀，尤其大便變化。

13 體質的不平衡

阿育吠陀認為，人的疾病是因為體質的不平衡。每個人的體質有差異，我們需要知道自己或對象的體質。體質要完全達到平衡，非常不容易。知道體質不平衡的跡象很重要，可以據此進行調整或對治。根據大衛・弗勞利等人的深入研究，下表提供了深入淺出的描述。

	風型（vata）	**火型（pitta）**	**水型（kapha）**
下降時的跡象	想食用粗糙的、輕的、辛辣的、苦的、澀的食物，懶惰、困倦、乏力，感覺力差、運動遲鈍，消化力下降、水型相對上升。	胃口喪失、身體感到冷、胃酸過少、體溫下降、光澤消失。	想食用甜食、很渴、感到空空的、關節很弱、心臟肥大、眼花、失眠、關節位移。
加重時的跡象	想食用熱的食物，虛弱、皮膚暗化、體重下降、力量減弱、聲音粗糙嘶啞、便祕、腹脹、麻痹、失眠、身體顫抖、抽搐、眼花、運動和感官功能下降。	身體虛弱、想食用冷食物、黃疸（皮膚、指甲、尿和大便變黃）、胃口大增、發燒感、高溫。	呼吸系統疾病（咳嗽、呼吸虛弱無力）、皮膚冰涼、消化力差、懶惰、昏昏欲睡。
過度時的跡象	消耗殆盡感、口渴、起雞皮疙瘩、粗糙、嘴裡有澀味、器官下垂或擴張、分泌物排泄困難、感覺喪失、身體顫抖、痙攣。	感到身體耗盡、持續發熱、潮濕、燃燒感、過分流汗、排泄過多、生膿、嘴巴酸味、發狂、無意識。	僵硬、冰冷、沉重、繃緊感、發癢、水腫、嘴中有甜味或鹹味、嗜睡、麻木、僵化。
易得的疾病	神經疼痛、便祕、失眠、關節炎、關節問題、直腸脫垂、手掌和腳底皮膚開裂、歇斯底里、癲癇。	發燒、感染、胃酸過多、消化性潰瘍、出血、皮疹、發熱性痙攣、血液問題、肝臟問題、高血壓。	淤血、糖尿病、尿結石、哮喘、過敏、感冒、咳嗽、肥胖、冠心病、水腫、良性腫瘤。

14 體質增加的各種原因

體質能量增加的原因很多，戈皮・沃里爾（Gopi Warrier）做了相當完整的整理，我們從中選一些主要原因，並做了微小的修訂：

	風型（vata）	火型（pitta）	水型（kapha）
環境	冷、乾燥的風、風暴、多雲氣候	熱、塵、乾	冷、潮濕
季節	秋天	晚春、夏季	冬季、早春
白天時間	下午兩點到六點	中午十點到下午兩點	早上六點到十點
夜晚時間	早上兩點到六點	夜晚十點到早晨兩點	夜晚九點到十點
與用餐關係	食物完全消化後	消化階段	用餐後
種子和乾豆	大部分乾豆（紅扁豆是例外）	無	芝麻
穀物	大麥、蕎麥、玉米、小米、黑麥	蕎麥、糙米、玉米、小米	雞蛋麵、糙米、精白米、小麥
蔬菜	芥子、豆芽菜、大白菜、花椰菜、洋蔥、蘿蔔、甜椒、綠葉蔬菜	甜葉菜、辣椒、大蒜、芥菜、蘿蔔、菠菜、甜玉米	青瓜、黃瓜、番薯、南瓜

水果	蘋果、果乾、梨、西瓜	酸的水果，如檸檬、柳丁、羅望子。	酪梨、大棗、椰子
脂肪和油	亞麻籽	玉米油、芝麻油	橄欖油
肉類	雞肉（白）、羊肉、豬肉	牛肉、羊肉、豬肉、海水魚	牛肉、羊肉、豬肉、海水魚、普通海鮮
奶及乳製品	無	白脫牛奶、乳酪、優格	奶油、乳酪、酥油、冰淇淋、牛奶、酸奶油、優格
酒類	無	無	大多數酒
飲食方式	吃得太少或缺食物，吃太多生食、冷食。	食用咖啡因，食用太多辣食。	吃過多，吃太多甜食和脂肪類食物。
心理因素	恐懼、悲傷、渴望、憤怒、擔憂、煩惱、過喜	憤怒、恐懼、悲傷、嫉妒	懶惰、過喜
味道	澀、苦、辛辣	酸、鹹、辛辣	甜、酸、鹹
性質	乾、輕 清潔和易引發便祕的食物	熱、輕 容易發酵的食物	硬的、油膩的、重的、潮的、軟的、塊狀的、光滑的及黏滑的食物
活動	過度的活動，諸如游泳、運重物、旅行、冒險運動、過多的有氧運動、工作頭緒太多	過度的活動，尤其重量訓練；暴露在太陽下，競爭環境。	久坐、缺乏活動、沒有活動
說話	大聲、過多	過多	少

	風型（vata）	火型（pitta）	水型（kapha）
房事	過多	過多	少
睡眠	缺少睡眠，晚上躺著睡不著。	缺少	白天晚上過多睡眠。
年紀	老年	青年	童年

15 體質和營養

阿育吠陀認為人的營養狀態表現為以下五種：

1. 食物品質不高。
2. 食物量不足。
3. 食物品質過高、量過大。
4. 食物有毒。
5. 食物和體質不相配。

由於不注意自己的飲食，使得自己的飲食出現偏差，導致營養的品質有問題，例如攝入過多澱粉、厭食、過分禁食等。解決的方法是調整自己的飲食習慣，進行科學飲食，積極鍛鍊身體。

由於經濟、戰爭、家庭等原因，不能獲得足夠量的食物，導致營養不良。此情況的解決辦法，有時不是個人能控制的。但在和平時期，在正常情況下，只需要增加飲食量就可以解決。

在當今，由於社會生產力的提高，人們可以獲得非常豐富的食物，又由於現代人的一些生活方式不科學，吃得過多，運動過少，導致營養過剩。這幾乎成了一個巨大的社會問題。解決問題的方法很多，但需要當事人積極配合。

由於當今很多糧食生長的過程中，大量使用化肥和農藥，這使得我們的糧食中可能出現很多毒素。此外，食物加工和汙染也可能帶來毒素。要解決這個問題，從個人來說，要選擇有機食物，注意衛生。從社會來說，需要發展有機農業和技術改造，讓糧食及蔬菜、水果等更安全。

最後，我們所食用的食品需要和我們的體質相配。不相配，就會對消化產生不良影響，引發健康問題。也許一次、兩次沒注意食物和體質的關係，引發的問題並不大，但時間長了必定引發體質（風型、火型和水型）不平衡。

16 體質和氣候養生

根據體質的理論，要根據氣候的差異來養生，主要的方式是反其道行之。例如，風型高，就應當採取反風型的方式。透過反其道行之，可以平衡體質。針對體質和氣候，簡單地說，平衡風型的方式是暖和與潮濕，平衡火型的方式是清涼與有點乾燥，平衡水型的方式是暖和與乾燥。

風型	暖和、潮濕
火型	清涼、有點乾燥
水型	暖和、乾燥

17 體質和精油

精油與體質的關係也非常密切。但這部分內容不是本書關注的重點。我們主要參考大衛・弗勞利等人的研究，簡單地把體質和精油的關係列表如下，以供大家參考。

體質類型	**精油**
風型	薰衣草、雪松、肉豆蔻、羅勒、鼠尾草、天竺葵、杜松、薑
火型	檀香、檸檬、玫瑰、薄荷、茉莉、蓮花、岩蘭草、梔子花、金銀花、乳香
水型	迷迭香、樟腦、丁香、鼠尾草、藍膠尤加利、羅勒

18 體質和油療

按摩油也可以來改善我們的體質之平衡。推油需要考慮受推者的體質特點。一般來說，芝麻油適合風型體質的人，杏仁油也適合。杏仁油的使用可以快速進行，因為它可以快速降低風型。椰子油適合火型體質的人，酥油也適合這個體質的人。玉米油、芝麻油，則適合水型體質的人。

在阿育吠陀醫學中，還有一種傳統的滴油療法（Shirodhara），主要方式是將溫暖的芝麻油，慢慢地倒在躺於床上的受療癒者的額頭上。對於火型體質的人，可以考慮椰子油或其他清涼的油。

19 體質和色彩

體質和色彩具有內在的關係。不同色彩的構成元素不同，相應地就具有不同的性質；很自然地，不同色彩具有不同體質的效果。馬克・哈爾彭（Marc Halpern）做了總結[2]：

（注：V指風型、P指火型、K指水型。）

色彩	元素	重要性質	體質效果
紅色	火和風	熱、輕、流動、乾燥、強烈	K- VP+
橙色	首先是火和風，其次是土和水。	暖和、輕、流動	KV- P+
黃色	主要是火和空，其次是水。	暖和、輕、流動	KV- P+
綠色	火、水和土	暖和、穩定化	VK- P+ （過度）

色彩	元素	重要性質	體質效果
金色	火、水和土	暖和、重、潮濕、穩定	VPK-
藍色	風和空	冷、輕、乾燥、流動	PK- V+
黑色	五大元素	冷、收縮	VK- P+（過度）
白色	空	冷、輕、乾燥	PK- V+
棕色	水和土	冷、重、潮濕、穩定	VP- K+
紫色	首先是火，其次是風、空和土。	暖和、輕、流動	VK- P+
紫羅蘭色	首先是風、空，其次是火。	冷、輕、流動	PK- V+
粉紅色	火、空以及風	暖和、輕	K- VP+

不同的體質所對應的色彩如下表：

	風型（vata）	火型（pitta）	水型（kapha）
最佳	橙色、黃色、綠色、金色、棕色、紫色	金色、藍色、白色、棕色、紫羅蘭色	紅色、橙色、黃色、綠色、藍色、白色、紫色、紫羅蘭色
謹慎使用	紅色、白色、藍色、紫羅蘭色	紅色、橙色、黃色、紫色、綠色	棕色

20 三種精微能量

體質包括風型、火型和水型。根據阿育吠陀，風型、火型和水型這三種能量的上升，意味著能量不平衡，從而引發疾病。為了身心健康，有必要透過合理的飲食、適合體質的生活方式，以及運動、瑜伽、冥想等方式，來調整我們的體質，避免它們的上升。不過，阿育吠陀中也提到了另外三種能量，即普拉那（Prana）、特伽斯（Tejes）和奧伽斯（Ojas）。

普拉那、特伽斯和奧伽斯是三種更加精微的能量。一般而言，普拉那能量對應風型，特伽斯對應火型，奧伽斯對應水型。大衛．弗勞利教授主張，普拉那和風型、特伽斯和火型、奧伽斯和水型，是能量一體兩面的呈現；意即，普拉那、特伽斯和奧伽斯代表積極性的能量，風型、火型和水型代表消極性的能量。

「普拉那」能量是和生命力、呼吸有關的本質，它使得我們富有彈性和創造力。

「特伽斯」能量是和發光、發熱有關的本質，它使得我們充滿理智和勇氣。

「奧伽斯」能量是和健康、幸福有關的本質，它使得我們平靜、有耐力。

身心健康需要有足夠健康的普拉那、特伽斯和奧伽斯能量。如果這三種精微的能量不足，就可能帶來各種問題。下表是這三種精微能量強盛、不足，以及調整方法的建議：

	對應體質或核心位置	健康時的表現	不足時的表現	不足的原因	調理方法
普拉那	瓦塔或下丘腦（對應眉間輪）	熱情，生命力，創造力，適應能力，能量動力。	呼吸短促，能量低，身體冷，過分憂慮，能量損耗。	環境壓力大，身心創傷，懷舊，嫉妒、憤怒和向上比較，憎恨、恐懼和焦慮，慢性病，脹氣。	調息（緩慢、細長、寧靜的調息）和冥想（與風和空有關的對象之冥想）、阿育吠陀瑜伽調息法（參見第十三章），哈達瑜伽，使用草藥，如積雪草。
特伽斯	火型或胃（對應臍輪）	充滿人格魅力，眼睛明亮，目光敏銳，決斷力強，具有領導力，勇敢。	消化力差，新陳代謝弱。	過度努力，過熱，過度運動，身心創傷，憤怒，煙酒無度，壓力。	三種調理：呼吸、冥想、飲食和補藥。呼吸法：聖光調息法、烏加伊調息法、太陽脈貫穿法（參見第十三章），更多的運動或瑜伽（尤其是智慧瑜伽）；有關火的冥想（參見第八章）；飲食中增加辣味調料，如薑、茴香、辣椒；補藥：用薑、辣椒、檸檬、蜂蜜自製補藥或購買相應的補藥。
奧伽斯	水型或心（對應心輪）	皮膚散發光芒，平靜的能量，強大的抗壓能力，良好的免疫系統。	皮膚無光澤，昏睡，憂鬱，焦慮，長時間生病，飲食失調，憔悴，性欲低，生殖力差。	長時間食用加工食品、肉、糖和乳酪，食用陳的、罐裝的、冷藏的肉類，生理和心理的創傷，旅行過	三種調理：食物、心理和補藥。以下食物可以增加奧伽斯：酪梨、椰子產品、棗、純鮮牛奶、五穀、堅果、番薯、薑黃等；以下活動可以增加奧伽斯：大自然中散步、烹飪美食、參加舞會、按摩推油、洗熱水澡、閱讀

				度，缺乏睡眠，老化，煙酒過度，壓力大，嫉妒、憤怒、憎恨、恐懼。	有益身心之書、布置房間、藝術創造、和孩子或動物共處、自我控制、培養愛與慈悲之德性、瑜伽（尤其是虔信瑜伽）；補藥促進奧伽斯：如自製或購買以杏仁為主要原料（含肉桂、藏紅花、小豆蔻、玫瑰花瓣）的補藥。

21 體質的檢測與養生指導

瞭解一個人的體質非常有意義。維桑特・賴德（Vasant Lad）教授說，明白了體質，可以促進自我理解、瞭解自己或他人的習性，可以預知可能的疾病並找到合適的對應方法，也可以利用體質知識來瞭解和指導私人生活與職場人際關係等。

風型、火型和水型這三種體質，沒有哪一種是最好的，每種體質都有優點和缺點。要發揮優點，避免缺點。知道自己或他人的體質，則可以更好地找到合適的養生方式。

當然，一個人不會是百分之百的風型體質，或火型體質或水型體質，而往往是混合型體質。並且，一個人的身心狀況也不完全是由這三種體質決定，人的潛在業力也會影響人的身心狀況。

下面的檢測表來自大衛・弗勞利，本書做了局部改動。

✸體質檢測表

		風型（vata）	火型（pitta）	水型（kapha）
1	身高	很高或很矮	中等	通常矮胖，但也可以高大。
2	體形	瘦、瘦骨嶙峋，可能有不錯的肌肉。	中等	體格發育良好
3	體重	偏輕、無力，血管和骨骼凸顯。	適中，肌肉比重也適中。	偏重、趨於肥胖，難以減肥。
4	臉色	偏暗、棕色、微黑	紅、紅潤、潮紅、紅光滿面	白色、蒼白
5	皮膚紋理	粗糙、有裂紋、血管凸顯、薄、乾、涼	通常有痣、粉刺或雀斑，溫暖、油性。	柔軟光滑，皮膚偏厚，濕潤，偏冷。
6	眼睛	小、乾、細長、棕色、黯淡，眼光不穩定，眼皮下垂。	大小適中，細長，偏紅或青，眼光銳利，容易上火。	大、凸出、眼皮厚、潤澤、偏白，眼光漂亮誘人。
7	頭髮	少、粗、乾、棕色，略有鬈曲。	適中、油性、細、軟，較早變灰或謝頂。	多、油性、粗，鬈曲，有光澤。
8	牙齒	牙齒稀疏、小、不光滑、不齊、牙齦萎縮。	大小適中，牙齦柔軟，粉色、易出血。	大、厚、牙齦柔軟、色粉紅、潤澤。
9	指甲	小、薄、乾、粗糙、易裂、色暗	中等、柔軟、粉色	大、厚、光滑、色白、牢固、潤澤
10	脖子	細長	適中	粗壯
11	雙肩	窄小、抱肩	適中	寬大、厚實
12	胸部	小、發育不良	適中	發育好或豐滿
13	雙臂	細、過短或過長，發育不良	適中	粗、厚、圓潤，發育良好。

14	雙手	小、窄、乾、涼、粗糙、易抖動	大小適中，溫暖、結實。	厚、大、偏涼、潤澤
15	嘴唇	薄、小、暗、乾燥、有裂紋	中等、柔軟、色紅	厚、大、潤澤、光滑、結實、蒼白
16	鼻子	小、細、長、彎	中等	粗、大、挺
17	下巴	薄，有角。	尖細	圓，雙下巴。
18	眉毛	細長	適中	粗壯
19	腹部	小、不規則、突出	適中	大、大腹便便
20	臀部	修長	適中	碩大
21	雙腿	細、過短或過長，膝關節凸出	中等	粗大、健壯
22	雙腳	小、窄、乾、粗糙，易抖動	適中、粉紅、柔軟	大、厚、硬、堅實
23	關節	小、細、乾（凸出），不穩定，易發聲響，柔韌性差。	適中、鬆弛、柔韌性好	大、粗壯、穩定、質密、潤滑
24	口味偏好	喜甜、酸、鹹，烹調重油和辛辣。	喜甜、苦、澀，喜歡生食，烹調喜清淡無辛辣。	喜辛辣、苦或澀，烹調喜辛辣無油。
25	食欲	多變，食速不穩定。	較強，食速快。	穩定，食速緩慢。
26	口渴	時而渴，時而不渴。	經常口渴	很少口渴
27	血液循環	不良、易變、不穩定	良好、溫暖	良好、溫暖、緩慢、穩定
28	出汗（體味）	少汗，沒有體味。	汗多、熱，體味濃重。	適中、冷，體味迷人。

		風型（vata）	火型（pitta）	水型（kapha）
29	大便	量少、乾、硬，困難或痛苦，有氣、容易便祕。	量多、鬆軟、淡黃，腹瀉，伴有灼熱感。	量適中、成型，有時顏色發白，便中攜黏質。
30	小便	少、困難、一般無色	濃，色黃甚至紅，有灼痛感，味道重。	偏白、混濁
31	活動	迅速、快速、易改變，不穩定、活躍異常	適中、目的明確，有意圖。	緩慢、穩定，莊重、善於活動。
32	脈搏	細弱	跳躍	寬慢
33	力量（耐力）	力量小、耐力差，開始和結束迅速。	適中，對熱的耐受差。	耐力好，但一開始慢。
34	性欲	易變化、不穩定、異常，欲望強烈但精力不濟。	中等、強烈，控制欲、占有欲強。	低、但穩定，精力很好、投入。
35	敏感性	怕冷、怕風，對乾燥敏感。	怕熱，不喜歡陽光和火。	怕冷、怕潮濕，喜歡風和陽光
36	對藥物的反應	快、劑量少即可，易有副作用和神經系統反應。	適中	反應慢，藥效緩慢。
37	易患疾病	神經系統疾病、疼痛、關節炎、精神紊亂	發熱、感染、炎症	呼吸系統疾病，黏液、水腫。
38	疾病抵抗力	差、易變，免疫系統較弱。	適中，有感染和傳染傾向。	好，有充血和紊亂傾向。
39	情緒（情感）	恐懼、焦慮、神經質	易怒、急躁、好爭執	平靜、滿足、依附、多愁善感
40	精神傾向	歇斯底里，易焦慮發作。	脾氣極端、激動、暴怒	憂鬱、沮喪、悲傷、感受遲鈍
41	心理特徵	反應迅速、適應性強，決斷時易優柔寡斷。	聰明、敏鋭、挑剔，有洞察力、一針見血。	緩慢、穩定、遲鈍、木訥

	項目	風型	火型	水型
42	信念和觀點	易變、觀點多，創新、容易放棄，可能一天一觀點。	堅定執著，有領導氣質，觀點成熟、堅持、熱切。	保守、堅定、忠誠，觀點少，但堅持。
43	說話	語速快、不穩定，滔滔不絕，語意時有不清。	語速適中，愛爭辯、有説服力。	語速慢、明確肯定，不善言談。
44	聲音	音低、弱、嘶啞，力量或氣力不足，難以長時間發聲。	音高（有時刺耳）、音質良好、柔和。	愉悅、深沉，音調好，有磁性。
45	記憶力	差，短時記憶好，但不擅長長期記憶。	敏捷，短期記憶好。	記住事物較慢，不易忘記，長期記憶好。
46	睡眠	不足、易醒，有失眠傾向。	適中，睡眠品質高。	嗜睡，不容易醒來。
47	夢境	飛翔、移動、不寧的，夢魘、多夢。	多彩、充滿熱情，矛盾衝突、暴力。	少夢，如有夢多為浪漫的、感傷的，多水的。
48	愛好	開玩笑、速度、旅行、故事、藝術活動	競技性活動，辯論、政治。	水、划船、花、化妝品、烹飪
49	經濟狀況	賺錢快、花錢快	花錢在特定目標上	易守財，適合置業，做經營可靠。
50	人際相處	容易相處，但不很持久，感情不深厚，就事做事效果好，喜平等型、鬆散型的關係，理性多於感情。	適中，喜服從型、控制性、緊密型人際關係，理性關係，情緒理性化、易得罪人、容易強加觀點，對朋友和追隨者友好。	喜依附型、感情型人際關係；感情多於理性；朋友多，忠誠；懷疑，不喜旅行，喜過習慣性生活；不喜挑戰、不批評。
總分		風型：	火型：	水型：

檢測之後，可以計算出各體質的分數。根據風型、火型和水型的分數值之比率，基本上可以瞭解一個人的體質狀況。根據分數值比例，可以對具體的個體身心狀況做診斷。以下是對三種體質的一般性指導。現實中，大部分人的體質並不是單一的，而是某個為主，其他的比例小一些。所以，阿育吠陀瑜伽教練或教師，需要結合個體更加具體的處境，提供更有效的指導，切不可一刀切地看待和處理體質問題。

1）給風型體質的建議

1. 風型體質的人怕冷，所以保暖非常重要。尤其是夏天，也需要注意。
2. 避免生食。風型體質的人胃火較弱，生食不容易消化。
3. 不適合食用冰冷食品，避免直接食用冰箱中的飲食。避免或少食冷飲、冰淇淋等。避免食用寒性的食品，例如螃蟹等。
4. 多吃容易消化的食物、暖熱的食品。多吃甜食，酸性食物，鹹的食物。
5. 推油、推拿身體。
6. 洗澡，特別是泡溫泉。
7. 可以多食用一些油和脂肪。
8. 泡腳，汗蒸，薰蒸，喝紅酒、米酒等。
9. 生活有規律，有節律。

10. 早睡覺（晚上十一點前睡覺，不熬夜）、每天準時用餐、定時排泄（大便）、喝熱水。

11. 瑜伽體位需要選擇一些適合風型體質的（參見第十二章）。

12. 瑜伽調息需要選擇一些適合風型體質的（參見第十三章）。

13. 瑜伽冥想需要選擇一些適合風型體質的（參見第十五章）。

14. 風型體質的人容易變化，不喜歡墨守成規，但要努力穩定，嚴守一些生活和健康規則很有必要。要主動克制自己，保持穩定、平靜。

15. 找到因風型引起疾病和衰老的因素，以便避免寒冷、乾燥、缺乏營養、過分運動、組織損耗、缺乏睡眠與休息、暴露風口、溫差變化大、憂慮、恐懼、焦慮、失眠、缺乏感情支持、心意不平靜、不良生活習慣（如抽菸、酗酒、賭博）等。

16. 找到因風型帶來長壽和回春的因素，以便發揮它們的積極作用，包括：和普拉那連結的能力、強適應力、彈性空間大、樂意改變、熱情、創造力、忘卻力、不執著。

2）給火型體質的建議

1. 火型體質的人怕熱，保持相對清涼的工作和生活環境非常重要。穿衣服，和其他體質的人相比，要少穿一些。避免在很熱時暴露在日光下。

2. 避免食用過熱的食品。

3. 避免多用辣椒等熱性、刺激性調料。

4. 不宜食用油脂過多的食物。
5. 適合飲用清涼飲料和食物。
6. 戒酒、戒菸。
7. 確保定時吃飯，要好好吃，特別是正餐。
8. 吃喜歡的甜味、苦味、澀味的食物，避免或少吃辣味、酸味和鹹味的食物。
9. 使用清涼、怡人的香水。
10. 戴藍寶石或水晶飾品。
11. 享受涼風，欣賞怡人的音樂，促進朋友友誼，享用牛奶。
12. 不應該在很熱時做運動、練習瑜伽體位或做體力活。
13. 瑜伽體位需要選擇一些適合火型體質的（參見第十二章）。
14. 瑜伽調息需要選擇一些適合火型體質的（參見第十三章）。
15. 瑜伽冥想需要選擇一些適合火型體質的（參見第十五章）。
16. 避免過多批評他人，避免急躁，不要過於吹毛求疵，冷靜。
17. 找到因火型引起疾病和衰老的因素，以便避免過多地暴露在熱、光和火的環境中，同時也要避免胃口太好，血液有毒，感染，發燒，憤怒，攻擊，心意過於批判他者，情緒亢進，強迫控制欲，缺乏放鬆能力，過於獨斷的生活方式。
18. 找到因火型帶來長壽和回春的因素，以便發揮它們的作用，包括：和火連結的能力、強大的消化能力、溫暖、光明、覺知、友善、清澈、辨別力。

3）給水型體質的建議

1. 和風型體質相似，不適合冷食。
2. 水型體質的人比較懶，需要強化自我運動，也可以多做一些被動推拿。
3. 水型體質的人排泄功能相對差，應避免食用難以消化的食品，避免食用垃圾食品、太油的食物。
4. 參與各種活動，多做具有差異性的事情，不要只做單調的事情，啟動自己，避免太多的休息。
5. 避免睡太多。
6. 不宜食用乳製品。
7. 慎食高脂肪、高蛋白的食品。
8. 喝米酒、紅酒等。
9. 相較於其他體質的人，適合多做一些房事。
10. 正念行動。
11. 推拿，盡可能不用油，如中醫推拿。不適合做油壓。
12. 辟穀、斷食（風型體質的人不適合辟穀）。
13. 避免久坐。

14. 慎用冰冷食品和飲料，多食用乾燥、清淡、少脂肪的食品。
15. 瑜伽體位需要選擇一些適合水型體質的（參見第十二章）。
16. 瑜伽調息需要選擇一些適合水型體質的（參見第十三章）。
17. 瑜伽冥想需要選擇一些適合水型體質的（參見第十五章）。
18. 主動提醒自己，避免懶散、色欲、依戀、嫉妒，防止憂鬱。
19. 找到因水型引起疾病和衰老的因素，以便避免寒冷、潮濕、超重、通道（如血管等）堵塞、黏液過多、水堵塞、水腫、吃得過多、缺乏運動、睡眠過多（尤其白天）、貪婪、依附、缺乏動力、生活方式懈怠、自律不足。
20. 找到因水型帶來長壽和回春的因素，以便發揮它們的作用，包括：和蘇磨（Soma）連結的能力、強大的身體組織、忍耐力、耐心、一致性、虔信、滿足。

22 體質養生法

體質養生是一種綜合性養生。基於個體的體質，可以找到很多有效的養生方法。瞭解體質，目的是為了平衡體質。平衡體質的方式，主要是對抗方式。例如，風型人，主要採取反風型（anti-vata）法；火型人，主要採取反火型（anti-pitta）法；水型人主要採取反水型（anti-kapha）法。這種「反」（anti-）體現在各個方面，包括飲食、氣候、體位、調息、念誦、推拿等。

儘管我們無法達到絕對的體質平衡，但只要控制在一個相對適合的範圍內，就應該是健康的。

1）從日常養生開始

日常養生需要處理好幾個基本問題：

1. 飲食問題：每日飲食需要基於個人體質和季節變化。要瞭解不同的食物之功能，從而合理安排飲食。這裡涉及食物搭配問題、食物用量問題、食物保藏問題、用食心態問題等。

2. 睡眠問題：睡眠是我們恢復體力的基本方式。每個人都需要有足夠的睡眠，需要有相對高品質的睡眠。睡眠可以有各種形式。午睡也是一種很好的方式。但是，不同體質的人對於睡眠的要求有差異，事實上，睡眠品質也有差異。對於不同體質的人，需要有合適的睡眠方式。

3. 能量消耗問題：我們每天活動，以不同方式消耗能量。因此，能量補充十分重要。不合理的能量消耗會對身心健康帶來巨大影響。從養生角度看，性能量的消耗需要特別關注。根據阿育吠陀，人的健康，既不能走感官放縱之路，也不能走極端禁欲之路，而應該走能量平衡和能量保護之路。

2）其他基於體質的養生之路

1. 基於體質的食療：一旦出現體質不平衡，甚至達到比較嚴重的地步，可以採取專業的體質食療。

2. 基於體質的各種醫療療法：比如阿育吠陀的五療法（Panchakarma），包括嘔吐法（Vamana）、催瀉法（Virechana）、灌腸法（Nirooha）、淨鼻法（Nasya）和放血法（Rakthamoksha）。這些非常專業的療法，需要在有資質的專業醫師指導下進行。

3）常用的阿育吠陀養生保健方法

基於體質的各種養生和療法都是自然療法，它們不同於干預療法。在人類歷史上，一直以來主要採用的都是自然療法。干預療法是近代西方發展起來的，有其優勢，也有其缺陷。如今，大家熟悉的大健康理念，高度重視自然療法。阿育吠陀以及阿育吠陀瑜伽屬於自然療法的傳統。

這些方法可以在養生館、瑜伽機構使用，有些方法可以自己獨立操作運用：

1. 第三眼療法（Shirodhara，眉間滴油療法）：Shiro 的意思是「頭」；dhara 的意思是「持續的液體流動」。此法的功效：平衡風型，促進睡眠，淡化皺紋，提升認知，減少焦慮、壓力和憂鬱，緩解偏頭痛，放鬆神經系統。

2. 眼療（Netra Basti）：具體就是在眼睛四周築「壩」，並在其中注滿油。此法的功效：提高視力，舒緩眼壓，消除眼睛乾澀、黑眼圈和眼部皺紋。

3. 頭部按摩法（Shiro Abhyanga）。基本方法是推拿，按摩頭部的不同穴位。此法的功效：治療頭痛，改善髮質，促進睡眠，提高精神狀態，消除憂鬱、焦慮和憤怒等情緒。

4. **耳療**（Karna Purana）：具體方法是，首先對耳朵周圍、脖子等地方推油，之後用熱毛巾蓋上耳朵，再把特製的油倒入耳中，使油在耳中至少停留十分鐘，然後清理。此法的功效：清潔耳朵，提升聽力，消除耳鳴，降低下巴和臉部的張力。

5. **漱口法**：用泉水，或適合自己體質的油（如芝麻油、椰子油等），在嘴巴中含漱十到二十分鐘（一開始時可以漱幾分鐘就好），然後吐掉。風型和水型體質的人適合用芝麻油，火型體質的人適合用椰子油。泉水是最容易操作的，並且適合所有體質的人。此法的功效：排毒。

6. **舌療**：用刮舌器清理舌苔。此法的功效：排毒，改善食欲，提高胃火。

7. **心療**（Hrid Basti）。在心區築「壩」，並在其中注滿油。此法的功效：打開心輪，增加愛和連結，減壓，加強心肌，減少心臟病發作。

8. **消化療法**（Nabhi Basti）：這是調理和增強胃火的療法。在肚臍四周築「壩」，在其中注滿油。此法的功效：促進消化，釋放深層情緒，減少便祕、腹脹、噯氣、消化不良。

9. **乾刷療法**：洗澡前，用刷子對身體進行清刷，刺激皮膚，也清理一些死皮等。

10. **乾粉按摩法**（Udvartanam）：用特殊草藥製成的乾粉，刺激淋巴等地方來平衡體質。此法的功效：減肥，排毒，改善淋巴，改善血液流動。

11. **推油**（Abhyanga）：根據體質差異，使用不同的按摩油並加入特殊的草藥，對身體不同部位進行推油。推油後八小時內不要洗澡，以便讓油保持在皮膚上。此法的功效：排毒，打開能量通道，促進普拉那的運行，放鬆自我，改善消化，減少肌肉僵硬，讓身心回春。

12. 汗療（Svedana）：採取各種有效方法（藥物法、薰蒸法等）讓身體出汗，達到排毒效果。使用此法要注意體質。

23 阿育吠陀瑜伽季節養生指導

一年分春夏秋冬四季。不同季節的體質有很大差異。我們需要基於不同季節的差異，來安排自己的養生。

1）春季養生指導

1. 春季（尤其早春）主導的是水型（Kapha）能量，養生的基本要求是平息水型能量，水型體質的人尤其需要注意。晚春則是火型（Pitta）能量上升，火型體質的人需要注意。
2. 春天裡，適合輕禁食，如一週禁食一天，其他季節不太適合禁食。
3. 春天做排毒比較合適。
4. 適合早起。
5. 不建議午睡。水型體質的人適合晚睡。
6. 適合做拜日式，做降低水型的瑜伽體位，參見第十二章。
7. 調息法方面，適合做風箱式調息法和左右脈經絡調息法。根據體質，對於調息法可以有差異、有變化。

8. 避免食用難以消化的食物。

9. 春天適合食用各種肉類，但不太適合食用海鮮。

10. 春天天氣變化快，要特別注意調整穿著、飲食。

11. 春天適合性生活。關於性生活和體質的關係，參見第八章第三節「五鞘和火瑜伽」。

2）夏季養生指導

1. 夏季主導的是火型（Pitta）能量，養生的基本要求是平息火型能量，火型體質的人尤其需要注意。

2. 衣服適合穿寬鬆，棉麻質地的。

3. 衣服適合的色彩是白色、藍色、灰色、紫色，其他的盡可能避免。

4. 多食用清涼類的水果蔬菜，如梨、西瓜、沙拉、苦瓜，少吃或避免食用熱性食物，如肥豬肉、薯片。

5. 夏天可以多喝常溫的水和飲料，不適合喝太熱或冰冷的，最好不食用冰塊。

6. 少喝熱性的酒，但可以多喝啤酒。

7. 適合午睡三十分鐘左右。

8. 身上黑痣多的人，或有大黑痣的人，不適合在夏日的陽光下，因為太陽曬多了，黑痣很容易癌變。

9. 瑜伽運動，不適合做太熱性的項目，避免激烈的運動，應該做一些比較清涼的瑜伽體式。火型體質的人適合做拜月式以及降低火型的瑜伽體位，參見第十二章。
10. 呼吸法中，多注意採用清涼呼吸法和月亮脈貫穿法。
11. 避免過多的性刺激。
12. 夏日晚上在月光下散步聊天，月光對人體具有滋養性。
13. 適合在清晨冥想，冥想對象應是清涼性的，而非熱性的。

3）秋季養生指導

1. 秋季主導的是風型（Vata）能量，養生的基本要求是平息風型能量，風型體質的人尤其需要注意。
2. 適合早起。
3. 適合的色彩是金色、黃色、橘黃色、綠色、紫色。
4. 不適合辟穀或斷食，因為這樣會增加風型能量，風型體質的人尤其不適合辟穀或斷食。
5. 保暖。
6. 避免冷氣流和冷風，避免過多的性生活。
7. 多食用暖身的食物。

8. 注意使用平息風型能量的食品（參見第三章）。
9. 瑜伽體位適度，不要太累。適合做拜日式，做降低風型能量的瑜伽體位（參考第十二章）。
10. 適合做左右脈經絡調息法以及冥想。
11. 風型體質的人適合做一些排毒的項目。
12. 適度喝黃酒或紅酒。
13. 適合睡前喝一小杯熱牛奶（但對牛奶過敏的人除外）。

4）冬季養生指導

1. 冬季主導的是水型（Kapha）能量，養生的基本要求是平息水型能量，水型體質的人尤其需要注意。同時，由於乾燥、風大、寒冷等因素，風型體質的人也需要特別注意。
2. 早睡晚起。
3. 適合做瑜伽運動，可以強度大一些。
4. 適合做熱性的呼吸法，如太陽脈呼吸法、風箱式調息法，啟動臍輪能量的練習。
5. 推油，適合推暖性油，如芝麻油，尤其對風型體質的人。
6. 適合食用暖性食物，適合食肉。
7. 注意保暖。
8. 適合食用紅酒、黃酒，以及養生藥酒。

9. 適合與人多交流，保持感情溝通。
10. 不建議午休睡覺。
11. 適合曬太陽。
12. 冬季適合多做愛。
13. 水型體質的人適合排毒治療。

註釋

1、Sahara Rose Ketabi, *Ayurveda*, Indianapolis: Dorling Kindersley Limited, 2017, pp. 211ff.

2、Marc Halpern, *Healing Your Life: Lessons on the Path of Ayurveda*, Twin Lakes: Lotus Press, 2011, p.133.

小附錄

•）體質屬性

每個體質有不同屬性，剛開始學習時，很難把握它們，左列表格可以比較簡明而準確地理順不同體質的性質，有助於讀者整體把握。

風型（Vata）	火型（Pitta）	水型（Kapha）
乾（乾燥）	油性	重
輕	滲透	慢
冷	熱	冷
粗（粗糙）	輕	油性
敏感	流動	黏滑
流動	液性	密
清（清澈）	酸味	軟
疏		靜
澀味		甜味

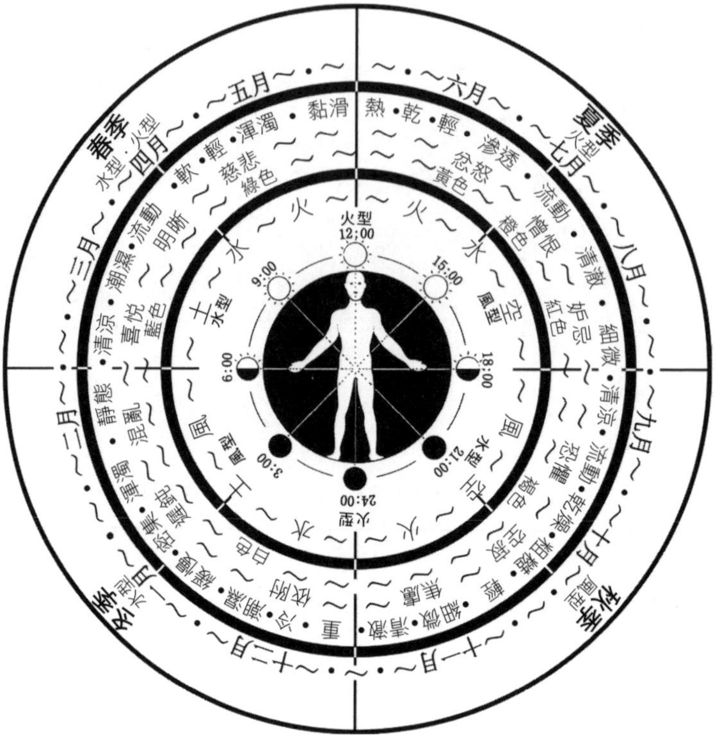

●）體質曼荼羅

維桑特．賴德教授為了大家便於理解體質，製作了一個曼荼羅（mandala）。此曼荼羅可以用於阿育吠陀瑜伽冥想。

●）關於食物混合的禁忌

我們在這一章可以看到對不同體質的人在飲食上的一些基本指導。但人們可能沒有充分考慮到食物混合食用可能帶來的問題。我們的「吃」，從生存性的追求溫飽階段（「吃得飽」階段），慢慢走向食物豐沛的富裕階段（「吃得好」階段），如今我們正進入一個新階段，即進入科學飲食的階段（「吃得對」階段）。阿育吠陀以及阿育吠陀瑜伽對於科學飲食有自己的理解。

賴德教授說，古代阿育吠陀經典對

於食物的混合食用是有指導的。有的食物是不能混合食用的。例如，牛奶和香蕉、乳酪及各種酸性水果混合食用。類似的，牛奶和西瓜不可混合食用。一般的規則是，水果不能和穀物一起吃，像西瓜是利尿的，一個小時就差不多消化完了，穀物可能需要五、六個小時才能消化。兩者一起食用的話，胃裡的消化酶會被西瓜帶走，不能很好地消化穀物，最終產生毒素。還有一個基本原則是，生食不要和煮熟的食物一起吃，新鮮的食物不要和剩菜剩飯一起吃。還有，蜂蜜是不能燒煮的，如果燒煮，會產生很多毒素。可以這麼說，沒有燒煮的蜂蜜是甘露，燒煮過的蜂蜜是慢性毒藥。

賴德教授提供了一張需要避免的不科學的食物混合食用表格。摘選如下，供大家參考。

食物	**不能混合食用的食物**
豆類	水果、牛奶、優格、乳酪、雞蛋、肉、魚
雞蛋	水果（尤其西瓜）、牛奶、優格、乳酪、肉、魚
水果	總體來說，任何食物（除了某些煮過的水果）。
穀物	水果、西谷米（木薯粉製成的）
蜂蜜	和同樣重量的酥油。不可燒煮。
熱飲	芒果、優格、乳酪、魚、肉、澱粉
檸檬	黃瓜、番茄、牛奶、優格
西瓜	任何食物，尤其乳製品、雞蛋、油炸食品、穀物、澱粉。它完全適合單獨食用。
牛奶	香蕉、櫻桃、西瓜、酸果、醃菜、發酵麵包、優格、肉、魚
馬鈴薯、番茄	西瓜、黃瓜、乳製品
蘿蔔	水果、牛奶

食物	不能混合食用的食物
西谷米（木薯粉製成的）	水果（尤其香蕉、芒果、葡萄乾）、豆類、粗糖
優格	水果、牛奶、乳酪、魚、肉、馬鈴薯、番茄、熱飲

主要食物的性質

賴德教授在《阿育吠陀課本》（卷三）中提供了各種食物的性質，我們選了其中的主要內容，供大家查閱。

★ 水果

食物	味道	涼或熱	能量活動		
			風型（vata）	火型（pitta）	水型（kapha）
蘋果（熟）	澀、甜、酸	涼	↑	↓	↓
蘋果（未熟）	澀、酸	涼	↑	↑	↓
酪梨	澀	涼	↓	↓	↑
杏子	甜	熱	↓	↑	↓
（酸）草莓	酸	熱	↓	↑	↓
（甜）草莓	甜	涼	↓	↓	↓
香蕉（青）	澀	涼	↑	↓	↓

香蕉（熟）	甜	熱	↓	↑	↑
香瓜	甜	熱	↓	↓	↑
櫻桃	甜、澀、酸	熱	↓	↑	↓
棗子	甜	涼	↓	↓	↑
無花果	甜	涼	↓	↓	↑
葡萄（青）	酸、甜	熱	↓	↑	↑
葡萄（紅／紫／黑）	甜、酸、澀	涼	↓	↓	↓↑
葡萄柚	酸	熱	↓	↑	↑
奇異果	甜、澀	熱	↓	↑	↑
檸檬	酸	熱	↓	↑	↑
酸橙	酸	涼	↓	↓↑	↑
芒果（青）	酸、澀	涼	↓↑	↑	↑
芒果（熟）	甜	熱	↓	↓↑	↓↑
橘子	甜、酸	熱	↓	↓↑	↓↑
木瓜	甜、酸	熱	↓	↑	↓↑
桃子	酸、甜、澀	熱	↓	↑	↓
梨子	甜、澀	涼	↑	↓	↓
柿子	澀、酸	熱	↑	↑	↓
鳳梨	甜、酸	熱	↓	↑	↓↑
李子	甜、酸、澀	熱	↓	↑	↑
石榴	甜、酸、澀	涼	↑	↓	↓

★水果（續）

食物	味道	涼或熱	能量活動		
			風型（vata）	火型（pitta）	水型（kapha）
葡萄乾（未浸泡）	酸	涼	↑	↓	↓
覆盆莓	甜、酸、澀	涼	↑	↑	↓
草莓	酸、甜、澀	涼	↑	↓↑	↓↑
羅望子	酸	熱	↓	↑	↑
西瓜	甜	涼	↑	↓	↑

★蔬菜

食物	味道	涼或熱	能量活動		
			風型（vata）	火型（pitta）	水型（kapha）
朝鮮薊	澀、甜	熱	↑	↓	↓
菊芋（洋薑）	澀、苦	涼	↑	↓	↓
蘆筍	甜、澀	涼	↓	↓	↓
甜菜	甜	涼	↓	↑	↓
苦瓜	苦	涼	↑	↓	↓

花椰菜	澀	涼	↑	↓	↓
球芽甘藍	澀	熱	↑	↓	↓
牛蒡根	澀、苦	熱	↑	↑	↓
高麗菜	澀	涼	↑	↓	↓
生胡蘿蔔	澀	熱	↓	↑	↓
熟胡蘿蔔	甜	熱	↓	↓↑	↓
芹菜	澀	涼	↑	↓	↓
辣椒	辛辣	熱	↓	↑	↓
香菜	甜、澀	涼	↓	↓	↓
鮮玉米	澀、甜	熱	↑	↑	↓
黃瓜	甜	涼	↓	↓	↑
蒲公英嫩葉	苦	熱	↑	↓	↓
茄子	澀、苦	熱	↑	↑	↓
鮮茴香	甜、酸	涼	↓	↓	↓
綠豆	甜、澀	涼	↓	↓	↓
羽衣甘藍	苦、澀	涼	↑	↓	↓
大頭菜	澀、辛辣	熱	↑	↑	↓
熟韭菜	辛辣、甜	熱	↓	↓	↓
萵苣	澀	涼	↑	↓	↓
蘑菇	澀、甜	熱	↑	↓	↓
芥菜	辛辣	熱	↓	↑	↓
秋葵	甜、澀	涼	↓	↓	↓

★蔬菜（續）

食物	味道	涼或熱	能量活動		
			風型（vata）	火型（pitta）	水型（kapha）
（黑）橄欖	甜	熱	↓	↑	↑
（熟）洋蔥	甜、辛辣	熱	↓	↑↓	↓
（生）洋蔥	辛辣	熱	↑	↑	↓
豌豆	澀	涼	↑	↓	↓
番薯	甜	涼	↓	↓	↑
馬鈴薯	澀	涼	↑	↓	↓
蘿蔔	辛辣	熱	↑	↑	↓
蕪菁甘藍（大頭菜）	澀、甜	涼	↓	↓	↓
菠菜（生）	澀、辛辣	涼	↑	↓	↓
菠菜（熟）	澀、酸	熱	↓	↑	↓
豆芽菜	澀	涼	↑	↓	↓
南瓜	澀、甜	熱	↑	↓	↓
黃櫛瓜	甜、澀	涼	↓	↓	↑
番茄	酸、甜		↑	↑	↑
綠櫛瓜	澀	涼	↓	↓	↑

✵甜味劑

食物	味道	涼或熱	能量活動 風型 (vata)	能量活動 火型 (pitta)	能量活動 水型 (kapha)
大麥芽糖	甜	涼	↓	↓	↑
椰棗糖	甜	涼	↓	↓	↑
果糖	甜	涼	↓	↓	↑
蜂蜜	甜	熱	↓	↑	↑
棕櫚糖	甜	熱	↓	↑	↑
楓糖	甜	涼	↓	↓	↑
糖蜜	甜	熱	↓	↑	↑
大米糖漿	甜	涼	↓	↓	↑
黑糖	甜	涼	↓	↓	↑
白糖	甜	涼	↑	↓	↑
砂糖	甜	涼	↓	↓	↑

✵穀物

食物	味道	涼或熱	能量活動 風型 (vata)	能量活動 火型 (pitta)	能量活動 水型 (kapha)
大麥	甜	涼	↑	↓	↓

★穀物（續）

食物	味道	涼或熱	能量活動		
			風型（vata）	火型（pitta）	水型（kapha）
蕎麥	澀、甜、辛辣	熱	↑↓	↑	↓
玉米	甜	熱	↑	↑	↓
小米	甜	熱	↑	↑	↓
燕麥麩	澀、甜	涼	↑	↓	↓
燕麥片（乾）	甜	涼	↑	↓	↓
燕麥片（熟）	甜	涼	↓	↓	↑
義大利麵	澀	涼	↑	↓	↑
藜麥	甜、澀	涼	↓	↓	↓↑
印度香米	甜	涼	↓	↓	↓
糙米	甜	熱	↓	↑	↑
年糕	澀、甜	涼	↑	↓	↓
白米	甜	涼	↓	↓	↑
黑麥	澀	熱	↑	↑	↓
西谷米	澀、甜	涼	↑	↓	↓
素肉（小麥製成）	甜	熱	↓	↓	↓
樹薯粉	澀、甜	涼	↑	↓	↓
小麥	甜	涼	↓	↓	↑

★豆類、豆製品

食物	味道	涼或熱	能量活動 風型(vata)	能量活動 火型(pitta)	能量活動 水型(kapha)
花生	甜	涼	↓	↓	↑
紅豆	澀	涼	↑	↓	↓
米豆	澀	涼	↑	↓	↓
鷹嘴豆	甜	涼	↑	↓	↓
腰豆（腎豆、芸豆）	澀	熱	↓	↓	↑
棕色小扁豆（兵豆）	澀	熱	↑	↓↑	↓
紅色小扁豆（兵豆）	甜、澀	涼	↑	↓	↓
日本豆麵醬	澀、酸	熱	↓	↑	↓
綠豆	甜、澀	涼	↓	↓	↓↑
海軍豆（小白豆）	甜、澀	熱	↑	↓	↓
斑豆	澀	涼	↑	↓	↓
黃豆	澀、甜	涼	↑	↓	↑
豆腐乳	澀、酸	熱	↓	↑	↑
醬油	澀、酸	熱	↓	↑	↑
黃豆粉	澀、酸	涼	↑	↓	↑
印尼豆豉	澀	熱	↑	↓	↓
豆腐	甜、澀	涼	↓↑	↓	↓↑
小黃豆	澀	熱	↓	↑	↓

★豆類、豆製品（續）

食物	味道	涼或熱	體質活動		
			風型（vata）	火型（pitta）	水型（kapha）
小黑豆（印度黑豆）	甜	熱	↓	↑	↑
白豆（白芸豆）	澀	涼	↑	↓	↓

★乳製品

食物	味道	涼或熱	能量活動		
			風型（vata）	火型（pitta）	水型（kapha）
奶油	酸	熱	↓	↓	↑
酪乳	甜、酸、澀	涼	↓	↓↑	↑
硬（質）乳酪	酸	熱	↓	↑	↑
軟（質）乳酪	酸	熱	↓	↓	↑
牛奶	甜	涼	↓	↓	↑
酥油	甜	涼	↓	↓	↓
羊奶	甜	涼	↓	↓	↓
酸奶油	酸	熱	↓	↑	↑
新鮮優格	甜、酸	涼	↓	↓	↑
儲藏的優格	酸	熱	↓	↑	↑

★肉食

食物	味道	涼或熱	能量活動		
			風型 (vata)	火型 (pitta)	水型 (kapha)
牛肉	甜	熱	↓	↑	↑
雞肉（白）	澀、甜	涼	↑	↓↑	↑
雞肉（深色）	甜	熱	↓	↑	↑
鴨肉	甜、辛辣	涼	↑	↑↓	↑
雞蛋	甜	熱	↓	↑	↓↑
淡水魚	甜、澀	熱	↓	↑↓	↑↓
鮭魚	甜	熱	↓	↑	↑
海魚	鹹	熱	↓	↑	↑
金槍魚	甜、鹹、澀	熱	↓	↑	↑
羊肉	甜	熱	↑	↑	↑
豬肉	甜	涼	↑	↓↑	↑
兔肉	甜	涼	↑	↓	↓
蝦	甜	熱	↓	↓↑	↓
白火雞	甜、澀	涼	↑	↓	↓
黑火雞	甜、澀	涼	↓	↑	↑
鹿肉	澀	涼	↑	↓	↓

✸ 堅果

食物	味道	涼或熱	能量活動 風型(vata)	能量活動 火型(pitta)	能量活動 水型(kapha)
杏仁(含皮)	甜	熱	↓	↑	↑
杏仁(去皮浸泡)	甜	涼	↓	↓	↑
巴西堅果	澀、甜	熱	↓	↑	↑
腰果	甜	熱	↓	↑	↑
椰子	甜	涼	↓	↓	↑
榛果	澀、甜	熱	↓	↑	↑
夏威夷豆	澀、甜	熱	↓	↑	↑
花生	甜	熱	↓	↑	↑
美洲山核桃	澀、甜	熱	↓	↑	↑
松子	澀、甜	熱	↓	↑	↑
開心果	甜	熱	↓	↑	↑
胡桃	甜	熱	↓	↑	↑

✸種子

食物	味道	涼或熱	能量活動		
			風型 (vata)	火型 (pitta)	水型 (kapha)
爆米花	澀、甜	涼	↑	↓	↓
洋車前草種子	澀	涼	↓	↓	↓
南瓜子	甜	熱	↓	↑↓	↓
紅花籽	甜、澀	涼	↓	↓	↓
芝麻	甜、苦、澀	熱	↓	↑	↑
葵瓜子	甜、澀	涼	↓	↓	↓

✸油

食物	味道	涼或熱	體質活動		
			風型 (vata)	火型 (pitta)	水型 (kapha)
杏仁油	甜	熱	↓	↑	↑
酪梨油	甜	涼	↓	↓	↑
椰子油	甜	涼	↓	↓	↑
玉米油	甜、澀	熱	↑	↑	↓
菜籽油	澀	涼	↑	↓	↓
酥油	甜	涼	↓	↓	↓↑

✷油（續）

食物	味道	涼或熱	能量活動		
			風型（vata）	火型（pitta）	水型（kapha）
芥花油	辛辣	熱	↓	↑	↓
橄欖油	甜	涼	↓	↓	↑
花生油	甜	熱	↓	↑	↑
紅花籽油	甜、澀	熱	↓	↑	↑
芝麻油	甜、苦	熱	↓	↑	↑
大豆油	澀	涼	↑	↓	↑
葵花油	甜、澀	涼	↓	↓	↓

✷香料

食物	味道	涼或熱	能量活動		
			風型（vata）	火型（pitta）	水型（kapha）
甜胡椒	辛辣	熱	↓	↑	↓
大茴香	辛辣	熱	↓	↑	↓
羅勒	甜、辛辣、澀	熱	↓	↑	↓
月桂葉	甜、辛辣、澀	熱	↓	↑	↓

黑胡椒	辛辣	熱	↓	↑	↓
葛縷子	甜、澀	涼	↓	↑	↓
小豆蔻	甜、辛辣	熱	↓	↓↑	↓
辣椒	辛辣	熱	↓	↑	↓
巧克力	甜、苦	熱	↓	↑	↑
肉桂	甜、辛辣	熱	↓	↓↑	↓
丁香	辛辣	熱	↓	↑	↓
香菜	甜、澀	涼	↓	↓	↓
小茴香	辛辣、苦	涼	↓	↓	↓
大蒜	除了鹹味，有各種味	熱	↓	↑	↓
乾薑	辛辣	熱	↓	↑	↓
鮮薑	辛辣	熱	↓	↓↑	↓
辣根	辛辣、澀	熱	↓	↑	↓
奧勒岡	辛辣、澀	熱	↓	↑	↓
薄荷	甜	涼	↓	↓	↓
芥末	辛辣	熱	↓	↑	↓
印楝葉	苦	涼	↑↓	↓	↓
肉豆蔻	甜、澀、辛辣	熱	↓	↑	↓
歐芹	澀、辛辣	熱	↓	↓↑	↓
罌粟籽	澀、甜	熱	↓	↑	↓
迷迭香	澀、甜	熱	↓	↑	↓

✸香料（續）

食物	味道	涼或熱	能量活動		
			風型（vata）	火型（pitta）	水型（kapha）
岩鹽	鹹	熱	→	←	←
海鹽	鹹	熱	→	←	←
藏紅花	甜、澀、苦	熱	→	→	→
香薄荷	酸、辛辣	熱	→	→←	←
龍蒿葉	甜	涼	→	→	←
薑黃	苦、辛辣、澀	熱	→	→	→
香草	甜、澀	涼	→	→	→

Chapter 4

三德：悅性、動性、惰性

1 原質和三德

數論哲學認為，世界由兩個部分構成，即原質和原人。原人是不變的，是確定的，是觀者。原質是變化的，不確定的。但作為兩個實體，它們都是永恆的。一切事物都是由原質和原人混合而成。人也是由原質（自然）和原人（普魯沙，自我）構成。人的自我不會變化，是一個觀者。但人並不是純粹的自我，還混合著原質。根據印度哲學，人的痛苦或輪迴的生活，就在於原人（自我）認同於原質，從而陷入無盡的輪迴性生存。

人要獲得自由，就需要擺脫原質的束縛，最核心的是擺脫對原質的認同。但這並不容易做到。因為，原質是一股強大的力量或能量，這個能量在吠檀多中叫「摩耶」（maya）。

原質這個能量包含三個維度或屬性，即三德，悅性（Sattva）、動性（Rajas，又稱變性）和惰性（Tamas）。三德具有不同的功能，會把人牢牢地束縛住。

德，guna，又譯質性，意思是「捆綁的東西」。三德，就是指三種捆綁的東西。三德用什麼捆綁？就是能量。三德能量呈現出不同的屬性或特徵。

簡單地說，悅性（Sattva），代表智性、善良、光明、輕盈、喜樂、滿足、寧靜、專注、慈愛，給予平衡，為醒態。

動性（Rajas），代表精力、激情、力量、激進、改變、不滿足、活躍、擾動、奮鬥、行動，帶來欲望，引起不平衡，為夢態。

惰性（Tamas），代表物質、愚昧、遲鈍、猶豫、消極、灰暗、不活躍、虛幻、粗糙、毀滅，引起惰性，為深眠態。

某種意義上說，純粹意識被三德遮蔽。悅性好似多雲的天，比較好地呈現最終本質。但只有純粹的悅性，才能完全真實地呈現終極本質，類似晴空無雲。動性好似陰雨天，扭曲終極本質。惰性就如黑夜，它對終極本質的遮蔽最嚴重。

每個人都和三德有關。我們無法不觸及它們。眾生之相，就是三德之相。眾生諸相，有的正常，有的病態，有的甚至問題嚴重。其實這是三德所占比例不同所導致的。

大衛·弗勞利在不同地方論述三德與各要素的對應關係，我們將其整理成下頁表格，供參考：

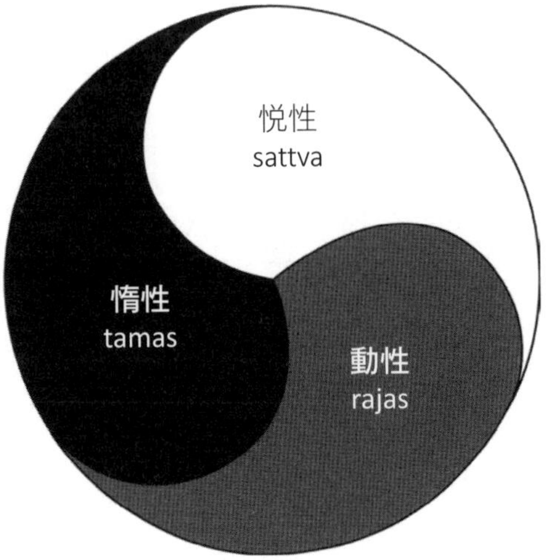

三德示意圖

★三德與各要素對應關係

各要素	悅性（sattva）	動性（rajas）	惰性（tamas）
色彩	白色 純淨與和諧	紅色 行動和激情	黑色 黑暗和虛幻
時間	白天，明晰	日出日落、黎明，過渡時	夜晚，黑暗
能量	中性，平衡	積極，運動中安置事物	消極，阻止運動
世界	天堂，天空，和平區	空氣，大氣，風暴區	地，重力和惰性區
宇宙層次	因果的，觀念的	精微的	粗糙的
自然王國	靈性存在者：諸神，女神，聖人	人的世界	礦物質、植物、動物的世界
意識狀態	醒	夢	深眠
身體控制	清潔、彈性、不執、溫和練習	自我裝飾、賣弄、自我放縱、嚴酷練習	不潔、草率、懶惰、缺少練習
情緒狀態	愛、信仰、虔信、慈悲、忠誠	雄心、堅持、憤怒、激情、驕傲	憎恨、偏執狂、暴力、自我狂妄
精神狀態	平靜、真實、善於接受、清晰、知覺	不安、累積、激動、好辯	無知、遲鈍、不真實、倔強
靈性狀態	靈性、仁慈、愛、開悟	自我中心、激情、雄心、操縱	無覺知、有害、欺騙、犯罪、變態、不正當

2 經典中的三德

據說，數論哲學最初是由迦毗羅（Kapila，西元前三世紀或前四世紀）創立的，三德思想是數論哲學中的一個重要部分。但他的作品難以見到。《數論經》冠以他的名字，但學者研究發現，這不是他的作品，而是後人託名之作。此經屬於十四世紀或十五世紀的作品。可以比較完整地瞭解數論哲學的作品，是自在黑（Isvarakrsna）所著的《數論頌》。《數論頌》對三德做了若干理論的論述。而大部分人則是透過《摩訶婆羅多》（*Mahābhāratam*），尤其是其中的《薄伽梵歌》瞭解三德理論的。

《薄伽梵歌》是一部重要的瑜伽之作，其中的第十四章分別從人的構成、束縛的根源、三德的表現，以及征服三德的具體方法等方面，系統地論述了三德理論。

現在，我們把最重要的三德思想介紹如下。

1. 原人和原質構成人，即一切眾生的構成是靈（普魯沙、原人、自我）和原質（自然）

阿周那啊，我的原質是創造的子宮，我在其中放置了意識的種子，一切眾生由此而得以出生。（14.03）

阿周那啊，在所有不同的子宮中，無論孕育出什麼樣的形體，原質都是給予他們身體的宇宙之母，而靈或意識則是給予他們生命的宇宙之父。（14.04）❶

2. 原質三德是束縛之原因，即正是原質（三德）把人的自我（原人、普魯沙）束縛在身體上

阿周那啊，善良（指悅性）、激情（或活動，指動性）和愚昧（或惰性），這原質的三德（或繩索）將永恆的靈魂束縛在身體上。（14.05）

在三德中，善良之德是純粹的，因此明亮而有益。善良之德由於執著於快樂和知識而束縛住生命體，無罪的阿周那啊。（14.06）

阿周那啊，要知道，激情之德強烈渴望感官享受，它是物質欲望和執著的來源。激情之德由於執著於行動結果而束縛住生命體。（14.07）

阿周那啊，要知道，愚昧之德矇騙生命體，它產生於惰性。愚昧之德以其粗心、懶惰和過度睡眠而束縛住生命體。（14.08）

阿周那啊，善良之德使人執著於學習和認識靈的快樂；激情之德使人執著於行動；愚昧之德因其蒙蔽自我知識而使人終日放縱瀆職。（14.09）❷

3. 三德是承載痛苦（輪迴）的小船

善良占主導的人死後進入天堂，那是知曉至上者的純粹世界。（14.14）

激情占主導的人死後，再生為執著塵世行動的人。愚昧占主導的人死後，再生為更低級的生物。（14.15）

有人說，善良的行動果實十分有益且純粹；激情的行動果實是痛苦；愚昧的行動果實是怠惰。

（14.16）

自我知識從善良之德中產生，貪婪從激情之德中產生，疏忽、虛妄和遲鈍從愚昧之德中產生。（14.17）

立足善良的人前往更高級的世界或天堂；立足激情的人在這個塵世再生；立足愚昧的怠惰之人則去往更低級的星球或地獄。（14.18）

當遠見者覺知到除了原質三德之外沒有任何其他行動者，並知曉超越三德的至上者時，他們就達致涅槃或獲得解脫。（14.19）

當一個人超越源自於身體的原質三德時，他就達致不朽或獲得解脫，並擺脫生老病死之苦。（14.20）❸

4. 原質三德各有特徵，即三德有著各自基本的特徵或屬性，以及運行的特點

阿周那啊，抑制激情和愚昧，善良占主導；抑制善良和愚昧，激情占主導；抑制善良和激情，愚昧占主導。（14.10）

當自我知識的光照亮身體的所有感官時，應該知道是善良占主導。（14.11）

阿周那啊，當激情占主導時，就會產生貪婪、活動、自私行動、不安和渴求。（14.12）

阿周那啊，當惰性占主導時，就會產生愚昧、呆滯、粗心和虛妄。（14.13）❹

5. 三德是可以超越的，核心是虔信

阿周那說：主克里希那啊，那些超越原質三德的人有什麼標誌？他們如何行動？又如何超越原質三德？（14.21）

主克里希那說：超越原質三德的人，既不憎恨光明、行動和迷惑的出現，也不渴望它們消失；他一直像一位見證人，不受原質三德的影響；他始終堅定地執著於主而毫不動搖——並認為只有原質三德在活動。（14.22-23）

誰以愛和堅定的虔信服務我，誰就會超越原質三德，並適於進入涅槃。（14.26）

因為我是不朽之靈（梵天）的來源，我是永恆的宇宙秩序（法）的來源，我是絕對極樂的來源。（14.27）❺

3 三德運行的四大規律

要成為三德之主，就需要明白三德的運行規律。

大體上，我們可以把三德的運行規律概括為輪替律、主導律、合作律、工具律，這四大運行律。前面三個規律首先由大衛·弗勞利總結，第四個規律是我們補充的。當然，如果讀者閱讀《數論頌》，也容易理解這些規律。

1）輪替律

顧名思義，輪替律就是指三德中的每一種都有機會占據主導，就如白天和黑夜交替轉換一樣，而不會一直是白天或一直是黑夜。物質宇宙的存在和運行，有其不同的階段。這種階段或輪替是一種自然運行的過程。

如果某個時代由惰性占據主導，那麼，我們所行的方式就應該不同於激情之德（動性）占據主導的時代。安處於善良之德（悅性）占據主導的社會，身心狀況和惰性時代就很不一樣。為了身心的健康，首先需要學會判斷時代運行中的主導之德。在世上行事，要明白三德的輪替特點。明白了三德的輪替律，就可以根據三德實際狀況，借用三德自身的主導性排序，配置三德之力，服務於我們的意志或行為。

2）主導律

主導律，也就是某個時候或時期，三德中的一德占據主導。人的成長是如此，宇宙自然的運行也是如此。每個德占據主導會持續一段時間。三德中，相對而言，愚昧之德（惰性）和善良之德（悅性）的持續要穩定一些，持久一些；而激情之德（動性）持續性較短。激情過後，要麼走向平靜，要麼走向毀滅。激情要持續，就要不斷地增加「燃料」，增加「刺激」或「激勵」。

個體在一生中不同的時期，會由三德中的某個德占據主導。一般來說，孩童時，惰性占據主導多一些；青年時期，動性之德更加強大；年老時，更多一些的則是悅性。作為個體，我們要控制好自己的主導之德，不可讓自己的某個德占據極端的地位或程度。

人際關係對我們的健康非常重要。在處理人際關係時，我們可以考慮交往對象的主導之德；在某個主導之德的控制下，人們會表現出某些特徵。例如，當你的交往對象處於動性之德的主導下，那麼跟他交往時，就不能依賴悅性之德的特徵來處理彼此間的關係。同樣的，如果交往對象被惰性之德所主宰，那麼在更多的時候，就需要非常謹慎，找到面臨惰性能量衝擊的「備案」。

3）合作律

三德的特徵彼此不同，但它們之間並沒有絕對分離的狀態，而是彼此間合作、配合的關係，它們彼此運動，相互協作。

一個人並不是完全悅性，或完全動性或惰性的，往往同時具備悅性、動性和惰性這三德，這三者之間具有強烈的合作、協作。自在黑說，它們之間具有相互產生、相互支持、相互伴隨和相互依存的關係。❻

在日常生活中，我們可能會執著某一種德性，卻看不見或忽略了其他德性所具有的合作性。一切都在不斷變化，一時可能帶來不理想的結果，另一時可能帶來正面的效果。好壞、是非、得失，都是關係性的，不能絕對，它們都和三德之間的合作有關。認識到這一點非常有用。你認為非常可靠的一個人，可能在生活中麻煩不斷；某個總是批評你、攻擊你的人，可能會讓你避免不少麻煩甚至災難。在三德的世界中，我們需要一種更加辯證的方式，借助三德之合作來理解和處理三德問題。

我們需要明白，無物多餘，無物可棄。一切存在都有其功能，重要的是你如何去面對、去協調、去掌控三德之間的協作。

4）工具律

三德本身沒有本質，而「沒有本質」說的是三德的不斷變化。三德控制著我們，即束縛我們自身的原人（自我、普魯沙），讓我們陷入無盡的生死輪迴中。我們（原人、自我、普魯沙）之所以被束縛，根本原因是我們錯誤地認同自己就是原質，更準確地說，認同原質三德的不斷變化而不斷升起的相。

當我們著相時，就成了木偶，被三德「工具化」，三德成了我們的主人。但事實上，三德沒有意識，三德是工具性的，只是因為我們的錯誤認同，才導致了這個主客「倒置」的情況。阿育吠陀瑜伽就是要我們認清這個事實，認清我們是自我而不是三德，三德只是我們的工具而已。

印度神話說，梵神是動性之主，毗濕奴是悅性之主，希瓦是惰性之主。不過，哲學上講，梵神、毗濕奴和希瓦是同一的，只是分別形象地代表了對三德的主宰。三神合一就是唯一的神，即自在天。自在天是三德的主人，他是全知的，不被三德所染著，但他卻可以自由地控制三德，三德為他服務。每個人在本質上都是自在天或小自在天。如果我們足夠清醒，那麼就是我們所能觸及的三德之主，而不被三德所控。並且，我們可以控制有限度的三德，讓三德服務於我們的宇宙性遊戲。這是阿育吠陀瑜伽的最高意義。

4 瑜伽就是培養悅性之德

瑜伽的最終目的是，透過培養我們的悅性之德，最終讓我們超越三德；無論是基於數論的分離說，還是吠檀多的摩耶說，皆是如此。阿育吠陀要讓我們保持平衡的三德。阿育吠陀瑜伽則是讓我們在達成三德平衡的基礎上，超越三德。

生活可以被看作是三德之間的遊戲。問題是這個遊戲的主人是我們，而不是三德。儘管離開三德，沒有一種生活是可能的。但是，三德的舞蹈一定是在我們控制之下的。瑜伽士應該學會與三德共舞。

首先，我們要清楚，人是由三德構成。人不能缺少任何一德，每個德都以各自的方式發揮作用。惰性之德，具有穩定之特點，這個世界離開穩定的惰性，就很難理解。高山、大地都是惰性主導的。我們必須要有一定分量的惰性，不然睡眠都成了問題。同樣的，缺乏動性之德的人，做事就會沒有激情和活力。社會缺乏動性，就會死氣沉沉。我們要進步，社會要發展，都離不開動性之德。而人的智慧、寧靜和善良，就需要悅性之德。

其次，我們要明白，要讓三德保持平衡。根據物質自然，該是悅性主導時就該悅性主導，該是動性主導時就該動性主導，該是惰性就要讓惰性占據主導。人要睡眠，就應該讓惰性占主導；人在戀愛時，則要多發揮一點動性的能量，沒有激情，戀愛是談不好的。我們累了，就該自我調整惰性的力量，讓其上升，抑制我們的悅性和動性，確保我們有個良好的睡眠。要學會「調動三德」。

再次，我們要理解，問題的發生往往是三德之間出現了混亂。三德各施其職，就會達成平衡。但若三德無序運行，就可能打破平衡、引發問題。夜晚時分，本該睡眠，本該由惰性占據主導，但你這個三德的主人喝了咖啡或濃茶，而使得本該休息的動性能量升起並占據了主導，於是問題來了，你失眠了。

最後，我們要覺悟，要讓三德各行其德，在不同的範圍或背景下運作而發揮各自的作用，不要讓其躍出自身的作用範圍。這個要求其實很高。但只要努力，只要我們希望自己成為小自在天，就可以達成。

在大部分情況下，社會、家庭和個人需要關注的是悅性之德的培養。帕坦迦利《瑜伽經》告訴我們，要達到終極目標，就需要一步步培養悅性之德。瑜伽中的禁制（戒律）、勸制（善律）非常重要，就是透過社會和個人行為規範的努力，讓我們走向悅性之德；就是透過體位、調息、制感（內攝）、專注、冥想，來讓我們更好地成為悅性之德的主人，並由此可以確保出入自由之地。

大衛・弗勞利分析了悅性之德的本性和根源：[7]

根源	本性
考慮一切之善	悅性促進無私，放下私我。
不害（非暴力；解決衝突，減少摩擦和不和諧）	悅性尋求消除一切衝突，首先從我們自己心意和心中消除任何暴力開始。
棄絕（願意放下個人欲望，以便獲得永久的東西）	悅性幫助我們放下比較低級的東西，以便獲得更高級的東西。

根源	本性
行動瑜伽	強調生活就是服務，而非個人獲取。
法（dharma，音譯為達磨）	強調內在真理和自然律超越個人欲望。

5 培養悅性之德的方法

基於對悅性之本性和根源的認識，我們可以有效地培養悅性之德。在這方面，阿育吠陀瑜伽中有很多方法。我們介紹大衛・弗勞利的論述，同時加入少量自己的內容。我們可以用圖表來表述：❽

方法	說明
發展悅性意向	我們生活中的意向和動機應該是悅性的，這種意向支撐著正法，也就是：我們生活的意向和動機的目的，在於更大的善。這種意向也可以發揮《梵經》中的修持方法，以便讓自己的一切行動和至上結合。
發展悅性普拉那	我們應該以悅性的方式，發展普拉那和呼吸，這就意味著我們的活動和練習，應該對身心具有平靜與和諧的作用。
食用悅性食物	悅性食物有助於悅性生活方式。悅性食物，諸如素食，充滿普拉那能量。要食用新鮮烹煮出來的食物，要用積極的態度以及好的心情來烹飪食物。在選用食物時，要考慮食用者的體質，以便達到真正的效果。
吸收悅性印跡	我們心意的主要食物，就是眾感官的印跡。感官的印跡是精微的元素，它們構成精身中的心意。悅性印跡是自然的、溫和的、精緻的。主要透過自然界，尤其是從曠野、植物和天空獲得。

發展悅性聯誼

我們的存在狀態和覺知層次，與生活中的交誼有著密切關係，包括朋友、家庭、同事，特別是那些我們渴望跟上、追隨的「模範人物」、「理想人物」。他們是我們的古魯（導師）。我們要在生活中向上連結。

從阿育吠陀瑜伽的角度來看，不同類型的人還需要透過相應的方法來治療。

三德構成三個治療視角。

從悅性治療，就是要善加運用其特徵，如：愛、和平、寧靜、非暴力等。治療方法有：草藥、素食、咒語、冥想。

從動性治療，就是要善加運用其特徵，如：激勵、能量、刺激等。治療方法有：動性飲食法、運動、藥物。

從惰性治療，就是要善加運用其特徵，如：鎮靜、睡眠等。治療方法有：藥物或某些食物。需注意的是，很多人誤解惰性，看不到惰性的價值。如果人缺乏惰性，那是危險的或難以生存的。我們的穩定性依賴著惰性。我們的身體也不能長時間興奮。

真正的健康，是三德之間的動態平衡。

概括起來，阿育吠陀瑜伽就是要打破惰性的鉗制，發展動性的動力；平靜動性的能量，促進悅性的寧靜；完善悅性的光明，走向人生的圓滿。

我們也要非常重視心意的療法，即要從惰性的心意狀態，發展到動性的心意狀態；從動性的心意狀態，發展到悅性的心意狀態，並最終超越悅性的心意狀態。大衛·弗勞利認為，從惰性到動性的心意狀態的治療目標，是增強胃火或者說增強新陳代謝的力量，而改進的機制是練習瑜伽、吃平衡的食物、閱讀充滿靈性力量的書籍、設定正法的目標並努力達成。而從動性到悅性的心意狀態治療的目標，是增強「空」這個元素，而增強的方法可以是冥想（勝王瑜伽），也可以是無私服務（行動瑜伽），吃悅性食物，等等。超越悅性的心意之治療目標，是增強超越原質和悅性的自我覺知，而改變的機制是瑜伽和冥想的高級技巧。

這些方法及其機制的關係，可以用下表來呈現：[9]

心意狀態的改變	治療目標	改變的機制
從惰性到動性	增強胃火或新陳代謝的力量	·練習。 ·吃更多平衡的調味品 ·閱讀靈性書籍。 ·設定目標並努力達到。
從動性到悅性	增強空元素	·冥想，學會超越私我 ·從事無私的服務。 ·幫助他人。 ·吃悅性食物。 ·遵循健康的日常生活。
超越悅性	增強超越原質和悅性的自我覺知	·瑜伽和冥想的高級技巧。

6 三德和體質

三德主要涉及人的心理、精神層面的特徵，而體質涉及的是人的物理、生理層面的特徵。但三德和體質之間也具有內在關係。一般而言，三德修持是要將人從惰性的狀態轉向悅性的狀態，這是瑜伽的努力之所在。而體質的處理則要達成彼此的平衡，不要讓任何一個體質過分發展。但人的先天體質是穩定的，變化的是後天體質。而三德和先天體質不同的交集，形成了人的不同特徵或某種類型的人。大衛．弗勞利對此進行了深入研究，我們選擇一些並做了微小改動，如左表所示：[10]

	風型（vata）	火型（pitta）	水型（kapha）
悅性（sattva）	充滿能量、適應性強、彈性好、理解快、溝通能力強、具有強烈的人類一體感、具有療癒能力、熱情、具有改變和運動之能力、善良	聰明智慧、清晰、覺知力強、分辨力強、意志善良、獨立、溫暖、友善、勇氣、好指導、好領導	平靜、和平、滿足、穩定、持續、忠誠、慈愛、仁慈、寬恕、耐心、善於接納、滋養、支持、信仰堅定
動性（rajas）	缺乏決斷力、不可靠、過於活躍、焦慮、不穩定、不安、分心、神經質、過於健談、膚淺、製造混亂、虛偽、容易憤怒、容易激動	任性、衝動、野心、攻擊性、控制欲強、挑剔、容易憤怒、驕傲、自負	控制性強、執著、貪婪、物質主義、好色、多愁善感、尋求安慰、渴望奢華、渴望安全
惰性（tamas）	可怕、奴性、不誠實、遮遮掩掩、憂鬱、自我折磨、沉溺麻醉劑、容易性錯亂、精神混亂、有自殺傾向	憎恨、卑鄙、報復心強、毀滅欲強、犯罪、毒品交易，黑色會老大、精神病患者。	遲鈍、粗糙、貪睡、憂鬱、冷漠、懶惰、理解力差、不敏感，小偷。

7 三德的檢測及其運用

我們已經分析了三德。那麼如何知道我們自身的三德現狀？可以透過一些檢測來得出我們的三德比例。

我們綜合大衛．弗勞利等人的研究，再結合華人的文化傳統和實際狀況，提供如下的檢測表。讀者可以參考使用。

✹三德檢測表

總共五十六題，每題一分。檢測者根據實際狀況，在每一欄選一個答案，最後對悅性、動性和惰性三欄分別累積加分。

序	現象	悅性（sattva）	動性（rajas）	惰性（tamas）
1	飲食	素食傾向	葷素合一	葷食傾向
2	藥物酒精興奮劑	無	偶爾用	常用
3	感覺印象	平靜、純粹	混合	擾亂
4	睡眠需要量	少	中	多
5	性活動	少	中	多
6	感官控制	強	中	弱
7	說話	平靜、和悅	激動	遲鈍

8	潔淨	高	中	低
9	工作	無私	個人目標	懶惰
10	憤怒	極少	有時	經常
11	恐懼	極少	有時	經常
12	欲望	少	一些	多
13	驕傲	謙虛	有私我	虛榮
14	憂鬱	從不	有時	經常
15	愛	普遍	個人	缺乏愛
16	暴力傾向	從不	有時	經常
17	金錢態度	很少	一些	很多
18	滿足	經常	部分	絕不
19	寬恕	容易	需要努力	絕不
20	專注	好	中	差
21	記憶	好	中	差
22	堅持眞理	始終	大部分時間	極少
23	誠實	始終	大部分時間	極少
24	心意平靜	通常如此	部分時間	極少
25	創造性	高	中	低
26	靈性探索	天天	偶爾	絕不
27	咒語，祈禱	天天	偶爾	絕不

✦三德檢測表（續）

序	現象	悅性（sattva）	動性（rajas）	惰性（tamas）
28	冥想	天天	偶爾	絕不
29	非暴力	一直	主要	很少
30	眞實	通常	部分	從不
31	性的正確運用	總是	大部分	很少
32	不偷	總是	一般	很少
33	自律	強	中等	弱
34	自我研究	高	中	低
35	敬畏	高	中	低
36	清潔	高	中	低
37	約定，守信	高	中	低
38	瑜伽體位	好	中	低
39	調息	好	中	低
40	冥想	好	中	低
41	三摩地	經常	偶爾	從沒有
42	虔信	高	中	低
43	慈悲	高	中	低
44	自我知識	高	中	低

45	服務	高	中	低
46	瑜伽實踐	高	中	低
47	內在平靜	高	中	低
48	分辨	高	中	低
49	不執著	高	中	低
50	意志力	強	可變	弱
51	體質累積	低	中	高
52	毒素累積	低	中	高
53	火（胃火）	平衡	不穩定	低
54	組織	好	中	差
55	排泄物	少	中	多
56	通道（如排泄通道）	清潔	感染	堵塞
得分				

讀者很容易發現，當今大部分人多偏向動性。純粹悅性的人很少，純粹惰性的人也很罕見。事實上，就如大衛．弗勞利說的，純粹悅性或純粹惰性的人，就不會參與這樣的檢測。

透過檢測，在某種程度上，我們可以瞭解自己，目的是我們可以更好地促進從惰性到動性、從動性到悅性的精神成長。[11]

我們需要注意的是，不要用這項檢測去評判任何人，而是更好地幫助自己或幫助他人。檢測的目的是幫助我們增進悅性，而無須在意我們從哪裡開始。

一般來說，悅性類型的人具有神性的品質或德性，我們應該從這樣的人身上學習那些靈性品質。據說，選用一個富有悅性特徵的名字，對於我們培養悅性品質也是有益的。

動性類型的人則有阿修羅或自私固執和魯莽的氣質，具有攻擊性及敵意的傾向。我們應該要注意控制內心的動性，強化瑜伽禁制和勸制的實踐（詳見第十、十一章）。

惰性類型的人則具有一定程度的動物性。這樣的人，較為關注生理需求和衝動相關的東西，對他人的敏感性較弱。具有強烈執著的傾向。我們應該從內部消除或控制惰性這個能量。

純粹悅性的人應該是覺悟自我的人。純粹動性的人，在塵世中可能非常成功，但缺乏內在的意識和敏感性。純粹惰性的人則容易陷入黑暗和惰性，使得他們無能和沉溺。⓬

阿育吠陀瑜伽告訴我們，人人都需要關注自己的三德，要發揮我們的悅性品質，限制我們的動性品質，克服我們的惰性品質。但正如我們在前面說到的，三德在生活中具有不同的功能和作用，克服我們的惰性品質，並不是否定惰性的價值，而是不讓惰性來影響我們不該影響的地方。限制我們的動性品質，並不表示動性不好，而是讓其發揮作用於應該發揮的地方。一味地談論悅性的優點，卻不去深入瞭解動性和惰性的作用，是不正確的。

實踐瑜伽，就是要做我們自己的主人，也就是說，要做三德的主人。一旦達到這個境界，那麼三德就不再是束縛我們的品質，而是服務於我們的三匹寶馬。

註釋

1、《薄伽梵歌》（注釋本），毗耶娑著，羅摩南達·普拉薩德英譯並注釋，王志成、靈海漢譯，四川人民出版社，二〇一七年第七次印刷，第二七〇頁。

2、同前，第二七〇至二七一頁。

3、同前，第二七四至二七六頁。

4、同前，第二七二至二七三頁。

5、同前，第二七六至二七九頁。

6、《古印度六派哲學經典》，姚衛群編譯，商務印書館，二〇〇三年，第一五一頁。

7、David Frawley, Suhas Kshirsagar, *The Art and Science of Vedic Counseling*, Twin Lakes: Lotus Press, 2016, p.159.

8、同前，pp.159-160.

9、同前，p.223.

10、同前，pp.187-188.

11、同前，pp.163-164.

12、同前，pp.166-167.

小附錄

•）阿育吠陀瑜伽食物分類

阿育吠陀和傳統瑜伽都對人們的食物做了分類，這種分類基於數論哲學。通常，把食物分悅性、動性（變性）和惰性三大類。以下是常用食物的分類。

	悅性	動性（變性）	惰性
水果類	芒果、石榴、椰子、無花果、桃子、西洋梨、棗子	酸性水果：蘋果、香蕉、芭樂、羅望子、柑橘屬水果（如柳丁或檸檬）	酪梨、西瓜、李子、杏桃
穀物類	米、大麥	小米、玉米、蕎麥	小麥、糙米
蔬菜類	番薯、豆芽菜、綠葉蔬菜、蘆筍、黃櫛瓜	馬鈴薯、茄屬植物、花椰菜、菠菜、泡菜、冬瓜、南瓜	蘑菇、蒜、洋蔥、南瓜
豆類	綠豆、黃扁豆、腰豆	紅豆、紅扁豆	黑豆、黑白斑豆
堅果、種子	杏仁、白芝麻、鮮腰果	大部分堅果、棕芝麻	花生、黑芝麻
乳品類	未加工的牛奶、新鮮乳酪等	老奶、優格、冰淇淋、白軟乾酪	（乾硬、老）乳酪、加工過的牛奶
蛋類	（無）	（無）	雞蛋、鴨蛋、鵝蛋、鵪鶉蛋
肉類	（無）	魚、蝦、雞肉	牛肉、羊肉、豬肉
甜食	新鮮甘蔗汁、粗糖、鮮蜜、新鮮棕櫚糖	加工過的糖	軟性飲料、糖蜜

香料	藏紅花、茴香、小豆蔻、香菜	咖哩、辣椒、黑胡椒	肉豆蔻
飲料	一些草藥茶	咖啡、紅茶、綠茶	白酒、大麻飲料、其他毒品飲料

一個人的飲食並不需要全是悅性，而是根據實際狀況來調整，例如惰性食品有時是很重要的。一味地強調吃悅性食品，未必帶來健康。過於強調吃這種食品，有可能導致失眠。尤其對風型體質的人，更需要謹慎。事實上，注意吃一些惰性食物，可以讓人更加踏實，睡眠品質更好。

Chapter 5

三身五鞘

1 《奧義書》中的三身五鞘思想

只要我們深入瑜伽，就必然會遇到瑜伽中的基本理論，即三身五鞘。三身，即粗身（sthula sarira）、精身（suksma sarira，又稱細微身）和因果身（karana sarira，又稱因緣身）。[1]五鞘，即粗身鞘（annamaya kosa，又稱肉身層）、能量鞘（pranamaya kosa，又稱氣身層）、心意鞘（manomaya kosa，又稱意身層）、智性鞘（vijnanamaya，又稱識身層）和喜樂鞘（anandamaya kosa，又稱樂身層）。一般而言，粗身鞘對應粗身，能量鞘、心意鞘和智性鞘對應精身，喜樂鞘對應因果身。在此，我們主要針對五鞘做深入的討論。

在古代文獻中，最早對五鞘這個思想做出系統論述的是《泰帝利耶奧義書》（*Taittiriya Upanishad*）。《泰帝利耶奧義書》又名《鷓鴣奧義書》，是非常重要的一部奧義書，著名的吠檀多大師商羯羅在他的《梵經注》中，引用這部奧義書多達近一百五十次。在此，我們把這部奧義書中有關五鞘的經文介紹如下。

1）粗身鞘（食物鞘）

從阿特曼中生出空或原初原質（Ādi Prakriti），從空中生出風，從風中生出火，從火中生出水，從水中生出土，從土中生出草，從草中生出食物，從食物中生出人。這個肉身由食物精華所構成。確實，食物是頭，是右臂左臂，是軀幹，是雙腿或下體。[2]

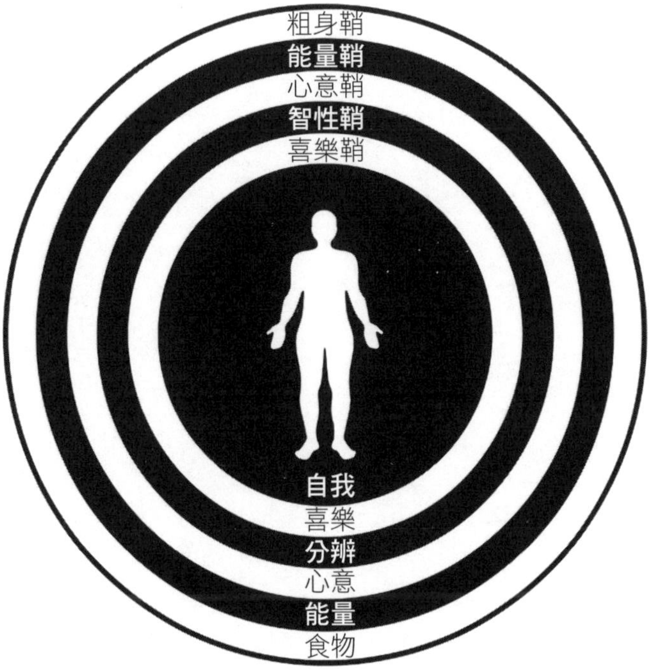

2）能量鞘

確實，食物生出所有生靈——所有生存在大地上的生靈。而且，只有依賴食物，他們才能活著，並最終返回食物。因為唯有食物是一切眾生中的最年長者，因此，食物被稱為「治癒萬物的萬能藥（Annam）」。誰把食物當作梵來崇拜，誰就獲得所有的食物。唯有食物是一切眾生中的最年長者，因此，它被稱為所有一切的萬能藥。一切眾生從食物中產生：依賴食物，他們出生，他們成長。因為它被眾生所食，還因為不適當的食物也吃眾生，因此，它被稱為食物。確實，由普拉那（Prāna）構成的另一個自我，不同於由食物之精華所構成的食物鞘或粗身鞘，又內在於其中。食物鞘（粗身）由普拉那所維繫。普拉那也是人的模樣。就像食物鞘有著人的模樣，普拉那也有著人的模樣。確實，命根氣（Prāna）是它的頭；遍行氣（vyāna）是它的右翼；下行氣（apāna）是它的左翼；空（阿卡夏）是它的軀幹，地是它的下體，即它的支撐。❸

3）心意鞘

諸神也依賴普拉那而活，人和牲畜同樣如此，因為普拉那是一切眾生的生命。因此，他被稱為所有一切的宇宙生命。誰把普拉那當作梵來崇拜的，誰就獲得充實的生命。能量鞘維繫著粗身鞘，並且不同於粗身鞘。在能量鞘內，有由心意構成的另一個自我。心意維繫著普拉那。心意鞘也是人的模樣。就像能量鞘有著人的模樣一樣，心意鞘也有著人的模樣。夜柔吠陀是它的頭，黎俱吠陀是它的右翼，娑摩吠陀是它的左翼，教導是它的軀幹，阿闥婆吠陀和安吉羅斯（Angiras）的頌詩是它的下體，即它的支撐。❹

4）智性鞘

誰知曉心意和語言都無法觸及的梵之喜樂，誰就會無所恐懼。心意支撐普拉那，而又被智性所支撐。心意鞘維繫和引導普拉那。確實，還有由智性構成的另一個自我，它不同於心意鞘又在其中。心意由智性維繫。智性鞘也是人的模樣。就像心意鞘有著人的模樣一樣，智性鞘也有著人的模樣。確實，信仰是它的頭，真實是它的右翼，真理是它的左翅，瑜伽是它的軀幹，摩訶（Mahah，即宇宙智性）是它的下體，即它的支撐。❺

5）喜樂鞘

智性舉行所有祭祀，也從事所有行動。一切眾神都崇拜智性，因為智性就是那最為古老的梵。如果一個人知曉智性就是梵，且不與之分離，那麼他就會擺脫一切罪惡和欲望，獲得喜樂！確實，由喜樂構成的另一個自我，不同於又內在於智性中。喜樂鞘支撐智性，又被阿特曼或梵所支撐。喜樂鞘也是人的模樣。就像智性鞘有著人的模樣一樣，喜樂鞘也有著人的模樣。歡樂是它的頭，欣喜是它的右翼，大喜是它的左翅，喜樂是它的軀幹，梵是它的雙腿，即它的支撐。❻

《泰帝利耶奧義書》之後的瑜伽哲學，進一步深化了五鞘的思想。特別是在吠檀多哲學家如商羯羅那裡，這個思想得到了進一步的發展。對三身五鞘的深入瞭解，特別會加深我們對阿育吠陀瑜伽哲學的領悟。

不過，我們需要知道，傳統上，瑜伽更關心覺悟和三摩地，重點並不在三身五鞘上。但《泰帝利耶奧義書》顯然不同於後來只關注終極三摩地的哲學。它充分肯定人的身體不同層面的作用和意義，並從身心健康的角度來理解三身五鞘。

從阿育吠陀瑜伽的角度來看，三身五鞘理論也是非常重要的，它既包含著對身體本身的關照，又最終走向超越自我的道路，達到梵我一如的境界。對於阿育吠陀瑜伽來說，這個現象世界展示的一切並不和梵對立，而是具有內在的連結。

2 粗身鞘

每個人都擁有一具身體。身體由土、水、火、風、空五大元素構成。根據吠檀多哲學，身體的出現是因為過去的行動（業）。我們的所謂束縛和痛苦，都是過去行為的果實（果報），梵文叫 **karmaphala**。我們不僅實現這些果報，而且每次出生都會增加新的果報。如此，我們一次又一次地出生、受苦和死亡。

吠檀多哲學或瑜伽試圖改變這樣的現實，透過不同的方式讓我們停止造更多的業，並且設法消除過去留下的業。要達成這樣的目標，就離不開我們的粗身。

我們擁有這樣一具身體，也是非常難得的。佛陀說人身難得。吠檀多也說人身難得。事實上，各大宗教都有把人身視為消除束縛的切入點或仲介的思想。因為，離開粗身，就沒有擺脫業報律的仲介或平臺。古代的佛教和印度教都說男身難得，這並不是排斥女性，而是因為古代女性多被剝奪了種種機會，難有受教育的機會。如今，處境已經改變。說男身難得，這需要在一定的歷史背景下理解。

不過，這個粗身鞘又是怎樣的呢？商羯羅認為，粗身鞘有六種變化：出身、活著、成長、變化、衰老、死亡。

粗身被稱為 annamaya kosa（粗身鞘，或食物鞘），也就是說具有六種變化的粗身依賴著食物。

1. 這個粗身由食物（營養）構成。所以，我們要高度重視飲食、良好的食材、乾淨的水、健康的調味料等。古代人壽命短，一個重要的原因是營養不良，或嚴重偏食（有的地方無法提供足夠豐富的食物）。如今的我們，食物不是不夠，而是太多，多到我們營養過剩。

2. 食物也是「萬能藥」。在阿育吠陀瑜伽中，食物被視為「藥物」，很多身體疾病，可以透過調理食物的構成和烹調方法，來加以改善及治療。

3. 喜樂透過食物而來。阿育吠陀瑜伽非常重視食物，是因為食物是喜樂的基本來源。沒有食物，就沒有基本的快樂。我們不僅要重視食物的結構和烹調方法，甚至吃飯時的氛圍都十分重要。

4. 食物鞘主要由皮膚、肉、血、神經、肌腱、脂肪、骨髓、骨頭和排泄物構成。所有這些最終都來自食物。我們需要瞭解，不同食物和食物鞘的不同部分之間的關係。

5. 瑜伽體位可以讓食物鞘或粗身鞘更加健康，保持活力。

6. 瑜伽體位要基於粗身鞘的個性體質。對於不同體質的人，應該有相應的體位及強度。

3 能量鞘

《六問奧義書》（*Prashna Upanishad*）中記載了一個故事，空、風、火、水、土、語言、心意、眼睛和耳朵各自顯示其力量，它們紛紛自誇說自己最偉大。而普拉那「出於自豪，普拉那從身體中升起。當它升起時，其他所有的氣也都隨它升起；當它停頓時，它們也都隨它停頓。正如蜜蜂們隨蜂王外出而外出、隨蜂王的返回而返回一樣，甚至語言、心意、眼睛和耳朵也同樣如此。眾天神都很滿意，並讚美普拉那……普拉那啊，你是純粹的。你是火，享受虔信者的祭品。你是一切的至上之主。我們是你消費的祭品的給予者。你是我們的父親」。[7]

Prana，普拉那，一般也可以翻譯成「生命呼吸」或「生命力」。呼吸是普拉那的載體，普拉那能量主要是透過呼吸而運行生發的。普拉那是如何出現的？《蒙查羯奧義書》（*Mundaka Upanishad,* 2.1.8）說，普拉那生於梵。《大林間奧義書》（*Brihadaranyaka Upanishad, 2.1.20*）說，從阿特曼生出所有普拉那，就如火花從烈火中衝出，或如蜘蛛吐絲結網。先有宇宙的普拉那，而後才有個體的普拉那，後者來自前者。

根據印度哲學，能量鞘由五種生命之氣（命根氣、上行氣、下行氣、平行氣、遍行氣）和五個行動器官（手、足、舌、肛門、生殖器）構成。

對普拉那以及五種生命之氣，可以有各種各樣的理解，但無論如何，它們和生命直接相關。人在世，一口氣。沒有氣，也就死了。人死的時候，我們說，他呼出了最後一口氣。瑜伽修持，本質上就是要使得這五種生命之氣健康和充足。

傳統哈達瑜伽在完成體位練習之後，重點就開始關注調息。調息是修習這五種生命之氣的核心方法。生命在本質上依賴普拉那能量。有充足的普拉那能量，才能確保我們有一個健康的身體，才能最終讓我們走向覺悟。在傳統哈達瑜伽看來，調息最後把普拉那能量導入中脈，並由此達到三摩地之境。除了調息，合理的生活方式很重要。

阿育吠陀瑜伽高度關注身體的健康，而普拉那能量直接關係到我們的生命和健康，因此，這一瑜伽高度關注五種生命之氣的調理，並透過這五種生命之氣來治療我們的疾病。五氣運行良好，身體就健康。各種疾病，事實上都和五氣的狀態有關。同時，沒有合理的生活方式，普拉那能量的耗散就很快。一旦普拉那能量消耗到某個臨界點，你就開始走向衰竭之路。

此外，我們很容易忽略的重要一點是，我們要學會從食物、陽光、群山、岩石等處獲得普拉那能量。某些食物或藥材更能提供普拉那能量，有的食物或藥材並非適合每一個人。陽光、群山、岩石等是免費的，需要好好利用，來提升我們的普拉那能量。

4 心意鞘

對於具象的事物，我們往往很容易理解。但是，諸如心意，這些和實體的對象不一樣的事物，要理解它們就不太容易了。心意，無形無跡，不受限制，具有無限的可能。要把心意說成是一個鞘並不容易理解。根據吠檀多哲學，心意活動被視為一個鞘。心意鞘屬於精身。精身包含五個感覺器官（**panca-jnanedriyas**，眼耳鼻舌身）、五種能量（**panca-pranah**，生命之氣）、五個行動器官（**panca-karmendriyas**）、心意（**manas**，末那）、智性（**buddhi**，菩提，又譯布提）。同時，它把私我（**aham**）和記憶官能（**chitta**）[8]也視為是精身的內容，它們分別屬於心意鞘和智性鞘。

商羯羅認為，感覺器官和心意一起構成心意鞘。這個世界是心意創造的，心意之外什麼也沒有。心意之外沒有無明。心意就是無明，是輪迴的原因。當它被摧毀時，所有其他的一切也都被摧毀；

當它顯現時，其他的一切也都顯現。❾「在夢中，那時沒有和外在世界相關聯的任何活動，這心意獨自創造了包括經驗者等在內的整個宇宙。類似地，在醒態也是如此。這兩者間沒有任何區別。因此，所有這一切（現象的宇宙）是心意之投射。心意（首先）產生對身體以及所有其他感官對象的渴望，然後因著這渴望它束縛了自己，就如野獸被繩子捆住。然後，這同一個心意在個體中創造了對感官對象徹底的厭惡，就好像它們是毒藥一樣，它又從這束縛中解脫了出來。」❿

我們的解脫和束縛都在於心意，「心意是束縛也是解脫的唯一原因：當它被動性染著時，它導致束縛；當動性和惰性被消除而變得純粹時，它導致解脫。分辨和棄絕占優勢而獲得純粹的時候，心意導致解脫。因此，聰明的求道者必須首先要加強這兩者的力量」。⓫

「心意迷惑了獨立的純粹智性——個體靈魂，使得個體靈魂束縛於身體、器官和普拉那，心意使得個體靈魂帶著『我』、『我的』觀念，在它自己取得的各式各樣的快樂果實中遊盪。」⓬

帕坦迦利的《瑜伽經》開篇就說，瑜伽就是控制心意的波動。在很大程度上，可以說瑜伽修行的根本在於心意鞘。《瑜伽經》開啟了瑜伽實踐以淨化心意的多種法門，如果我們針對其中幾條能做得徹底，就有可能淨化我們的心意。

商羯羅也說，如果追求解脫的求道者能淨化心意，解脫就如掌中之物一樣易得。⓭從阿育吠陀瑜伽的角度來看，心意也是關注的核心。

心意原本源於悅性，但受到動性和惰性的染著，心意出現自我迷惑，執著對象，迷失方向，導致輪迴性生存。如果心意被惰性所控制，人就會走向魔鬼般的生活；如果被動性所控制，人就會走向阿修羅般的生活：自私、暴戾、執著。瑜伽修行，是要控制我們的心意，讓我們的心意從惰性的心意狀態轉向動性的心意狀況，從動性的心意狀態轉向悅性的心意狀態。也就是說，要控制我們的心意，就要確立人生的正確方向。

大衛．弗勞利深入研究心意，結合阿育吠陀思想，為整體性淨化心意提供了更為踏實的方式，相較於傳統帕坦迦利和吠檀多的方式，更適合今日人們的理解和實踐：

1. **粗身層面的淨化——飲食。**注意我們日常排泄、出汗、小便的情況，注意調整我們的風型、火型和水型能量。擅於運用斷食等方式來調整身體，有時則可以考慮使用草藥調理。

2. **精身層面的淨化——調息法。**弗勞利說，我們消極的印跡主要透過調息來消除，透過特定的調息法可以讓我們形成一種特別的出汗方式，以便釋放精微的水和土元素（味）。日常的出汗療法，包括汗蒸、桑拿、透過草藥出汗法等。大笑、大哭、大喊的方式，有時也是十分有效的淨化方法。

3. **因果身層面的淨化——咒語。**三德屬於物質自然核心層，不可摧毀，我們無法讓三德從心質（chitta）中解放出來，但它們可以被轉化。過多的動性和惰性可以轉化成悅性。這個轉化的方法可以是咒語。例如，〈Om 咒〉就屬於悅性咒語，可以將深層意識中的動性和惰性模式轉向悅性模式。[14]

調理心意，平復心意，將心意的波動控制在某個合適的範圍內，這種調整和努力是阿育吠陀瑜伽中最基本的部分。阿育吠陀瑜伽不同於把問題導向覺悟、解脫、三摩地的傳統修行重點，大多是從生活方式、生活環境、飲食法、瑜伽或運動、調息法、咒語、專注力培養、冥想等方面，首先落實身心的健康，具體地落實平靜心意。因為阿育吠陀瑜伽特別關注人的體質和三德的個體差異，在如何達成調理身心意方面，更具有開放性。

5 智性鞘

心意並不是最後的，心意受到智性的支配或為智性所維繫。商羯羅說，智性（菩提）和五個感覺器官一起構成智性鞘。⑮

這個智性鞘「沒有開始，具有我慢之特性，被稱為個體靈魂，在相對的層面上，執行所有的行動。它經由先前的欲望形成善惡行動，並經驗它們的後果。它出生在不同的身體中，來來去去，上上下下。正是智性鞘具有醒態、夢態和其他的狀態，經驗著快樂和憂傷。它總是把屬於身體的生命各階層的責任、功能和屬性，誤會為是它自己的。由於它極其貼近至上自我，智性鞘光輝燦爛。因為虛妄，它認同於自身，而承受著輪迴。充滿自我光芒的阿特曼，是純粹的知識，在它心裡的普拉那中閃耀。儘管不變，由於疊置，它成了仲介，成了經驗者，成了智性鞘」。⑯

智性，或菩提，具有判斷功能。問題是為何智性鞘和心意鞘一樣都包含了感覺器官呢？斯瓦米·孫尼瑪拉南達（Swami Sunirmalananda）說，其實我們所稱的心意或智性（菩提）是一樣的。當同一個內在器官發揮判斷功能時，我們稱之為智性（菩提）；當它波動時，我們稱之為心意。它們都屬於精身。並且，智性（菩提）被認為處於心臟區域。17

吠檀多要我們認識到，這個智性是一種疊置，因為它錯誤地把屬於身體的生命各階層的責任、功能和屬性，誤會為是它自己的。而它又靠近至上的阿特曼，所以充滿光輝。它從阿特曼那裡獲得很多益處，卻因為錯誤的自我認同，而陷入輪迴的黑暗。

瑜伽重視智性的功能，我們要有探索精神，讓智性功能正常。如果智性不受私我（我慢）的染著，那麼智性就不會成為我們的限制。不過，智性作為一種判斷力，在我慢染著的情況下，可以讓我們處於相對穩定的生活中。也就是說，眾人充滿了我慢，作為社會中的一員，需要發揮智性的功能，可以在世上生活。

阿育吠陀瑜伽重視智性鞘，認為我們的任何生活和實踐都需要智性的力量。我們的私我需要生活，為了自我保護，需要智性判斷。沒有修習瑜伽的人，其智性功能同樣會發揮作用，只是這個智性發揮功能是為了服務於某個個人或社會的價值或目標。如果一個人很大程度上擺脫了我慢的束縛，那麼智性的力量則可以服務於更高的目標。

阿育吠陀瑜伽對於瑜伽的目標持有更大的開放性，它既關心身心，又關心超越身心的目標。在關心身心健康的目標上，阿育吠陀瑜伽認為，我們應當有合理的生活目標，讓智性鞘發揮作用，讓它對心意鞘有一個比較好的管制、管理和疏導。智性是一種能力、一種工具，它服務於智性鞘所設定或認定的目標。智性鞘可以基於自身目標去引導和干涉心意鞘，進而干涉能量鞘，直至影響粗身鞘。也就是說，精身內部的三鞘之間有一種內在的秩序，它們可以同時影響粗身。

我們知道，人的很多疾病是精身內部的，粗身上的病只是精身上的病的外在體現。所以，疾病治療，不僅是外在的，還需要深入精身內部。如果我們知道了精身內部三鞘之間的關係，那麼就應該明確建立起它們之間恰當的秩序，確立起一種比較穩定、和諧的關係，讓能量鞘、心意鞘和智性鞘發揮各自相應的作用。

從阿育吠陀瑜伽出發，智性鞘可以發揮如下作用：

1. 引導粗身鞘、能量鞘和心意鞘服務於智性鞘，使得我們具有內在的理性秩序。
2. 智性鞘指導心意鞘，心意鞘指導能量鞘，能量鞘作用於粗身鞘。
3. 作為一種監管者的智性鞘，當粗身鞘遇到問題時，智性鞘做出判斷，分析問題的根源。

阿育吠陀瑜伽對於身心健康的關注，並不和追求覺悟、三摩地的最終訴求相牴觸，而是讓身心健康的個體更好地服務於最高的追求。它不排斥身體的目的和追求，肯定世俗的對象，但它不執世俗對象。阿育吠陀瑜伽是打通世俗和神聖之間隔離的瑜伽，超越極端和放縱，是走中道的瑜伽。而在這其中，智性鞘所發揮的功能，就是讓我們處於理性的覺知狀態。

6 喜樂鞘

吠檀多認為，不純的悅性之德包裹著至上自我，這就是喜樂鞘。這裡不純的悅性之德，指的是悅性中混合著動性之德，所以不純。喜樂鞘也稱為因果身或因果鞘，本質上是「摩耶」和「至上自我」的結合。

吠檀多主張，整體摩耶之悅性部分和梵的結合就是自在天，自在天是三德之主，不被三德染著；當梵進一步為摩耶所遮蔽時，就似乎創造出了無數的自我，在這個過程中，不純的悅性發揮了巨大的作用。

也就是說，自在天是純粹的悅性和梵的結合，而個體自我則是不純的悅性和梵的結合。阿特曼或梵是純粹的喜樂。由於喜樂鞘（因果身）非常「接近」阿特曼或梵，所以被視為喜樂鞘。儘管喜樂鞘（因果身）本身不是喜樂本身，其喜樂只是梵或阿特曼之喜樂的折射，但對於大眾來說，可以說它是喜樂的源頭。它獨立成鞘，並可以直接決定或影響其他鞘。

智性鞘受到什麼主宰呢？喜樂鞘！喜樂鞘直接或間接地主宰了心意鞘。從粗身鞘、能量鞘、心意鞘、智性鞘到喜樂鞘，構成了一座金字塔。事實上，所有的瑜伽最終都指向生命的圓滿，達到至高的喜樂之境。

喜樂源於至上的梵，從梵的喜樂到我們在二元世界感受到的一切喜樂，都是至上梵樂的體現。在《瑜伽喜樂之光》中，我們全面討論過瑜伽的喜樂，也就是梵的喜樂是如何傳達及經驗到的。從三德對梵的喜樂之遮蔽，我們可以瞭解到：

1. 一切的喜樂都是梵樂，現實中的「樂」是受到了限制的梵樂。
2. 如果梵樂被動性和惰性所遮蔽，我們無法經驗喜樂。
3. 但是，如果梵樂為悅性所遮蔽，我們仍可經驗喜樂。
4. 心意越純粹，就越容易經驗梵樂。
5. 在這個塵世上，我們透過感官經驗梵樂。
6. 感官越敏銳，就越容易經驗梵樂。
7. 要經驗梵樂，就需要鍛鍊感官的感知力。
8. 瑜伽能鍛鍊並提升感官的感知力，可以讓人更持久地經驗梵樂。
9. 感官是受限的，可以透過淨化心意去獲得更多喜樂，透過發展智性去消除限制。在這個過程中，要肯定我們的普拉那能量的作用，要肯定我們的想像之力量，要肯定我們的智性之力量。
10. 我們需要明白，儘管現象世界的一切喜樂都是梵樂，但因為受制於感官等，我們難以恆定地經驗梵樂。
11. 阿育吠陀瑜伽讓我們明白現象中的喜樂是值得充分肯定的，但不能執著現象中的喜樂。我們需要走向更高的目標，也即是超越三德的束縛，直抵三摩地。

7 阿育吠陀瑜伽和三身五鞘

前文已經較完整地介紹了三身五鞘。粗身對應粗身鞘；精身對應能量鞘、心意鞘和智性鞘；因果身對應喜樂鞘。先有因果身，再有精身和粗身。我們從阿育吠陀瑜伽的角度談談這三身五鞘。

阿育吠陀瑜伽主要關注兩個層面的問題：一是三身五鞘本身的健康，二是要使得健康的三身五鞘服務於瑜伽的最高目標。

阿育吠陀瑜伽關心人的粗身鞘，研究人的體質，以便確定我們的粗身如何更健康地適應環境，更健康地體驗生活之美，感受梵的喜樂。它利用阿育吠陀的知識，較科學地確立了風型、火型、水型等體質的分類，從而找到對應的健康入口。

阿育吠陀瑜伽對粗身鞘的關注，體現在它主張一種科學的生活方式，包括科學飲食和科學的身體鍛鍊。阿育吠陀瑜伽尤其重視科學飲食。當今，更多人缺乏運動，又攝入過多營養。科學飲食是一門重要的藝術。而科學的身體鍛鍊，是為了讓粗身更健康，感官更敏銳。它強調人的體質和鍛鍊之間的關係。例如，風型體質的人，就應該要比火型體質的人更重視身體的保暖。暖身是一個人健康的基礎，對於風型體質的人更是如此。而對於火型體質的人則需要重視散熱，但有的體位容易發熱，因此不適合此體質的人多練習。例如，在炎熱的夏天，火型體質的人尤其不能練習燭光冥想。

阿育吠陀瑜伽關心能量鞘。哈達瑜伽的體位法對於粗身的健康是有益的，但真正讓粗身健康的是背後的能量鞘。能量鞘足夠強大、足夠健康，粗身也就有了保障。我們說，一個人能量不足，也就是說普拉那能量不足，他就不會很健康。普拉那能量是粗身鞘的核心。普拉那能量根據其功能分為命根氣、下行氣、平行氣、遍行氣和上行氣，每種氣都有不同的功能，對應身體的不同區域，並且會對身體不同的器官、組織或部位帶來直接影響。

體位練習需要配合調息。有一些練習者可能沒有注意到體位練習和調息的配合，時間久了，可能就會帶來不少影響。根據阿育吠陀瑜伽，五氣的調息就是普拉那能量的調理，不少疾病可以透過五氣調息而得到改善。透過調息，改善人的自我治癒力。透過瑜伽，可以有意識地調整和改善我們的普拉那能量。例如，透食物來調整，透過調息來調整。阿育吠陀瑜伽基於對人體體質的認識，根據每個人的實際狀況，採取具體且有效的調息法。關於基於體質的調息法，可以參見第十四章。

阿育吠陀瑜伽重視人的心意鞘。假使一個人充滿能量，但心意不穩，這樣能量也會出問題。若要健康，不僅僅需要充足的能量、健康的體魄，還要有管理能量的掌控能力。而掌控及引導能量走向的，則是心意鞘。心意鞘穩定，能量鞘就穩定、健康。心意是一個巨大的世界，世界的複雜性正是心意的造化。調整心意，控制心意，也就是控制心意的波動，這正是瑜伽的根本所在。穩定的心意，本質上就是讓心意的最初構成「悅性」占主導。心意是悅性、動性和惰性的混合。瑜伽的練習本質上就是在調整人的三德之比例。

阿育吠陀瑜伽同樣重視智性鞘。瑜伽不是盲目的，需要智慧之光的照耀，需要理性的指導。有人說，瑜伽是實踐，無須理論。這種觀點是錯誤的。一位盲人，沒有他人的帶領或引導，再努力也不會到達某個目的地。同樣的，只有空談，也不是瑜伽。瑜伽從來都是認知和實踐的合一。有時偏重認知，有時偏重實踐；有的瑜伽形式更偏重認知，有的瑜伽更偏重虔信，有的瑜伽更偏重行動。但沒有一種瑜伽可以偏離認知、理性和實踐。

智性鞘在心意鞘之後，它可以直接影響我們心意的運動。根據智性鞘的判斷，心意鞘可能會停止、繼續、強化或轉化其運行的方向和努力。例如，當我們在實踐某種瑜伽時，如果心意遇到了一些問題，那麼智性就會對我們的心意狀態加以分析，相應地得出判斷，如要不要繼續練習、要不要改變練習、要不要強化練習等。智性鞘讓我們看得更遠，容易形成更加積極的瑜伽實踐和格局。

智性鞘基於自身認定的標準，來提供判斷和選擇。從瑜伽修持的角度來看，智性鞘更適合修習智慧瑜伽，如吠檀多的覺悟之道。智性鞘具有強大的分辨力，經過鍛鍊，就可能透過智性而達成瑜伽的最高目標，但對一般人來說並不是那麼容易。儘管直接走智慧瑜伽之路對很多人來說很艱難，但無論什麼瑜伽人，充分發揮智性鞘的功能則是非常重要的。因為在智性鞘的指導下，可以找到更合適體質特徵的瑜伽實踐之道。

從阿育吠陀瑜伽的角度來看，智性鞘的主要功能是：

1. 對一部分人而言，指導實踐智慧瑜伽之路。
2. 對一般瑜伽人而言，提供更加理性的瑜伽認識和實踐。
3. 對從事深度瑜伽探索的人，可以幫助他們確定自己的德性及體質，從而找到更合理的自我練習方法，不被瑜伽實踐中出現的一些問題所迷惑。

阿育吠陀瑜伽重視喜樂鞘。根據吠陀哲學，喜樂源於至上自我、梵、阿特曼，但我們常人則需要借助各個器官來接受或感知喜樂。一顆糖放到一個杯子裡，我們喝水才可以體驗到它的甜味。如果水太多了，則甜味就淡了。如果水質不好，甜味就更差了。如果水裡又放了其他苦味的東西，我們可能就感受不到甜味。在此，苦味就像惰性之德，其他雜入的東西就像動性之德，而水就如悅性之德。如果水是純淨的，我們就可以體驗到比較強的甜味。如果水很多，那麼甜味散開，我們就不容易體驗到甜味了。雜質多了，也就是動性之德干擾了甜味。而苦味即是惰性之德遮蔽了它的甜味。

瑜伽修持，就是要淨化心意，讓喜樂更好地、自然地「流溢」出來。

註釋

1、梵文 sarira（身）的字面意思，是會腐爛的東西，也就是說會消失的東西。對於人來說，要讓這個身體持續長一些的時間，就需要護理、關心和保護。阿育吠陀瑜伽是要讓我們這個身體健康，瑜伽是要讓我們透過這個身體自我超越。當然，在當今，人們對瑜伽的理解遠離了「提升人的意識」這個角度。

2、《九種奧義書》，羅摩南達・普拉薩德英譯，王志成、靈海漢譯，商務印書館，二〇一七年，第一五五頁。

3、同前，第一五五至一五六頁。

4、同前，第一五七頁。

5、同前，第一五八頁。

6、同前，第一五九頁。

7、同前，第七十九、八十一頁。

8、在數論中，chitta 的含義更廣，包括心意（末那）、智性（菩提）、我慢，一般翻譯成「心質」。

9、Swami Madhavananda, *Vivekacudamani of Sri Sankaracarya*, Kolkata: Advaita Ashrama, 2005, p.65.

10、同前，pp.66-67.

11、同前，pp.67-68.

12、同前，p.69.

13、同前，p.71.

14、David Frawley, *Ayurveda and the Mind*, Twin Lakes: Lotus Press, 1997, pp.174-176.

15、Swami Sunirmalananda, *Insights into Vedanta*, Chennai: Sir Ramakrishna Math, 2005, p.195.

16、同 9 *Vivekacudamani of Sri Sankaracarya*, pp.72-73.

17、同 15 *Insights into Vedanta*, 2005, p.195.

Chapter 6

脈輪

1 脈輪綜述

脈輪（Chakras）在傳統瑜伽中是一個非常重要的概念。印度古代經典提到人體有八萬八千個脈輪，其中，大約有四十個脈輪相對重要。在這四十個相對重要的脈輪中，有七個脈輪特別重要。還有某些手心和腳底的幾個脈輪，也相對重要。這七個特別重要的脈輪，基本上沿著脊柱分布，對身心健康影響巨大。

脈輪理論認為，脈輪在我們的能量鞘中。能量鞘介於粗身鞘和心意鞘之間。不過，脈輪理論非常複雜。有一種說法就認為，能量鞘、心意鞘、智性鞘和喜樂鞘都是廣義的能量身，而脈輪就在能量身中。如果我們僅僅把脈輪理解為能量鞘中的一種現象，很多問題就難以解釋。從根本上說，一切都是能量

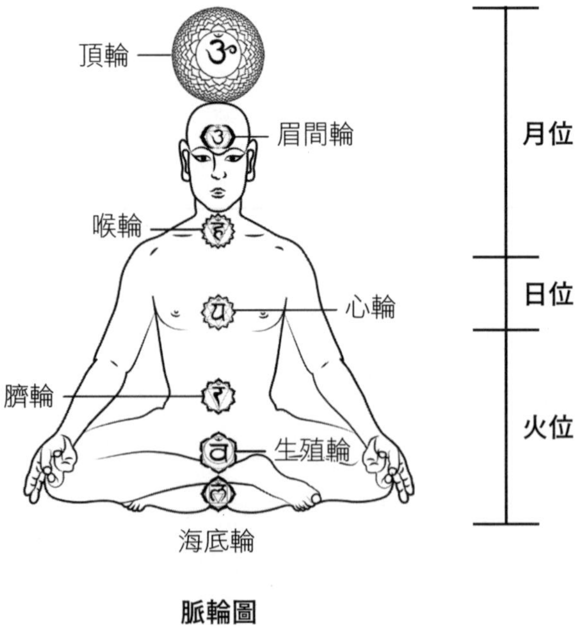

脈輪圖

的振動，不同的振動頻率帶來不同的現象。從廣義的脈輪思想出發，脈輪理論則是一種包容萬象的圖式。依據這個圖式，可以把脈輪視為人體這臺電腦上的磁碟，可以讀寫生命能量的密碼。

根據一般的理解，特別重要的脈輪主要有：海底輪、生殖輪、臍輪、心輪、喉輪、眉間輪、頂輪。其中，頂輪、眉間輪、喉輪三輪處於月位；心輪處於日位；臍輪、生殖輪、海底輪三輪則處於火位。

根據大衛・弗勞利的看法，海底輪和生殖輪與水型能量關係密切，臍輪與火型能量關係密切，心輪和喉輪與風型能量關係密切。脈輪與身體的疾病、心理疾病及精神成長關係密切。具體來說：

✡ **身體疾病：**主要是因為較低脈輪的功能不平衡導致的。處於低位的海底輪、生殖輪和臍輪，透過不同的神經叢和內分泌系統，體現出相應的風型、火型和水型的不平衡狀況。

✡ **心理疾病：**主要來自脈輪功能的失調。精神發展或瑜伽發展是為了開啟脈輪。

高級瑜伽的目的是從根本上使得私我消融於至上自我，從邏輯上說就是：土消融於水，水消融於火，火消融於風，風消融於空，空消融於心意，心意消融於智性（菩提），智性消融於至上自我。

關於脈輪理論發展的歷史，並不是非常清楚。大衛・戈登・懷特（David Gordon White）和伽文・弗勒德（Gavin D. Flood）等人認為，《吠陀經》已經涉及了「輪」（charka）的概念，但它們與如今的脈輪理論並不相同；在奧義書時代，儘管諸如「輪」這樣的詞，在吠陀經典中已經出現多次，但並沒有脈輪和昆達里尼之類的思想；涉及脈輪和昆達里尼的思想，是到了中世紀的印度教（婆羅門教）和佛教經典時代才有的事。❶但艾諾蒂・裘蒂斯（Anodea Judith）則堅持，《吠陀經》以及古老的奧義書涉及了脈輪思想；[2]不過，比較系統地討論脈輪思想的，都在十世紀及之後的經典中，例如十世紀的《牧牛尊者百論》（*Gorakshashatakam*）。

當代脈輪思想的發展已經相當完備。儘管不同的人對脈輪思想的理解會有差異，但這些差異幾乎不影響它們的實踐運用。有的脈輪思想家指出，除了主要的七個脈輪外，還有一個重要的脈輪是「神聖的光環」（aura）；還有人認為，在頂輪之上有一個真正和至高者對接的脈輪，它並不屬於人體，而是在人體之外，可以稱之為「聖輪」。不過，也有瑜伽大師不認可常見的脈輪理論。例如，知名的吠檀多不二論大師拉瑪那．馬哈希（Ramana Maharshi）就認為只有一個脈輪，即至上自我。事實上，脈輪思想是一種人體的解釋圖式，並不能用所謂的科學來「驗證」，但它具有實踐上的意義。

根據常見的脈輪思想，從海底輪到頂輪方向的能量運行，是生命淨化的運動，是走向自由、智慧和解脫的運動；而反過來，從頂輪到海底輪方向的能量運動，則是生命的顯化和物化。一個人的健康大致上從脈輪的狀況就可以知道。脈輪運行正常，人就健康；脈輪失調，人就不健康。脈輪理論，不僅要讓我們瞭解脈輪本身，還要根據脈輪的狀況，找到解決失調的方法與實踐。

2 海底輪

（一）基本介紹

★**名稱：**海底輪，Muladhara Chakra，也稱為根輪、基礎輪、尾椎中心。

★**含義**：根基、支持、基礎

★**象徵**：紅色的四瓣蓮花

★**位置**：會陰

★**主要功能**：具象化

靈性特徵

- **顏色**：紅
- **元素**：土
- **性質**：扎根、接地
- **神祇**：薩克蒂（Shakti，又譯夏克提）、昆達里尼、象鼻神

身體特徵

- **腺體**：腎上腺
- **神經叢**：尾骨神經叢
- **身體相關部位**：脊柱、骨頭、牙齒、指甲、前列腺、血等
- **表現**：身體的健康和快樂
- **紊亂**：容易生病，厭惡身體

・**身體疾病**：具體來說，體質不同，疾病表現有差異。
(1) 風型：便祕、直腸脫垂、痔瘡、膝蓋問題。
(2) 火型：腹瀉、出血性疾病、過敏、潰瘍性結腸炎。
(3) 水型：大便黏液、直腸腫瘤、息肉、憂鬱症。

心理特徵

・**陳述**：我擁有（一個身體）
・**情緒平衡**：勇氣、安全、活力、穩定、和平、無懼
・**情緒不平衡**：恐懼、無知、苛刻、體重下降、不動

平衡海底輪的練習

海底輪的元素是土，和根部、生存、身體有關。我們應該和大地連結，生命立足大地，需要扎根。當海底輪不平衡時，我們就會感到兩腳空空、缺乏根基，感到虛弱無力。而當海底輪過於活躍時，則會生出強烈的物欲和貪心，會變得保守。

根據上述資訊，我們可以做強化和平衡海底輪的練習。

方法1 瑜伽體位

推薦體位：抱膝式（Apanasana）、橋式（Setu Bhandasana）、蝗蟲式（Salabhasana）、半蝗蟲式、頭觸膝前屈伸展式（Janu Sirsasana）、頂天式、戰士一式、三角式。

方法2 蘇磨站樁

在安靜、空氣清新的地方，雙腳以內八字站立，與肩同寬。膝蓋微屈，放鬆。肩膀打開，結蘇磨手印。站立十五至三十分鐘。收功。

根據實際需要，站樁可以有不同形式：(1) 結蘇磨手印，踮腳式站樁；(2) 結蘇磨手印，單腳提起式站樁；(3) 結蘇磨手印，閉眼踮腳站樁；(4) 結蘇磨手印，單腳提起式閉眼站樁。

方法3 念誦〈Lam 咒〉

每天練習十五分鐘。可以在清晨洗刷清潔之後進行。要在安靜、通風、不受干擾的（相對固定的）房間，靜靜念誦「Lam」種子咒語。

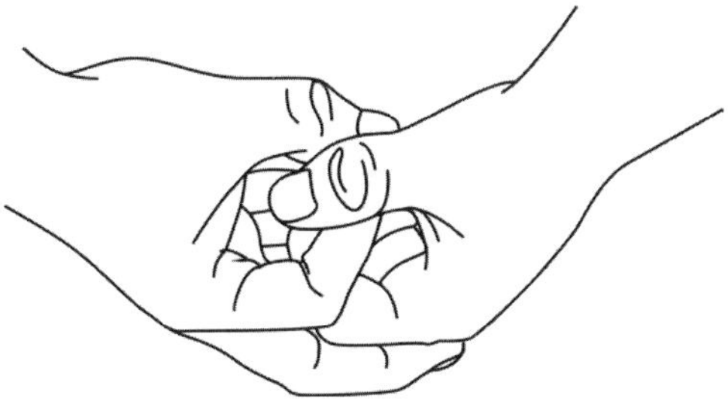

蘇磨手印

方法4 芳香療法和按摩

選用精油：香柏、丁香、安息香、茉莉、依蘭。

使用上述任何一種精油，少許，放在可以聞到的地方；或集中時間熏吸七次。一日一至二回。自我按摩會陰穴，順逆各三十六次，或推油一至二分鐘。

方法5 扎根練習

雙腳以內八字站立，與肩同寬。微屈膝蓋，放鬆。打開肩膀，放鬆手臂，呼吸擴展你的胸腔。閉眼，深呼吸七次。吸氣時，腹部鼓起；呼氣時，腹部放鬆。感受全身的放鬆。

注意力集中在雙腳。雙腳和大地母親連結。擴展腳趾和腳板，感受呼吸。鼻腔吸氣，感覺從你的腳呼氣（事實上是鼻腔呼氣）。如此呼吸七次。呼氣時，雙腳穩固地連結大地，想像你是正在成長的根，延伸到大地深處。這些根將你和大地有機地連結在一起。大地透過根滋養你，感到大地母親的能量不斷上升，通過腳趾、腳板、小腿、大腿、骨盆，進入你的腹部，能量繼續沿著脊柱注入全身，恢復你的活力。維持此體位片刻，感受身體扎根大地。深呼吸，睜開眼睛。結束。

方法6 央陀羅觀想

可以對著左頁的畫，打坐，自然呼吸。吸氣時，觀想大地的能量從下而上注入全身。呼氣時，想像能量如雨水一樣落下注入全身。

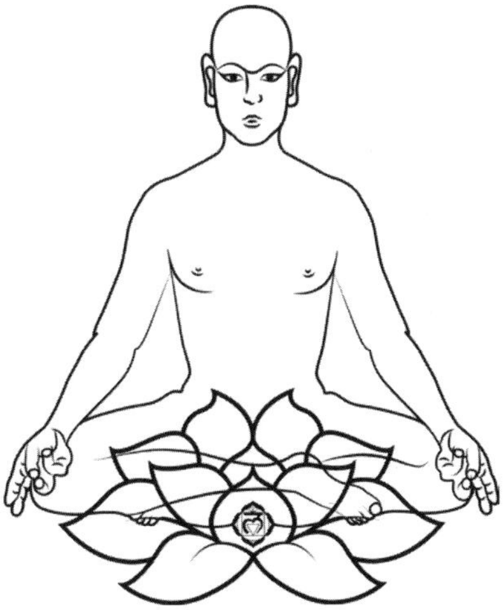

央陀羅觀想圖

（註：央陀羅是梵文 Yantra 一詞的音譯，為印度教和佛教冥想修持時所用的線形圖案，七個脈輪各有其圖案。）

方法7 海底輪冥想

找一個安靜的房間，不受干擾。房間可放一些花。點上蠟燭，蠟燭最好是紅色的。點上好的香或適合自身體質的精油。

舒適地坐好，腰背挺直，面對蠟燭。

結蘇磨手印，凝視蠟光。看著蠟燭的光環，感覺你自己的光環包圍著你的身體。看著燭光柔和地跳動，感覺到那是你自己的能量場。

眼睛看著燭光，感覺到圍繞著你的是強大的宇宙普拉那，感覺到那光擁抱著你。你進入光，進入光，進入光。你就是普遍的宇宙之光。

閉上眼睛，緩慢地深呼吸。呼吸流遍全身，感受每個細胞放鬆時的呼吸運動。

把你的注意力帶到身體內的感覺經驗。覺知你的體溫、體重以及和大地的連結。感受你的地基——腳、腿、臀部、生殖器，坐在大地母親的雙膝上。大地母親抱著你，給予愛和支持。

想像大地下神祕的黑暗。想像你的自我從你的地基直伸大地的中心，不斷伸展。想像你的自我進入大地溫暖的腹部，進入她創造性的子宮。你的海底輪（根輪）吸收她的力量、她的愛，以及對你的保護。讓神聖的能量充滿你的自我，這是你的能量。

感受大地母親的脈搏。把你的整個存在轉向大地的振動，感受大地在你裡面的節律。知道你和大地為一，你和大地一體。大地的智慧就是你的智慧。

如此靜靜地和大地能量之流對接。約十五分鐘。

3 生殖輪

基本介紹

- **名稱：**生殖輪，Svadhistana Chakra
- **意義：**自我的家園
- **象徵：**橙色的六瓣
- **蓮花位置：**骶骨
- **主要功能：**提供自我感

靈性特徵

- **顏色**：橙色
- **元素**：水
- **性質**：中心
- **神祇**：女神拉基尼（Rakini）和薩拉斯瓦蒂（Saraswsati）

身體特徵

- **腺體**：生殖腺
- **神經叢**：腹下神經叢
- **身體相關部位**：子宮、生殖器、腎、膀胱、肌肉
- **表現**：愛、信任自我、對自我的負責
- **紊亂**：自尊不足
- **身體疾病**：具體來說，體質不同，疾病表現有差異。

(1) 風型：早洩、性欲變態、失禁、交媾疼痛。
(2) 火型：尿道炎、膀胱炎、前列腺炎、腎炎。
(3) 水型：多尿症、前列腺炎、前列腺增生、糖尿病、肥胖。

心理特徵

- **陳述：**我能夠、我可以
- **情緒平衡：**各種情緒都表達（敢於、樂於表達）、慈悲、虔信
- **情緒不平衡：**執著、情緒化

平衡生殖輪的練習

生殖輪的元素是水，和我們的情緒、性欲、快樂、滋養等關係密切。生殖輪不平衡或堵塞時，人的情緒反應會麻木、冷漠，自我封閉；過度活躍時，則會過度情緒化，迷戀富有性魅力的人，性欲過強。

根據上述資訊，我們可以做強化和平衡生殖輪的練習。

方法1 瑜伽體位

女神式、搖擺骨盆、髖部轉動、扭轉三角式、舞王式。

方法2 念誦「Vam」咒語

可以在早上打坐，結蘇磨手印，念誦此咒語十五分鐘。

方法3 聽音樂

可以聽任何流動聲音的音樂，也可以聽自然界提供的「音樂」，諸如泉水聲、海潮聲。可以隨緣而為。假如你在海邊度假，一定要好好體會海潮聲，冥想海潮音。

方法4 芳香療法

選用精油：依蘭油、檀香油。

依蘭油是一種催情精油，具有多種功能。對於心悸、心臟衰弱、心律不整，都有一定的作用。檀香油有助於脊柱保養、泌尿系統感染的消炎，有助於放鬆心情、淨化心靈、啟發冥想，也是高級有效的催情劑，對於改善女性冷淡、性無能有效。

方法5 坦陀羅瑜伽

這是一條嚴肅的療癒和覺醒之道。但此修法容易被誤解，不具體介紹和推薦。

方法6 央陀羅觀想

觀想上圖，觀想生殖輪這股陰陽能量。世間萬物都離不開陰陽能量。正是陰陽能量造化萬物。

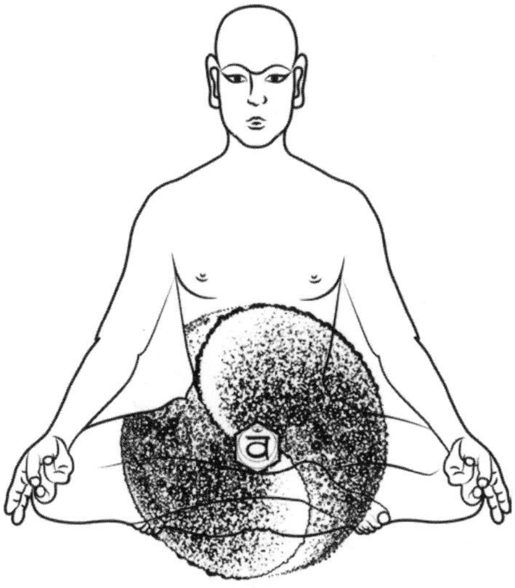

生殖輪觀想圖

透過觀想，讓自身的陰陽能量處於平衡的運動狀態，而不是陰陽分離或死寂狀態。

方法7 身體中心之練習

此練習可以採取站姿或坐姿。坐姿則可以採取金剛坐。站姿，則需要腳肩同寬，放鬆全身。做三個深呼吸。釋放你身上的緊張，把注意力集中於呼吸的節律上。然後，把注意力再轉移到生殖輪，大概在肚臍以下兩寸的地方。這是你的身體之中心。

從生殖輪這個中心開始，想像能量依次通過腹部、胸部上升，並沿著肩膀、穿過你的手臂，直到雙手。感受雙手的感覺。

保持中心和能量感。

吸氣，手臂由前方向上緩慢抬升，到頭頂，手掌朝外。注意力集中於呼吸，開放身心，感受能量的運動，想像自己處於山巔，周圍空氣清新，充滿普拉那能量。吸收能量到你的中心，讓它傳遍身體每個部分。

呼氣，手臂自然垂落，放鬆。如此重複七次。

吸氣，手臂緩慢從左右畫圈上舉到頭頂，合掌。保持三至七秒。注意力集中於呼吸，開放身心，感受能量的運動，想像自己處於山巔，周圍空氣清晰，充滿普拉那能量。吸收能量到你的中心，讓它傳遍身體每個部分。

呼氣，手臂自然垂落，放鬆。如此重複七次。

方法8 生殖輪冥想

在一個安靜的房間，不受干擾。房間可放一些花。點上蠟燭，蠟燭最好是橙色的，點上好的香或放適合個人體質的精油。舒適地坐好，腰背挺直，面對蠟燭。

結蘇磨手印，凝視蠟燭的光。看著蠟燭的光環，並感覺那是你自己的光環包圍著你的身體。看著燭光柔和地跳動，感到那是你自己的能量場。

看著金色的光，感受自己被宇宙的金色力量所包裹和支撐。直接進入那光中，知道自己就是那普遍的光。

現在，閉上眼睛，深呼吸。感受你的呼吸通過你的全部存在。能量跟隨著每個呼吸。感受能量的運動，專注於能量運動的感覺上。

注意力集中於體液的流動。感受血液從心臟流向每個細胞，滋養每個細胞。細胞被清潔，血液再次返回心臟。就如河流一樣開啟你的各種管道，讓水流動。

就如水波的擴展一樣感受你身體的流動。你身上大約七〇%都是水，你似乎一切都被水包圍著。你在水的海洋裡。想像能量從你的海底輪底部升起，進入骨盆。打開你的骨盆，讓水融入你的感性、性欲、創造力、情感。感受水能量的創造力流遍你的整個存在。就如河流，感受你的自我回到無限的海洋。衝向大海母親的懷抱，感受她洗滌你的全身，潔淨你，滋養你，療癒你！

4 臍輪

基本介紹

★**名稱**：臍輪，Manipura Chakra，也稱為太陽輪。

★**含義**：寶石之城

★**象徵**：黃色的十瓣蓮花

★**位置**：太陽神經叢

★**主要功能**：以熱、力量和熱情的方式提供能量

靈性特徵

- **顏色**：黃
- **元素**：火
- **性質**：感覺和內在力量
- **神祇**：太陽神、火神、樓陀羅（Rudra）、卡利（Kali）

身體特徵

- **腺體：**胰腺
- **神經叢：**腹腔神經叢
- **身體相關部位：**一切消化系統，如胃、小腸、肝、膽囊、脾臟。
- **表現：**充滿能量和活力
- **紊亂：**活動減弱、活動過度
- **身體疾病：**具體來說，體質不同，疾病表現有差異。

(1) 風型：消化不穩定、吸收不良、蠕動過速。

(2) 火型：肝炎、脾炎、局部性迴腸炎、發燒、皮疹、腹瀉、痢疾。

(3) 水型：腸道黏液、糖尿病、膽結石、阿米巴病、賈第蟲病。

心理特徵

- **陳述：**我感覺
- **情緒平衡：**容易感受和表達情緒、寬恕、分辨、平靜
- **情緒不平衡：**受情緒控制、心不在焉、反覆無常、突然發怒、暴力、絕望、極度自私

平衡臍輪的練習

臍輪的元素是火，與力量、意志、能量、代謝、轉化有關。當臍輪平衡活躍時，我們會感到一切都是可以掌控的，並有強烈的自信心。當臍輪不活躍時，會感到被動、猶豫，缺乏自信，難有獲得感、成就感。過度活躍則會產生強烈的控制欲和攻擊欲。恐懼、不安、嫉妒等情緒，都和此輪有關。如果壓力太大，臍輪就會不平衡，感到壓抑、不安、缺乏自信。

根據上述資訊，我們可以做強化和平衡臍輪的練習。

方法1 瑜伽體位和運動

伐木式、弓式、船式、單板式、仰臥起坐、駱駝式。

方法2 念誦「Ram」咒語

可以在早上打坐，結蘇磨手印，念誦此咒語十五分鐘。

方法3 聽音樂

對於臍輪過於活躍的人，要聽寧靜的音樂；和諧的管弦樂則可以讓臍輪能量平衡。

方法4 芳香療法和按摩

選用精油：迷迭香、薄荷油、黑胡椒油。

可以在腹部（神闕、氣海、關元三個穴位所在的區域）順逆各按摩三十六次，也可以根據個人體質差異，選用合適的精油進行三至五分鐘的推油。

●方法5 行動瑜伽

以不執著的心態對待萬事萬物，這是一種至高的行動藝術，也是克里希那在《薄伽梵歌》中推薦的人生態度。實踐這個哲學藝術的人，可以避免過多的壓力，獲得更多的自由和喜樂。關於行動瑜伽的指導，可參考毗耶娑的《薄伽梵歌》和辨喜的《行動瑜伽》。

●方法6 央陀羅觀想

在前面放左圖，觀想臍輪不斷提供普拉那能量，滋養全身。對於水型體質的人，觀想之前可以食用一點富有能量的美食。

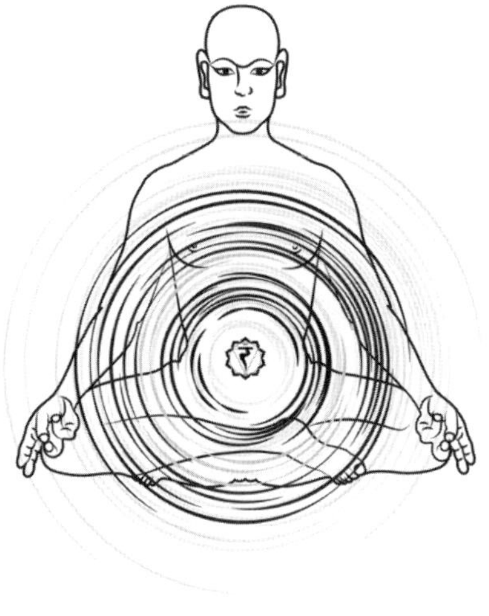

臍輪觀想圖

●方法7 聖光調息或風箱式調息（火呼吸）

參見第十三章。

●方法8 喜樂臍輪

我們談到喜樂、快樂、歡樂，往往需要和外在的對象聯繫在一起。但事實上，我們知道，喜樂的源頭在於我們自己。我們的本性就是喜樂。我們甚至可以無須任何外在的對象而感到喜樂。並且這個喜樂可以持續下去。因為喜樂是我們本性（梵）的一個基本維度。

靜靜地讓我們的臍輪發笑。覺知肚臍區域能量的不斷升起，知道那不斷升起的能量就是我們喜樂的本性，這個內在能量本身就是永恆喜樂。由此，我們明白，我們過去是喜樂，我們現在是喜樂，我們未來還是喜樂。

●方法9 啟動臍輪能量

臍輪和我們的生命維持能量關係密切。此輪能量不足，就會缺乏活力，氣色不好，帶來多種身體疾病。提升此輪能量對於人的健康是一個關鍵點。

這裡提供一種簡易有效的臍輪能量啟動的方法。

1. 一般在飯後九十分鐘，可以採站姿或坐姿。
2. 兩手抱球式。
3. 吸氣；住氣（屏息）。
4. 想像臍區是一個球，有三分之一突出，用兩手隔空拍打。
5. 拍打後，球有反彈力，自動把手掌彈回。（剛開始學習實踐此法時，手指可以如蜻蜓點水般碰到臍區。）
6. 連續隔空拍打七次，然後緩慢呼氣。

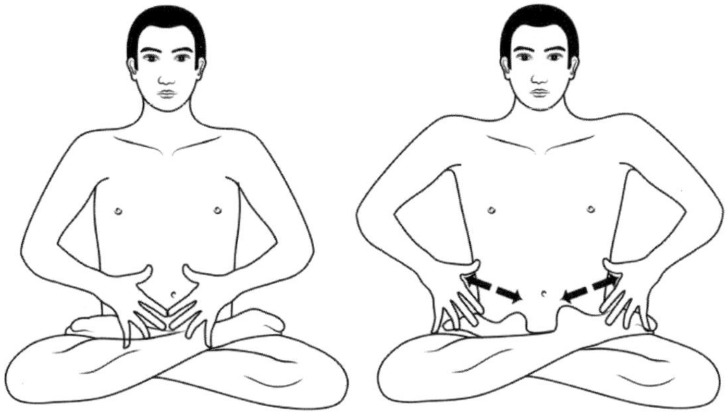

啟動臍輪示意圖

7. 再一次吸氣、住氣，再一次拍打七次，然後緩慢呼氣。

8. 吸氣—住氣—拍打七次—呼氣，循環七次為一輪。一次可以做七輪。

9. 隨著練習程度的提高，住氣之後可以拍打十四次，甚至二十一次。

10. 如果對此已經習慣，能感受到內在的能量，則吸氣、住氣、呼氣和隔空拍打之間無須分開。也就是在吸氣、呼氣和住氣期間都不停地隔空拍打，對於拍打次數也無須在意。吸氣、住氣和呼吸的時間長度，則要根據不同體質和肺活量做相應的調節。
在初級階段，不要住氣，在吸氣和呼氣的時候連續拍打。學習一段時間之後，根據個體情況，可以練習住氣。

11. 拍打的效果：發熱，手心以及丹田區有較明顯的氣感，具有充滿活力的力量感。

方法10 臍輪冥想

在一個安靜的房間，不受干擾。點上蠟燭，點上好的香（如檀香）。舒適地坐好，腰背挺直，面對蠟燭。

結蘇磨手印，凝視蠟燭，記住：燈芯代表身體，火焰代表能量鞘，金黃色的光則是宇宙的生命力（普拉那）。凝視光，讓你的自我融入光，知道你就是那遍在的光。

閉眼，但心中還感受到那金黃色的火苗。隨著呼吸，內在地觀到火苗輕輕搖曳，感受到身體散發出的溫暖。讓每個細胞都接受到金黃色的、振動的能量。

把注意力集中在太陽神經叢。這是你的火的源頭。想像金黃色的火苗。然後，想像閃閃的太陽，最後想像巨大而美麗的大火。火正把你提升，把你提升得越來越高。

隨著火苗燃燒，感到它的巨大熱能，感到它的力量。這個力量可以燒盡一切障礙。生命之火燃盡一切，轉化一切，聖化一切。能量不能毀滅，而是不斷轉化。它是帶動的力量，將不潔、障礙、差異、遮蔽等全都消除。

能量消除一切，卻不會消除自己。你可以駕馭餘下的能量，去創造你生活中所需要的，看看火光中呈現的是什麼。哦！不可思議的火！

把能量讓渡給你的視野，讓它在你心意的眼中成長。在你眼前看到你美夢成真。以此創造你生活中的任何東西，並給你帶來滿滿的和平與寧靜。

讓光照亮你的視野，讓美好的意象變得清晰，安靜地感受似乎來自上頭的資訊，讓身體安靜，心意平靜，精神開放，接受火之禮物。如此，火的奧祕不斷向你開啟。感恩火，感恩轉化的力量，感恩那不可思議的力量。

5 心輪

基本介紹

- **名稱**：心輪，Anahata Chakra
- **含義**：不受打擊
- **象徵**：綠色的十二瓣
- **蓮花位置**：心
- **主要功能**：轉變、轉化

靈性特徵

- **顏色**：綠色
- **元素**：風
- **性質**：慈悲

- **神祇**：自在天和薩克蒂的化身卡基尼（Kakini）

身體特徵

- **腺體**：胸腺
- **神經叢**：心區神經叢
- **身體相關部位**：心、肺、手臂、手
- **表現**：真理
- **紊亂**：混亂和挫折
- **身體疾病**：具體來說，體質不同，疾病表現有差異。

(1) 風型：心悸、心跳過速、心律不整。

(2) 火型：高血壓、心肌炎、心內膜炎、胃灼熱、噁心、嘔吐、哮喘、過敏。

(3) 水型：心搏過緩、心肌肥大、高血壓、高膽固醇、憂鬱症。

心理特徵

- **陳述**：我愛
- **情緒平衡**：對他人、對世界充滿愛和慈悲，不求回報。
- **情緒不平衡**：當情緒不平衡，能量進入時，會體驗為強烈的個人情感，充滿欲望。

平衡心輪的練習

心輪的元素是風，掌管愛、善良、溫柔等情感。心輪開啟，就會具有同情心、友愛，讓人走向人際和諧。心輪不活躍，會導致冷漠，與人保持距離，缺乏信任。心輪過於活躍，愛會讓自己或他人窒息，並伴隨潛在的自私。心輪的能量不能堵塞，否則會導致感情不平衡。

根據上述資訊，我們可以做強化和平衡心輪的練習。

方法1 瑜伽體位和運動

擴胸式、眼鏡蛇式、魚式、風車式、蝗蟲式、貓式、牛面式。

方法2 念誦「Yam」咒語

可以在早上打坐，結蘇磨手印，念誦此咒語十五分鐘。

方法3 聽音樂

各種音樂，只要可以喚醒愛的力量，讓心靈充滿活力。

方法4 芳香療法和按摩

選用精油：玫瑰精油。

可以給膻中穴進行順逆各三十六次的推拿，也可以雙手交叉，兩拇指並列，敲打膻中穴三十六次，或根據體質選合適的精油推拿三至五分鐘。

方法5 虔信瑜伽

對至上者充滿愛心和信任，過一種心繫於至上的愛的生活——可以念誦、閱讀、服務、儀式、冥想等。心中有愛，處處充滿愛。

培養一種大愛，從小愛開始。對周圍的植物、小動物、同事、朋友、家人、陌生人、大地、森林、水體（湖泊、海洋）、岩石等，帶著一種愛的關聯。這一種愛的意識之培養和實踐，對人的內在及外在之健康都具有重要的意義。經典閱讀瑜伽文庫中的《愛的瑜伽》。

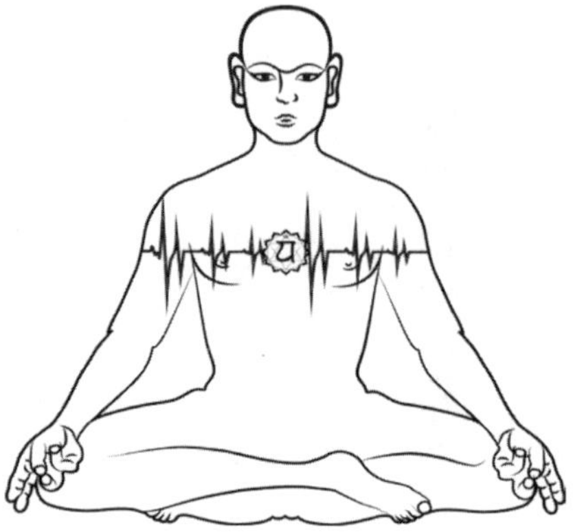

心輪觀想圖

方法6 央陀羅觀想

在前面放上圖，觀想心輪不斷提供愛的能量，滋養全身，並觀想這愛的能量擴展到自己的周圍、其他人、其他生物，以及全世界。

方法7 調息法

腹式呼吸、胸式呼吸、完全瑜伽呼吸。

● 方法8 心輪冥想

其實，到了心輪這裡，我們對哈達體位的要求就下降了，我們需要更加精微的方式。而冥想則是最好的。在修習前面三個較低的脈輪基礎上，我們可以修習較高的脈輪。心輪處於高和低的脈輪之間。

在一個安靜的房間，不受干擾。房間可以放一些花。點上紅蠟燭或綠蠟燭，點上好的香或放點精油。舒適地坐好，腰背挺直，面對蠟燭。

結蘇磨手印，凝視蠟燭的光。看著蠟燭的光環，並感覺這是你自己的光籠罩著你的身體。看著蠟燭柔和地跳動，感到是你自己的能量場。凝視光，讓你的自我融入光，要知道你就是那遍在的光。

以舒適的體位舒適地坐好，輕輕閉上眼睛，注意力集中於自己的一呼一吸上。感受胸腔的擴展和收縮。感受新鮮的空氣依次進入鼻腔、喉嚨、胸腔、腹部。感受空氣依次離開腹腔、胸腔、喉嚨、鼻腔。如此來回覺知七次。

開啟你愛的心房。放鬆你的身體，心意平靜，你的靈魂高高升起。完全開啟心扉，打開心輪。讓改變一切的風吹遍你的整個存在。風淨化你的存在，潔淨你，把你從所有的限制中解放出來。

你是自由的，就如空中的鳥。你的身體是光，充滿了愛。愛和喜樂內在於你，遍布你的每個細胞。愛籠罩著你。愛從內心深處流溢，流溢到你的家庭、朋友、鄰居、社區、社會、全世界，流溢到所有人，所有生物。

愛越來越多，然後返回到你。你的心扉開得更大了，接受所有的愛和慈悲，就如宇宙之子，接受一切愛和慈悲。

感受靈魂中愛和慈悲的振動，維持那感覺，體驗愛，體驗愛像光一樣向四面八方散發。

6 喉輪

基本介紹

★**名稱**：喉輪，Vishuddha Chakra

★**含義**：淨化

★**象徵**：藍色的十六瓣蓮花

★**位置**：喉嚨

★**主要功能**：溝通

靈性特徵

・**顏色**：藍色

・**元素**：空（乙太）

・**性質**：振動、聲音

・**神祇**：恆河女神、薩拉斯瓦蒂（辯才天女）

身體特徵

・**腺體**：甲狀腺、副甲狀腺

・**神經叢**：咽喉神經叢、頸神經叢

・**身體相關部位**：喉嚨、耳朵、嘴巴

・**表現**：與他者溝通

・**紊亂**：有限的覺知

・**身體疾病**：具體來說，體質不同，疾病表現有差異。

(1)風型：甲狀腺功能不穩定、聲音沙啞、口吃、語言障礙。

(2)火型：甲狀腺功能亢進、甲狀腺炎、咽炎、吞嚥困難。

(3)水型：甲狀腺功能亢進、甲狀腺腫大、聲音沙啞。

心理特徵

・**陳述**：我說、我聽

・**情緒平衡**：寂靜、平和、和諧、不執著

・**情緒不平衡：**不安、焦慮、嘮叨、占有、控制

平衡喉輪的練習

喉輪的元素是空，掌管自我表達和語言溝通。喉輪平衡，就很容易自我表達和進行人際溝通，甚至成為辯才。喉輪不活躍時，就會內向，不願說話，或不敢說話。喉輪過於活躍，則會喋喋不休，不願傾聽，喜歡在語言上控制他人。

根據上述資訊，我們可以做強化和平衡喉輪的練習。

・方法1 瑜伽體位和運動

獅子坐、頸椎式、肩倒立、犁式、魚式、弓式、坐立前屈。

・方法2 念誦「Ham」咒語

可以在早上打坐，結蘇磨手印，念誦此咒語十五分鐘。

・方法3 聽音樂

各種音樂，可以聽高音或冥想性音樂。

方法4 芳香療法

選用精油：鼠尾草。

方法5 咒語瑜伽

咒語的內容可以參考第十六章，找到適合自己的咒語。

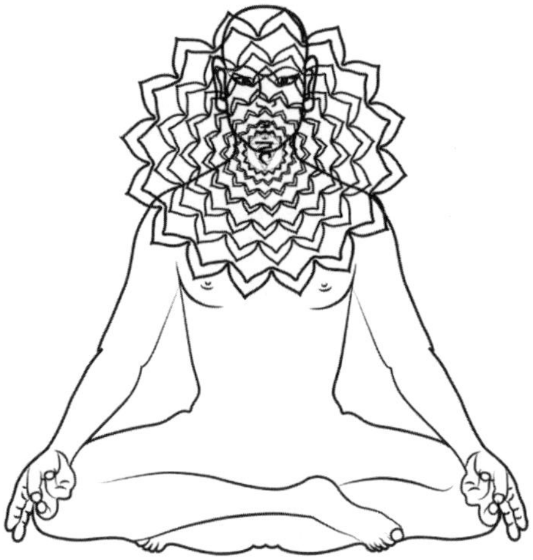

喉輪觀想圖

方法6 央陀羅觀想

在前面放上圖，觀想喉輪不斷提供語言溝通的力量，自己似乎成了言說本身，並觀想這言說溝通的力量，擴展到自己的周圍、其他人、其他生物，以及全世界，似乎可以和一切人、一切對象溝通。

方法7 禁語

在一定時間內，什麼也不說，保持靜默。

事實上，不同人對於喉輪的利用很不一樣。有的可能過度利用喉嚨而能量不足，甚至導致喉嚨沙啞，最嚴重的會導致喉癌。保護喉嚨，發展喉輪，有時最簡單的方法就是不定期地禁語。對於阿育吠陀瑜伽，禁語是一種自我療癒的方式。

方法8 呼吸法

喉式呼吸法，即烏加伊調息法（參見第十三章）。

在中國醫學著作中也有很好的導引術來保護和開發喉輪，讀者可以參考《諸病源候論》等書。

方法9 喉輪冥想

在一個安靜的房間，不受干擾。點上蠟燭，蠟燭最好是天藍色的，點上好的香或放點精油，以便淨化空氣，消除消極能量。舒適地坐好，腰背挺直，面對蠟燭。

結蘇磨手印，凝視燭光。看到蠟燭的光環，穿越光，讓光擴展，籠罩你。凝視光，讓自我融入光，要知道你就是那遍在的光。

閉上眼睛，觀察發生在你身體裡、呼吸裡、神經系統裡、意識裡、能量場裡的變化。覺知所有不同的感覺。轉向能量的振動。

呼吸時，聆聽能量的精微振動之聲。在吸氣時聆聽之，在呼氣時聆聽之。不斷聆聽這個聲音，這是你自己獨特的療癒性聲音。這聲音直接將你和空元素連結。

不斷靜靜地重複那聲音，感受能量不斷充滿。可以默想你所需要的一切。

沉浸在巨大的能量中，處於能量的對接之中。接受一切恩賜，感恩一切獲得。

7 眉間輪

・基本介紹

★**名稱**：眉間輪，Ajna Chakra

★**含義**：覺知

★**象徵**：靛藍的兩瓣（每瓣有四十八小瓣）蓮花

★**位置**：稍微在兩眉之間的上面

★**主要功能**：智慧之座、內視中心

靈性特徵

・**顏色**：靛藍

・**元素**：心意

・**性質**：視覺

・**神祇**：希瓦（薩克蒂）

身體特徵

・**腺體**：松果體

・**神經叢**：自律神經系統

・**身體相關部位**：左右大腦

・**表現**：洞見、知識

・**紊亂**：對自己的靈性經驗不屑一顧

・**身體疾病**：具體來說，體質不同，疾病表現有差異。

(1)風型：荷爾蒙失調、失眠、不規則的風型類型頭痛。

(2)火型：偏頭痛、腦下垂體功能低下（症）。

(3)水型：困倦想睡、竇性頭痛和淤血、睡眠呼吸中止症、腦下垂體功能低下（症）。

心理特徵

・**陳述**：我看見、我知道

・**情緒平衡**：身心寂靜、專注

・**情緒不平衡**：狹隘、分心，可能因為智性傲慢而陷入人際張力、模糊客觀所見和主觀投射而引發情緒混亂。

平衡眉間輪的練習

眉間輪的元素是心意，眉間輪活躍時，就會有很好的知覺力和直覺力，並具有強烈的想像力。

眉間輪不活躍，就會依賴外在的對象，缺乏理性判斷力。

眉間輪過於活躍，則會生活在自己直覺、知覺的世界，容易和外界隔離，有時甚至只是生活在幻覺中。此功能如不正常，容易引發多種疾病。

根據上述資訊，我們可以做強化和平衡眉間輪的練習。

●方法1 瑜伽體位和運動

下犬式、蓮花坐狀態的前額觸地式、犁式。

●方法2 念誦「Ksham」咒語

可以在早上打坐，結蘇磨手印，念誦此咒語十五分鐘。

●方法3 聽音樂

可以採用讓心意放鬆的各種音樂。

●方法4 芳香療法和按摩

選用精油：薄荷、茉莉。

可以在印堂（眉間輪位置）順逆各推拿三十六次，也可以用適合體質的精油推拿一至三分鐘。

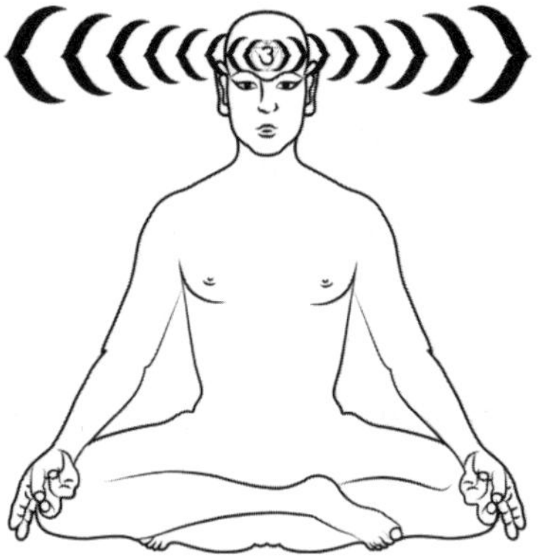

眉間輪觀想圖

方法5 央陀羅觀想

在前面放上圖，觀想眉間輪不斷提供智慧之光，觀想這智慧之光照耀全身、周遭、其他人、其他生物，以及全世界。感覺一切都處於智慧的光照中。

方法6 眼睛呼吸淨化法

泡一杯清茶，溫度高的時候，閉眼，用茶水的霧氣熏眼。溫度稍低，則可以睜開眼睛。同時，配合呼吸法。吸氣，把清茶的能量吸收進眼睛；呼氣，把濁氣自然排出。此修法，具有明目、滋養的功能，同時，是對眉間輪的調理，具有強化和淨化的作用。

方法7 眉間輪冥想

在一個安靜的房間，不受干擾。點上蠟燭，蠟燭最好是靛藍色的，點上上好的香或放點精油，以便淨化空氣，消除消極能量。舒適地坐好，腰背挺直，面對蠟燭。結蘇磨手印，凝視燭光。看到蠟燭的光環，穿越光，讓光擴展，籠罩你。凝視光，讓自我融入光，要知道你就是那遍在的光，是純粹的振動能量。

輕輕閉上眼睛，進入冥想狀態。緩慢輕鬆地呼吸，放鬆全身。

把注意力集中於海底輪（根輪），注意那色彩是紅的，讓那紅色的光注滿你的存在。

上升到生殖輪，注意那色彩是橙色的，讓橙色的光注滿你的存在。

上升到臍輪，注意那色彩是黃色的，讓黃色的光注滿你的存在。

上升到心輪，注意那色彩是綠色的，讓綠色的光注滿你的存在。

上升到喉輪，注意那色彩是藍色的，讓藍色的光注滿你的存在。

上升到眉間輪，注意眉間處的各種色彩全都融合了。在那背景中看見金色的月光，或許出現明月。吸收所有的振動能量，同時充滿感恩地離開那境界。

8 頂輪

●）基本介紹

- ★**名稱：**頂輪，Sahasrara Chakra
- ★**含義：**一千（無限）
- ★**象徵：**紫色的千瓣蓮花
- ★**位置：**頭頂百會
- ★**主要功能：**解脫、自由

靈性特徵

- **顏色**：紫色
- **元素**：純意識
- **性質**：圓滿、實現
- **神祇**：希瓦、伐樓拿（Varuṇa）

身體特徵

- **腺體**：腦下垂體
- **神經叢**：中樞神經系統
- **身體相關部分**：超越生理身體
- **表現**：存在、意識和喜樂（真理）
- **紊亂**：對自身靈性本性的無知
- **身體疾病**：具體來說，體質不同，病症表現有差異。

(1) 風型：缺乏專注力、先天性癲癇症、失眠、精神幻想。

(2) 火型：偏執、有自殺念頭。

(3) 水型：厭世、憂鬱症、精神幻象。

心理特徵

- **陳述：**我是（I am）
- **情緒平衡：**高峰體驗、平靜、合一、極樂、無限意識
- **情緒不平衡：**迷惑、持續地擔憂、分裂、受限意識

平衡頂輪的練習

頂輪的元素是純粹意識，在此達到二元對峙的消失，小我融合於至上意識。此輪平衡，人可以體驗到合一感，小我消融於至上意識。此輪不平衡，人會陷入憂鬱等心境。

根據上述資訊，我們可以做強化和平衡頂輪的練習。

方法1 瑜伽體位和運動

頭倒立、肩倒立、鶴式、坐著的山式、變體頭倒立（也可以採取有保護的頭倒立）。

方法2 念誦「Om」咒語

可以在早上打坐，結蘇磨手印，念誦此咒語十五分鐘。

方法3 聽音樂

可以採用讓心意放鬆的各種音樂。

方法4 芳香療法

選用精油：薰衣草、月桂。

方法5 央陀羅觀想

在前面放左圖，觀想頂輪不斷提供意識之光，觀想這意識之光照耀全身、周遭、其他人、其他生物，以及全世界。感覺一切都處於意識的光照中。

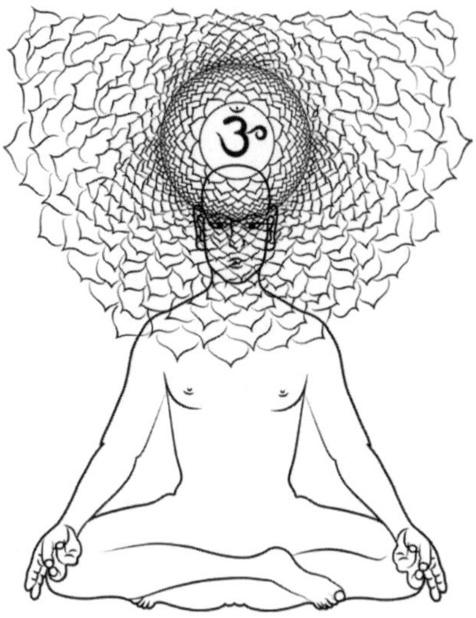

頂輪觀想圖

方法6 智慧瑜伽

遵循導師，學習非二元論智慧瑜伽哲學，透過智性達到解脫之境。可以研讀典籍：《智慧瑜伽．商羯羅的〈智慧瑜伽〉》、《瑜伽喜樂之光．〈潘查達西〉之「喜樂篇」》、《直抵瑜伽聖境．〈八曲仙人之歌〉義疏》、《至上瑜伽．瓦希斯塔瑜伽》和《薄伽梵歌》。

方法7 頂輪冥想

在一個安靜的房間，不受干擾。點上蠟燭，蠟燭最好是紫色的，點上好的香或放點精油，以便淨化空氣，消除消極能量。舒適地坐好，腰背挺直，面對蠟燭。

結蘇磨手印，凝視燭光。凝視蠟燭的光環，穿越光，讓光擴展，籠罩你。凝視光，讓自我融入光，要知道你就是那遍在的光，是純粹的振動能量。

自然呼吸，在呼氣時，想像頭腦中發出Om聲，不斷向整個頭部、全身、周圍環境、整個世界、整個宇宙擴展。安住在無限的Om聲波中。你處於無差異的無限能量中。你就是一切。一切就是你。

（關於Om冥想，也可以參考第十五章相關部分。）

9 脈輪和阿育吠陀瑜伽

脈輪處在能量鞘中。從人體位置上說，它們都處在非常重要的神經叢位置上。

以下五個脈輪與五大元素和體質的對應關係是：

	對應的元素	**對應的體質**
海底輪	土	水型（kapha）
生殖輪	水	水型（kapha）
臍輪	火	火型（pitta）
心輪	風	風型（vata）
喉輪	空	風型（vata）

海底輪和生殖輪功能不穩定時，會體現在水型特徵上。例如，缺乏活動、累積了過多的水型體質，就容易發胖。水型體質累積過多，海底輪難以啟動，生殖系統、消化系統、排泄系統都容易出現問題。

從阿育吠陀瑜伽角度看，需要有足夠的營養、良好的生活習慣、做一些強化脈輪的練習和冥想。在此過程中，有一些基本的規則。例如，若是水型體質主導，則要保持足夠的運動量，保暖，以避免水型體質過強。

臍輪對應火元素，臍輪本身就是能量的源頭。這個能量源頭，從現象上看，就是我們的胃。胃接納食物，為全身提供能量。它需要不斷地提供物質能量（食物），以便確保火元素有足夠的「食物」可以消化，來確保火元素的正常功能。如果沒有足夠的食物提供，胃火就會「飢餓」，則臍輪就會弱化。但如果食物過多，胃火難以消納，臍輪就會受到傷害。關於胃火的討論，可以參見第八章。

心輪和喉輪分別對應風元素及空元素。風元素和空元素的特點是運動及擴展。心容易動，也就是心動，或意動。管住人心很難，就如風一樣吹，如何讓風停下來呢？心意穩定，心有所安才行。心輪不夠穩定時，自我控制力就弱，失眠就容易成為常態。喉輪不穩時，失聲、嘶啞、表達力差。心輪和喉輪之間也會相互影響。心有所想，喉才有所表達。心輪穩定，喉輪就能夠穩定表達。

心輪和喉輪的特點是變化、擴展，任何的抑制都會影響心輪和喉輪。從阿育吠陀瑜伽來說，心輪不能壓抑，喉輪也不能壓抑，需要的是疏導。心意穩定，心輪就趨向穩定。心意穩定的瑜伽修行，實質上也就是修心，或修心輪。很大程度上，喉輪表達了心輪。

土、水、火、風、空五大元素不是分離的，對應的五個脈輪也不是分離的，它們之間相互影響。換言之，海底輪的問題，和其他四個脈輪也是有關聯的。任何一個脈輪的健康和穩定，都與其他四個脈輪的健康及穩定有著內在的關聯。事實上，若某一個脈輪過於強大，就會影響其他的脈輪。人體是一個複雜的身心系統。為了更好地練習脈輪瑜伽，我們應該遵照阿育吠陀瑜伽的一些原則。

接下來是眉間輪和頂輪。眉間輪屬於心意空間，脫離了五大元素。它對人體的影響是整體性的。在很大意義上說，一旦確立了眉間輪的洞見，就會影響前面的五個脈輪。舉例來說，如果透過眉間輪而明白人生價值是自我的覺悟，那麼在這個洞見的指導下，海底輪、生殖輪、臍輪、心輪和喉輪都會服務於眉間輪。由於眉間輪關注的基本上是超然的，甚至是神祕的、超越世俗的內容，所以它並不關心前面的五個脈輪。眉間輪的發展，有時客觀上會傷害前面的五個脈輪。

如果眉間輪達到的洞見是智性的覺醒，那麼頂輪則與整個真實（Reality）相聯，消融二元的對峙。頂輪處於個體存在的邊界，讓我們品嚐無限的甘露。它和人的不同腺體，特別是腦下腺體、松果體有聯繫，人在此狀態下是非常特別的。它超越體質的限制。

瑜伽實踐，不僅是要透過瞭解人體的體質來促進身心的健康，讓各個脈輪健康、強盛，同時，還要透過不受體質限制的眉間輪和頂輪，讓我們達成生命的最終圓滿。

10 脈輪檢測及其運用

脈輪非常重要，我們首先要瞭解一個人脈輪的現狀。檢測脈輪強弱或是否堵塞的方法有很多種。檢測是否準確，很大程度上取決於檢測者的素質。

較好的檢測方法是彼此之間交流對話，透過對一系列問題的交流，以及對被檢測者的觀察，大致可以知道對方脈輪的情況。若有某個脈輪嚴重堵塞，透過交流是很容易覺知到的。

下面介紹幾種方法，它們分別來自莎拉·莎拉蒙（Shaila Sharamon）和博多·巴金斯基（Bodo J. Baginski）的推薦。

第一，基於本章上述各個小節對脈輪的描述，根據它們的特徵，大致可以知道你自己或者被檢測者之脈輪的一般狀況。

第二，觀察脈輪在特別狀態下的反應。

如果海底輪不夠強，在「重壓」之下，你會感到失去基礎、輕飄飄的。而如果海底輪過強，在類似處境中你會憤怒或具有進攻性。如果生殖輪功能不足，在經驗焦慮的時候，就會引發感情堵塞；而如果生殖功能過強，則可能痛哭或者失控。

如果臍輪功能不足，在壓力之下就會感到無力或者無助的神經質等；而如果功能過強，則會表現為神經過敏，試圖透過過度的活動控制你的處境。如果你的心律弱，則表示心輪也弱；如果脈搏一直處於快速跳動的狀態，則心輪可能混亂。

如果喉輪活動減弱，則在喉嚨有類似存在「堵塞物」以及一種受限制的感覺，或者說話結巴，等等；而如果活動過強，則會有一種使用未經考慮的話語來試圖挽救局面的徵候。

第三，身體是內部精微能量的外在表現。透過觀察身體的表象和肢體的語言，來檢視哪一個脈輪受堵。

第四，人體運動學測試法。右手放在某個脈輪位置上，同時左手臂與地平行伸展開來（伸直）。保持這樣的體位。然後，檢測者用力推你的左手。如果那個脈輪和諧穩定，則你的左手手臂會清晰並強烈地抵制這個推力。如果脈輪堵塞，則可以感知到左手臂的抵制力較小，或者用很小的力氣就可以推動左手臂。

第五，內觀法。這是一種自我的體驗或感覺。進入冥想狀態，用內在的「眼睛」觀看你自己的每個脈輪。這種感覺在冥想狀態下具有合理性。

上述這些檢測的方法都不太容易。接下來，我們提供一種比較符合大眾的檢測方法。這個方法出自當代傑出的脈輪思想家和實踐家艾諾蒂．裘蒂斯，他在《脈輪全書》中提供了這樣的檢測方法，在此介紹，供大家參考使用。❸

說明：下列各檢測表中，第一欄為1分，第二欄2分，第三欄3分，第四欄4分。每欄所得之分相加後，為該脈輪的總得分。總分分為三等。總分在6～12之間，表示此脈輪較弱，13～21則為中等，22～28為較強。

海底輪 土—生存—接地

	從不或糟糕 1分	很少或尚可 2分	常常或良好 3分	總是或極佳 4分
常常去森林、公園散步，或有其他和大自然接觸方式	☐	☐	☐	☐
經常有意去運動或做瑜伽等	☐	☐	☐	☐
對自己的健康狀況做一個評估	☐	☐	☐	☐
與錢和工作的關係	☐	☐	☐	☐
自己覺得自己比較踏實	☐	☐	☐	☐
喜歡自己的身體	☐	☐	☐	☐
覺得自己有權利立足於此	☐	☐	☐	☐
總分				

生殖輪 水—情緒—欲望

	從不或糟糕 1分	很少或尚可 2分	常常或良好 3分	總是或極佳 4分
自己的感受力與表達情緒的能力	☐	☐	☐	☐
自己的性生活	☐	☐	☐	☐
有多少時間是單純去享受快樂的	☐	☐	☐	☐
自己的身體彈性	☐	☐	☐	☐
自己的情緒彈性	☐	☐	☐	☐
平衡地滋養別人，也獲得別人的滋養	☐	☐	☐	☐
自己的生理感覺和性欲	☐	☐	☐	☐
總分				

臍輪 火—力量—意志

	從不或糟糕 1分	很少或尚可 2分	常常或良好 3分	總是或極佳 4分
自己的整體能量	□	□	□	□
自己的新陳代謝或消化力	□	□	□	□
能完成自己著手去做的事情	□	□	□	□
感覺有自信	□	□	□	□
如有需要，和周圍人有差異時，會感到自在	□	□	□	□
受到他人的壓迫	□	□	□	□
你是可信任的	□	□	□	□
總分				

心輪 風—愛—關係

	從不或糟糕 1分	很少或尚可 2分	常常或良好 3分	總是或極佳 4分
愛自己	□	□	□	□
具有成功的長期人際關係	□	□	□	□
能接受別人的本來樣子	□	□	□	□
覺得和周圍可以連結在一起	□	□	□	□
心裡常帶憂傷、悲傷	□	□	□	□
同情那些犯錯和陷入麻煩的人	□	□	□	□
能夠原諒過去傷害過你的人	□	□	□	□
總分				

喉輪 空—音—溝通—創造力

	從不或糟糕 1分	很少或尚可 2分	常常或良好 3分	總是或極佳 4分
你是一個好的聆聽者	□	□	□	□
能表達自己的觀念並讓他人理解	□	□	□	□
如有需要，能真誠地說出真相	□	□	□	□
生活充滿創意。不局限於藝術創造，可以是任何方面的，如布置餐桌、給朋友寫信等	□	□	□	□
從事某種藝術活動，如繪畫、舞蹈、唱歌等	□	□	□	□
有好的喉嚨	□	□	□	□
覺得自己和生活「同步」	□	□	□	□
總分				

眉間輪 光—直覺—洞見

	從不或糟糕 1分	很少或尚可 2分	常常或良好 3分	總是或極佳 4分
注意到周圍細微的視覺細節	□	□	□	□
做栩栩如生的夢（並記得它們）	□	□	□	□
有通靈經驗（直覺很準、看到聖光、感知未來事件等）	□	□	□	□
能想像用不同的新方式來解決問題	□	□	□	□
能見到生活的種種神話主題（更大圖景）	□	□	□	□
自己的觀想能力	□	□	□	□
對自己有一個長遠的人生願景	□	□	□	□
總分				

頂輪 思—理性—智慧—覺知

	從不或糟糕 1分	很少或尚可 2分	常常或良好 3分	總是或極佳 4分
打坐	□	□	□	□
感到和更高更大的力量（神、女神、靈等）的連結	□	□	□	□
可以比較容易擺脫依賴	□	□	□	□
喜歡閱讀並獲得全新知識	□	□	□	□
學習又快又容易	□	□	□	□
感到人生的意義超越個體自我的滿足	□	□	□	□
心胸開闊，可以坦然面對不同的思想方式和存在方式	□	□	□	□
總分				

註釋

1、David Gordon White, *Yoga in Practice.* Princeton University Press 2012, pp. 14-15; Gavin D. Flood, *An Introduction to Hinduism.* Cambridge: Cambridge University Press,1996. pp.98-100.

2、Anodea Judith, *Wheels of Life: A User's Guide to the Chakra System*, Woodbury: Llewellyn Publications, 2014, pp.9-13.

3、Anodea Judith, *Wheels of Life*, Woodbury: Llewellyn Publications, 2nd. 2014, pp.360-364. 中文版見艾諾蒂．裘蒂斯著：《脈輪全書》，臺北：積木文化，二〇一四年，第三四〇至三四四頁。內容有微小修訂。

Chapter 7

經絡與穴位

1 脈輪、經絡和瑜伽

瑜伽對能量的理解，我們可以用左圖來表示：❶

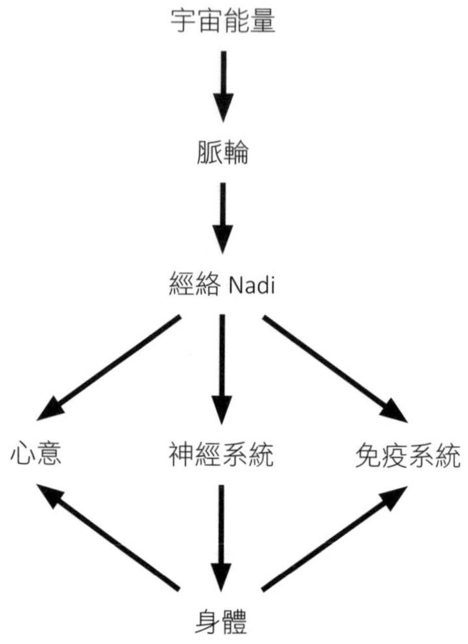

我們身體的能量，通過脈輪，並經由經絡傳遞給身體中各種不同的系統。經絡是脈輪能量傳導的具體通道。總體上，身體有七個重要的脈輪（Chakras），十四條主要的經絡（Nadis，音譯為納迪），一百零七個重要的穴位（Marmas）。

瑜伽修習的一個重點，就是讓能量在人體中暢通無阻。然而，由於各種原因，脈輪本身會存在強弱或堵塞的問題。脈輪能量傳導的具體通道——經絡，也容易堵塞或者出現問題。經絡堵塞，直接影響了能量的傳遞，神經系統、免疫系統及心意都會受到影響。

瑜伽修習，內涵豐富。除了一般性的脈輪瑜伽，我們還可以更進一步來瞭解脈輪能量傳導的經絡。透過經絡調理，來促進身體的健康。在此基礎上，結合經絡，調理穴位，實踐穴位瑜伽。

2 至上經絡：心意經絡

著名的瑜伽士大衛．弗勞利說，除了十四條經絡外，有一條特別的經絡，即心意本身的經絡。心意本身的經絡，梵文是 chitta nadi。在阿育吠陀中，則稱之為 manovaha strotas，意思是「運載思想的通道」。我們每個人都體驗過所謂的心意流、思想流或意識流。這些「流」就是透過心意經絡來承載和傳遞的。

心意經絡源於靈性的心，是個體自我所在之地。在這個心中，我們和至上或至高者聯繫，而心意經絡則從那裡獲得能量。我們的印跡（samskaras，又稱心印），它們發端於我們心靈深處的核心衝動，並透過心意經絡推動著我們的行為。

心意經絡是從心向外在世界的印跡之流。據說，它首先向上運動到喉嚨，從喉嚨得到表達；然後流動到頭部，在頭部和感官以及外在對象發生聯繫；然後，再從頭部返回喉嚨處，再回到心。心意經絡雙重流動，首先是向外流動，流向外在的世界，也就是從心到頭，通過感官向外。其次，是相反的流動，即從外在感官世界到內在心的世界，即從頭到心的流動。

心意經絡的外向流動，產生了外在的心意、情緒和生理衝動的行為。心意經絡的內向流動，則產生了內在的心意和直覺，即菩提。

大衛・弗勞利使用一幅圖來表示：

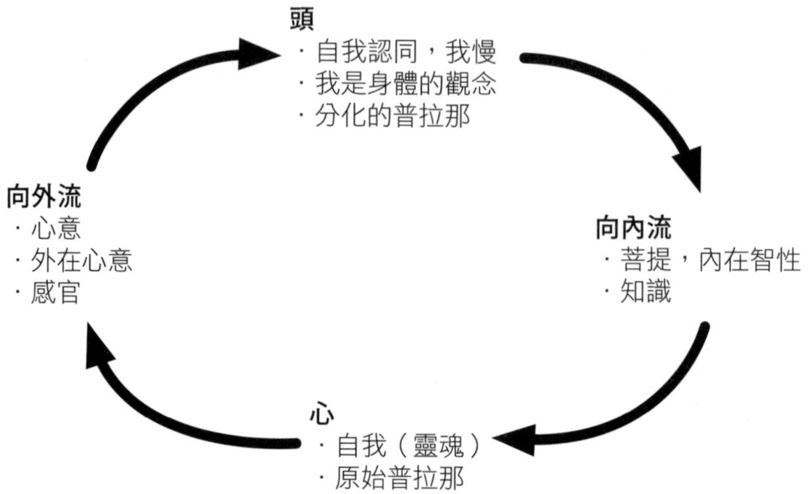

通常，死亡之時，心意經絡內向流動，就如睡眠一樣，讓我們體驗到夢一般的天堂或地獄。那些經歷過瀕死經驗的人，似乎可以明瞭心意經絡的功能。根據弗勞利的看法，在一般情況下，人的心意經絡是受限的，甚至是不連續的。而我們的心意則是分散的，沿著不同的方向流動。但在我們經驗到自我同一性的情況下，心意經絡保持著某種一致性。透過心意經絡流動的主導思想是「我想」。當心意自我認同於身體之時，即帶來心意經絡的外向之流。當認識到自我是純粹意識時，帶來的就是內向之流。

我慢（私我，個我，小我）是給心意經絡的流動帶來限制的因素。它是心意中的消極運動，而靈魂則是心意中的積極運動。弗勞利則把「我慢」視為基於欲望的普拉那之展現（心意中的下行氣），而靈魂反映的則是基於愛的普拉那。

當心意經絡被自我分離的思想所堵塞時，我們就陷入外在心意、情緒和感官中。而當我們的自我感從個體擴展到世界時，心意經絡的流動就增強了。

據說，我慢引發各種毒素、不純。這些毒素來自不當的食物、印跡和人際交往，來自不當的運用感官以及各種不當的關係。

3 常用經絡

《六問奧義書》說人體有七萬兩千條經絡：「阿特曼居於心中，那裡有一百零一條經脈（經絡），每一條經脈都有一條條支脈，每一條支脈再有七萬兩千條輔助性支脈。」❷

《哈達瑜伽之光》也認為人體有七萬兩千條經絡：「除了使昆達里尼移動外，再沒有其他辦法可以淨化七萬兩千條生命能量通道（經絡）中的雜質。」❸

那麼多的經絡，對於大部分人來說是無法深入瞭解的。我們主要關注的是其中最為重要的十四條經絡。這十四條經絡中，有三條更重要，它們分別是：中脈、左脈和右脈。

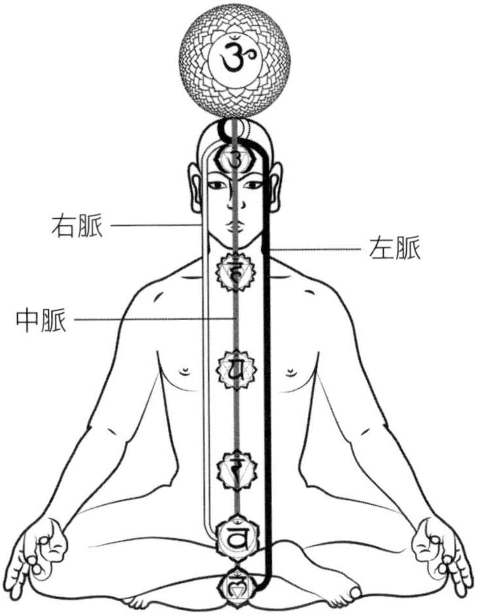

三脈示意圖

✸ **中脈（Sushumna）**：最重要的經絡，位於粗身的脊柱。性質上屬於悅性。它控制脈輪的各種功能，並會被喚醒的昆達里尼啟動。一般情況下，它的能量流動是極其有限的，甚至是堵塞的。

✸ **左脈（Ida）和右脈（Pingala）**：伴隨中脈，分別位於中脈的左右。當中脈還未被喚醒的時候，左右脈交替工作。如螺旋一般的左右脈，從脊柱底部到眉間輪盤旋，最終終止在左右鼻腔。

✸ **左脈**：具有月亮、陰性、清涼或水型的能量，性質上屬於惰性。它控制大腦右半球，提供言語、想像、直覺，提升我們的虔信傾向。它讓我們更加情緒化、感性化，以及善於接納。

✸ **右脈**：具有太陽、陽性或火型的能量，性質上屬於動性。它控制大腦左半球，提供動機、意志，讓我們追求更深的知識和覺知，並讓我們更加理性、獨立及富有進取性。當我們的左鼻腔更加活躍時，右腦就更活躍；而如果我們的右鼻腔更活躍時，則左腦就更活躍。

身體要健康，就要平衡左右脈。如果我們還沒有平衡左右脈，其中的毒素還沒有清理乾淨，那麼當我們試圖喚醒昆達里尼或開啟脈輪時，就會把精微的毒素引導進中脈或左右脈中。昆達里尼進入左脈，會引起錯誤的想像，扭曲情緒，使人失去對事物的正確知覺。昆達里尼進入右脈，會引起憤怒、自以為是、好批評、自私，認為只有他們才是靈性的。這樣的人，會出現不明原因的發燒、發炎、內火旺盛。

除了這三條特別重要的經絡，還有其他比較重要的。其中，右脈主導的有四條，左脈主導的有四條，中脈主導的有六條。

右脈主導的四條經絡

1. 右脈（Pingala，意思是「紅者」），從眉間輪（第三眼）分支，終點是右鼻腔（出口），主導右鼻腔通道。圍繞中脈。
2. 普薩（Pusha，意思是「滋養者」），從眉間輪（第三眼）分支，終點是右眼（出口）。此脈很重要，據說，靈魂（阿特曼）在醒態時就居於其中。冥想這右眼中的知者（觀者），是自我覺悟的主要方法。
3. 帕亞斯維尼（Payasvini，意思是「充滿正義」），從眉間輪（第三眼）分支，終點是右耳（出口），主導右耳咽管。
4. 雅夏斯維蒂（Yashasvati，意思是「充滿榮耀」），從海底輪到臍輪，從臍輪發出，能量達到右腳和右手，再達到右腳的五根腳趾和右手的五根手指。終點是大腳趾頭和拇指尖。右手掌具有極大的治療能量。

左脈主導的四條經絡

1. 左脈（Ida，意思是「啟發者」），從眉間輪（第三眼）分支，終點是左鼻腔（出口），主導左鼻腔通道。圍繞中脈。
2. 商希尼（Shankhini，意思是「像海貝」），從眉間輪（第三眼）分支，終點是左耳（出口），主導左耳咽管。

3. 甘達瑞（Gandhari），從眉間輪（第三眼）分支，終點是左眼（出口），促進做夢以及創造性想像。

4. 哈斯丁吉瓦（Hastijihva，意思是「大象的舌頭」），從海底輪到臍輪，從臍輪發出，能量達到左腳和左手，再達到左腳的五根腳趾和左手的五根手指。終點是大腳趾頭和拇指尖。

•）中脈主導的六條經絡

1. 阿拉布夏（Alambusha），從海底輪的中心向後到直腸，為消化器官提供能量。出口是肛門。與下行氣有關。

2. 庫胡（Kuhu，意思是「新月」），從海底輪底部到生殖輪，向前到陰道或陰莖末尾，為生殖器官提供能量，也為與之相連的泌尿器官提供能量。出口是陰莖或陰道。與生殖輪有關，與下行氣有關。

3. 維濕沃達拉（Vishvodhara，意思是「承載一切者」），從海底輪底部到臍輪，再到胃部。為消化系統提供能量。出口是肚臍。與肚臍或臍輪有關，與平行氣有關。

4. 伐樓拿（Varuna，意思是「遍布者」）。伐樓拿是一位天神，掌管天空、天海、雨水。從海底輪底部到心輪，通過呼吸系統、消化系統、皮脂系統為全身提供能量。出口是皮膚。與心輪有關，與遍行氣有關。

5. 薩拉斯瓦蒂（Sarasvati，意思是「辯才天女」），從喉輪分支，直達舌尖，為舌頭提供能量。

它也涵蓋嘴巴和喉嚨，與喉輪有關，與上行氣有關。

6. 中脈（Sushumna，意思是「喜樂者」），從海底輪中心發出直到頭頂，為脊柱、頭腦、神經組織提供能量，強化骨頭。在眉間輪（第三眼之位），它收集其他經絡的能量，尤其收集左右脈支配的經絡之能量。與生命氣有關。

這十四條經絡分布全身。身體的出口都是經絡的出口。人體有以下出口：雙眼、雙鼻、雙耳、嘴巴（它們被視為七仙）、肛門、尿道（它們被視為阿修羅）、肚臍、頭頂（百會穴，第十一個出口，與心意或意識有關）。另外，我們的腳和手也是與外部世界聯繫的直接通道。皮膚遍布全身，也是通道出口。

這十四條經絡都有不同的出口。它們大部分都發端於脊柱底部，唯有中脈和阿拉布夏經絡是從海底輪中心發出。在靈性覺醒的情況下，普拉那進入中脈。普拉那能量一般在次要的十三條經絡中，並由左右脈主導。

•）與五個感官相對應的經絡

眼：右眼—普薩（Pusha）；左眼—甘達瑞（Gandhari）。

耳：右耳—帕亞斯維尼（Payasvini）；左耳—商希尼（Shankhini）。

鼻：右鼻—右脈（Pingala）；左鼻—左脈（Ida）。

舌：薩拉斯瓦蒂（Sarasvati），由中脈主導。
身：伐樓拿（Varuna），由中脈主導。

與五個行動器官相對應的經絡

手：雅夏斯維蒂（Yashasvati），由右脈主導。
足：哈斯丁吉瓦（Hastijihva），由左脈主導。
嘴巴：薩拉斯瓦蒂（Sarasvati），由中脈主導。
肛門：阿拉布夏（Alambusha），由中脈主導。
生殖器：庫胡（Kuhu），由中脈主導。

4 經絡治療

根據大衛．弗勞利的看法，經絡治療的最好方法，是治療它們的出口或終端，因為那裡是它們接受和傳輸能量的主要之地。治療方式有推拿、熱療（如艾灸）、草藥、推油，等等。透過治療不同的經絡出口，可以影響所有身心的普拉那能量。在經絡治療方面，我們也可以結合中醫的經絡治療。不過，阿育吠陀瑜伽和中醫的經絡治療之間還是有很多差異。

下面是一些簡單易行的經絡治療方式：

●）中脈

1. 指壓頭頂百會穴。
2. 推拿頭皮。
3. 推油或使用草藥。

●）左右脈

1. 指壓靠近左右鼻腔出口處。
2. 淨鼻療法和芳香療法（主要使用菖蒲淨鼻療法，薄荷、樟腦等芳香療法）。
3. 左右脈經絡調息。

●）帕亞斯維尼（右耳）和商希尼（左耳）

1. 指壓耳垂。
2. 推拿耳朵。
3. 用精油推拿。

●）普薩（右眼）和甘達瑞（左眼）

1. 指壓眼圈，做眼保健操。

2. 推油。
3. 第三眼滴油療法、推拿眉間，可以使用檀香油等。
4. 茶熏。

• 雅夏斯維蒂（手）和哈斯丁吉瓦（足）

1. 手足推拿，尤其手指和腳趾的推拿。
2. 四肢和關節的推拿護理。
3. 推壓湧泉穴和勞宮穴。
4. 手腳推油或用草藥。

• 薩拉斯瓦蒂（舌頭）

1. 在脖子和喉嚨部位推油或用草藥。
2. 舌頂上顎（極佳的養生之法）。據說這是可以將薩拉斯瓦蒂和中脈連結起來的有效方法。平時，可以做此法。
3. 刮舌苔。

●伐樓拿（全身）

1. 全身推拿。
2. 全身推油，尤其在背後靠近心臟的區域。
3. 乾粉按摩（尤其針對水型體質）。
4. 乾刷療法。
5. 全身性用草藥。

●維濕沃達拉（腹部）

1. 腹部推拿。
2. 腹部推油。
3. 腹部使用草藥。
4. 肚臍部位艾灸、薑泥療法。

●庫胡（生殖通道）

1. 推拿會陰穴或陰莖。
2. 推油會陰穴以及陰莖、龜頭；女性推油會陰穴以及外生殖部位。

(一) 阿拉布夏（消化通道）

1. 推拿直腸部位。
2. 給直腸部位推油或用草藥。

由於經絡和感覺器官、行動器官相連，也和脈輪相連，因此，療癒感覺器官、行動器官和脈輪的方法，也有益於經絡療癒。在很多療癒中，調息和制感是非常關鍵的。有關調息和制感，請參見本書第十三、第十四章。

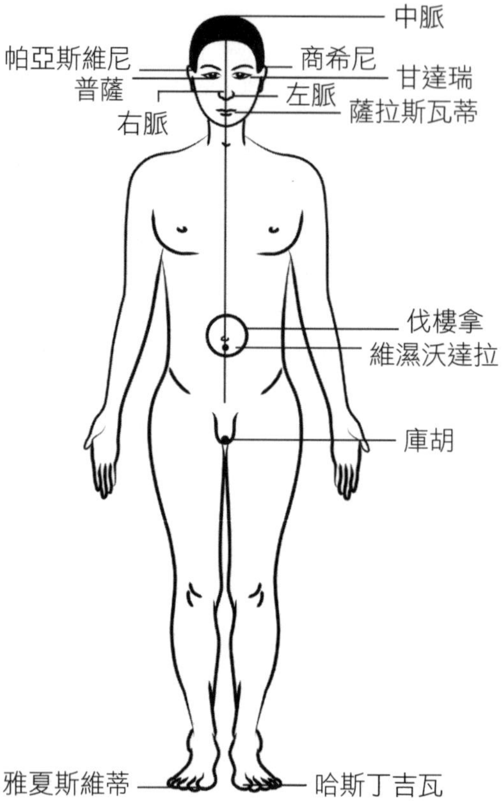

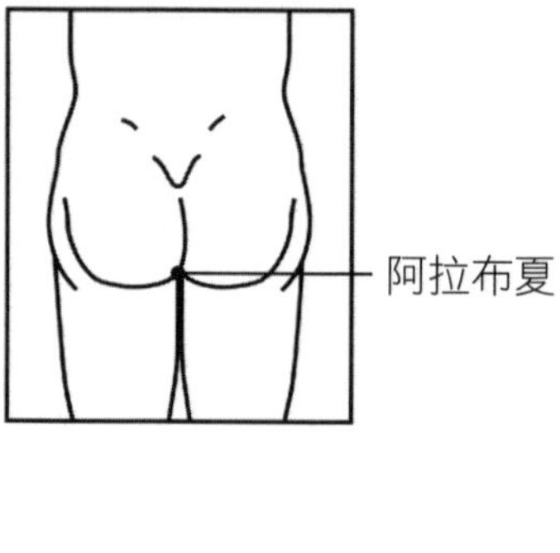

14 條經絡終端示意圖

5 穴位及其療癒

穴位，學名腧穴，梵文是 marma，指人體經絡上特殊的點區部位。中醫對人體經絡和穴位已經有非常深入的研究及實踐運用。在阿育吠陀中，也有其經絡理論和穴位之說。但雙方的經絡理論有不少差異，對於穴位的理解也有不少的差異。

一般來說，印度穴位理論認為，人體經絡上大概有一百零七個重要穴位。這些穴位基本上可以跟中醫的穴位相對應，但中醫理論中的穴位數量要多很多。

對於普通人，我們需要知道一些常用的穴位。在阿育吠陀瑜伽中，我們主要關注十八個和瑜伽相關的穴位（有的不算是真正的穴位）。據說，瑜伽士專注的這十八個穴位，是重要的制感之法（請參考第十四章）。不過，因為阿育吠陀瑜伽中對穴位的精確定位，並不像中醫穴位那樣嚴格，相對比較籠統，有的只是一個大概區域，這在瑜伽實踐中會比較方便，它們是：1. 大腳趾，2. 踝關節，3. 小腿中間，4. 小腿根部，5. 膝蓋中間，6. 大腿中間，7. 會陰，8. 環跳，9. 生殖器，10. 神闕（肚臍中間），11. 膻中，12. 頸底部，13. 舌根，14. 鼻根，15. 眼睛，16. 印堂（眉心），17. 前額，18. 百會。

其中，一些穴位和七個脈輪連結，有的和十四條經絡連結。對於這十八個瑜伽穴位，可以根據實際狀況，結合不同的修法，包括：用體位刺激穴位、用調息影響穴位、穴位推拿、草藥治療、穴位推油（關於穴位推油，需要考慮體質）、穴位冥想、穴位艾灸等。

在此，我們根據大衛・弗勞利和《瓦希斯塔本集》中的內容，介紹這十八個穴位的冥想。讀者如有興趣，可以比較《哈達瑜伽之光》第三章第七十六節注釋中談到的對十六個基質的冥想。

1. 直接冥想大腳趾。吸氣，能量聚集到大腳趾；呼氣，放鬆。感覺大腳趾獲得能量，得到了療癒，得到了放鬆。

2. 注意力轉向踝關節。吸氣，能量聚集到踝關節；呼氣，放鬆。感覺踝關節獲得了能量，得到了療癒，得到了放鬆。

3. 注意力轉向小腿中間。吸氣，把能量聚集到小腿中間；呼氣，放鬆。感覺小腿中間獲得能量，得到了療癒，得到了放鬆。

4. 注意力轉向小腿根部。吸氣，把能量聚集到小腿根部；呼氣，放鬆。感覺小腿根部獲得能量，得到了療癒，得到了放鬆。

5. 注意力轉向膝蓋中間。吸氣，把能量聚集到膝蓋中間；呼氣，放鬆。感覺膝蓋中間獲得能量，得到了療癒，得到了放鬆。

6. 能量轉向大腿中間。吸氣，把能量聚集到大腿中間；呼氣，放鬆。感覺大腿中間獲得能量，得到了療癒，得到了放鬆。

7. 能量轉向會陰。吸氣，把能量聚集到會陰；呼氣，放鬆。感覺會陰獲得能量，得到療癒，得到了放鬆。

8. 能量轉向環跳穴。吸氣，把能量聚集到環跳穴；呼氣，放鬆。感覺環跳穴獲得能量，得到了療癒，得到了放鬆。（註：環跳穴在臀部外側中間，夾緊臀部時的凹陷處。）

9. 能量轉向生殖器。吸氣，把能量聚集到生殖器；呼氣，放鬆。感覺生殖器獲得能量，得到了療癒，得到了放鬆。

10. 能量轉向神闕穴（即肚臍）。吸氣，把能量聚集到神闕穴；呼氣，放鬆。感覺神闕穴獲得能量，得到了療癒，得到了放鬆。

11. 能量轉向膻中穴。吸氣，把能量聚集到膻中穴；呼氣，放鬆。感覺膻中穴獲得能量，得到了療癒，得到了放鬆。（註：膻中穴在兩乳之間。）

12. 能量轉向頸底部。吸氣，把能量聚集到頸底部；呼氣，放鬆。感覺頸底部獲得能量，得到了療癒，得到了放鬆。

13. 注意力轉向舌根。吸氣，把能量聚集到舌根；呼氣，放鬆。感覺舌根獲得能量，得到了療癒，得到了放鬆。

14. 注意力轉向鼻根。吸氣，把能量聚集到鼻根；呼氣，放鬆。感覺鼻根獲得能量，得到了療癒，得到了放鬆。

15. 注意力轉向眼睛。吸氣，把能量聚集到眼睛；呼氣，放鬆。感覺眼睛獲得能量，得到了療癒，得到了放鬆。

16. 注意力轉向印堂。吸氣，把能量聚集到印堂；呼氣，放鬆。感覺印堂獲得能量，得到了療癒，得到了放鬆。

17. 注意力轉向前額。吸氣，把能量聚集到前額；呼氣，放鬆。感覺前額獲得能量，得到了療癒，得到了放鬆。

18. 注意力轉向百會穴。吸氣，把能量聚集到百會穴；呼氣，放鬆。感覺百會穴獲得能量，得到了療癒，得到了放鬆。

在這個冥想中，需要把心意和普拉那能量專注於每個區域。注意力從最下面一個個往上「爬」，直到百會穴，那裡屬於至上自我，超越一切二元對峙，超越生死和各種苦難。在實踐時，應結合自己的身體狀況，可以集中冥想某個穴位，或某幾個穴位。也可以做一個整體的循環式冥想，即從大腳趾到百會，又從百會到大腳趾，這樣構成一個循環。冥想時間可長可短。

6 阿育吠陀瑜伽與經絡穴位的關係

阿育吠陀瑜伽肯定經絡和脈輪之間的關係，也肯定人體的能量傳輸需要經絡。但體質不同，經絡在傳輸能量中會有差別。

風型體質的人，身體缺乏能量，更需要提供保護性的能量，例如更需要身體保暖，讓各條經絡處於比較暖和的狀態，如此一來，可以避免因風型體質引發的疾病。風型體質的人要強化基於中脈的阿拉布夏、庫胡和維濕沃達拉的保護（推拿、推油、艾灸時，需要用熱性的、刺激性的精油）。

火型體質的人，身體充滿了能量，要平衡左右脈調息，不能偏重右鼻腔吸氣。維濕沃達拉相當強盛，無須再強化之。注意普薩和甘達瑞（推拿、推油時，需要選涼性、讓人平靜、芳香型、化痰的精油），避免吃過於刺激的食物，飲食要多清淡，以便降火。

水型體質的人，要強化伐樓拿、雅夏斯維蒂和哈斯丁吉瓦的鍛鍊（推拿、推油時，需要選暖性的刺激性精油）。

阿育吠陀瑜伽肯定穴位是能量的積聚點和傳輸點。

風型體質的人更需要推拿或推油以下部位：大腳趾、踝關節、小腿中間、小腿根部、膝蓋中間、大腿中間、會陰、環跳穴、生殖器、肚臍。

火型體質的人則更需要推拿以下穴位：膻中穴、頸底部、印堂等。

水型體質的人更需要推拿以下部位：大腳趾、踝關節、小腿中間、小腿根部、膝蓋中間、大腿中間、會陰、環跳穴、生殖器、膻中穴、印堂、百會穴。

註釋

1、Caroline Shola Arewa, *Way of Chakras*, London: Thorsons, 2001, p.7.

2、《九種奧義書》，羅摩南達·普拉薩德英譯，王志成、靈海漢譯：商務印書館，二〇一七年，第八十三頁。另外，《大林間奧義書》（2.1.19）也持有一樣的看法。

3、《哈達瑜伽之光》，斯瓦特瑪拉摩著，G. S. 薩海、蘇尼爾·夏爾馬英譯並注釋，王志成、靈海譯，四川人民出版社，二〇一五年，第二四九頁。《希瓦本集》則持有三萬五千條經絡的看法。

Chapter 8

瑜伽之火

1 火不只是隱喻

對於吠陀之火以及火瑜伽的研究，似乎沒有人超越大衛．弗勞利。弗勞利在《瑜伽與阿育吠陀：自我療癒和自我覺悟》第八章、《吠陀瑜伽：仙人之路》第四部分「火瑜伽：吠陀火瑜伽」，以及專著《瑜伽與聖火：自我覺悟和行星轉變》中，提供了一個非常系統而完整的火瑜伽思想和實踐。

在人類發展歷史上，火具有特殊意義。吠陀時代，代表火的是火神阿耆尼。在吠陀神話中，阿耆尼是火神、家灶火和祭儀火之神。《梨俱吠陀》中，三個最重要的神是天帝因陀羅、太陽神蘇利耶和火神阿耆尼，他們分別統治天界、空界和地界。《梨俱吠陀》中有近兩百首詩歌是獻給火神阿耆尼的，他被視為人和神之間的仲介，是神聖的祭司，負責把人的祭祀之物送往天界。在家庭中，他是灶神，使命是保護家人、家宅並監視人的行為。阿耆尼擁有眾多的變體，天上之火，是太陽；雷電之火，則是「水中之火」；地上凡火，摩擦生火，則是「力之火」。阿耆尼常常被描述為燃燒、閃爍、光明照耀，充滿威力，通天達地，智慧無比，審視一切。

火神阿耆尼代表的是火原則。火是一種特殊的存在，是一種「轉變性的力量」。火不僅僅代表火元素，也包括所有的熱、光、電。據說這個神聖之火是生命、光和愛的源頭，它是從內部推動我們靈魂的力量。《大林間奧義書》教導說，我們都是這個神聖之火（即純粹自我）的顯現。靈魂本身就是我們的內在之火，它是不滅的火焰，是所有意識狀態的目擊者。

吠陀教導了一種精緻的火儀式，稱為祭祀（yajna）。祭祀是一種能量轉化行動，其背後隱含著這樣的印度觀念：無論一個人向神聖者供奉了什麼，都必須轉向更高的顯現層面。吠陀祭祀，有一套特殊的程序。需要祭臺，特別的木頭，並在祭火中投入供物，如穀物、酥油，還需要重複唱誦咒語，祈禱，把願望和祝福帶給世界。其中，火是物質世界與更高的靈性世界之間、人和諸神之間的信使。透過這祭火，把提供的東西帶到不可見的領域，同時帶回祭祀者所祈求的恩典。據說，祭火可以淨化我們的環境，幫助人們獲得生活的目標，諸如健康、財富和繁榮，幫助人們消除難以消除的業，確保各種靈性實踐的成功。祭祀後留下的灰，具有淨化和療癒功能。而火祭的最佳時間可以是日出、中午以及日落之時。

大衛・弗勞利認為，阿育吠陀是一種火儀式，瑜伽也是一種火儀式。阿育吠陀是一種外在的火儀式，瑜伽則是一種內在的火儀式。

阿育吠陀作為火的儀式，火就是消化之火（**jatharagni**）。供品是我們吃的食物，就是普拉那能量供品（**pranagnihotra**）。在此，我們不僅僅提供了食物，也提供了直接相關的五氣（五種普拉那）。在火供中，唱誦五氣咒語：

Om Pranaya Svaha
Om Apanaya Svaha
Om Vyanaya Svaha
Om Samaya Svaha

Om Udanaya Svaha

瑜伽作為一種內在之火的儀式，並不需要使用任何外在的東西，而要用我們本性中不同的官能。在實踐瑜伽中，我們把自己存在的各個方面都供奉給內在的神火。

然而，不同的瑜伽形式，則會有不同的瑜伽供奉儀式。毫無疑問，瑜伽主要是運用呼吸和心意之火，去淨化和轉化我們的意識。只要我們和內在自我（即我們的神聖之火）連結，這種淨化和轉化就會發生。這種連結喚醒我們的靈魂之火，回歸內在之火（即神性本身）。

2 火的旅程及五種狀態

火無處不在，它有一個自我發展的旅程。從物質世界的自然之火，直到人之火，經歷一個漫長過程。火，作為一種特別的意識，處於各個層面。它會被束縛，但也會被喚醒，被點燃。例如，火在礦物裡，在石油裡，在煤炭裡，在植物裡，在水中，在動物身上。但我們最關心的，還是我們身上的火。

人是特殊的存在，是特別高級的存在，是在岩石、植物和動物之後第四層的存在。人，這一存在具有強大的智性之火，也就是人有著特別強大的理解力，能理解事物的本質。人的這個能力讓人和其他動物拉開了距離。利用這智性之火，我們可以找到更多更好的食物，也可以用於尋找真理，獲得人生的意義，也可以建立人們之間的種種規則，發展哲學、宗教、藝術和靈性。人，也帶來獨特的消化火。火的使用讓人得到了解放，例如很多食物，不管是肉食類還是蔬菜類，經過火燒之後，就會適應人的消化火。毫不誇張地說，我們每天的烹飪基礎，就是賴以生存的自然之火的儀式！

火在人身上得到進一步的發展。從消化之火、情緒之火、智性之火、喜樂之火，直到自我（阿特曼）之火，以及大梵之火。一切都是火，一切都是火的展示，也即是純粹自我的展示。

因為人自身的設定，阿育吠陀瑜伽特別地關心人之火。

大衛．弗勞利認為，在人之中，火主要有五種存在的狀態：

第一，火過高，過猛，過強。

第二，火過低，過緩，過弱。

第三，火不穩定，或高或低，或強或弱。

第四，火不純，起煙。

第五，火燃燒適度，清澈、明亮和平衡。

若火過高、過猛、過強，就會變得具有摧毀性。如此一來，就不是給我們提供溫暖、光明和滋養，而是使得身體過熱，以某種方式燒壞我們。這個現象容易在火型（Pitta）體質的人身上發生。

火過低、過緩、過弱，就不能給我們提供足夠的溫暖和能量，使得我們感到寒冷、虛弱，無法正常發揮各項功能。這個現象容易在水型（Kapha）體質的人身上發生。

火變動不居，不穩定，身體就容易失衡，出現各種極端狀態。這個現象容易在風型（Vata）體質的人身上發生。

火不純，燃燒中起煙，暗示了火燃燒中出現問題，即身心中有不純之物。例如，吃錯了食物（燃料），食物可能受到汙染，或者可能含有毒素，或者可能和其他食物相沖，等等。

火的燃燒適度、平衡，即可穩定提供溫暖、光明、能量和滋養。這一般在風型、火型和水型平衡的人身上發生。

3 五鞘和火瑜伽

瑜伽哲學認為，人有五鞘，每個鞘的症狀體現在身心健康上。大衛·弗勞利等當代瑜伽士，系統地檢視五種火和五鞘之間的對應關係，闡明了每個鞘的火之狀況，以便瑜伽行者利用有關方法調理身心。

食物鞘，或粗身鞘，對應食物鞘之火或粗身鞘之火。食物鞘或粗身鞘之火就是消化之火（胃火，jatharagni），它在我們的腹部，尤其在消化食物的小腸中。這個消化之火把我們吃下去的食物分解成各種元素的本質。本質上，你的胃火是健康的關鍵。胃火好，你就會健康；如果胃火耗盡，毒素就累積。胃火主要分四類：平衡、風型、火型和水型。根據弗勞利等人的研究，我們吃下去的食物進入胃中，此時水型能量占據主導。食物的消化、小腸中的吸收為火型能量占據主導。而大腸的排泄，則由風型能量主導。風型、火型和水型三者，透過胃火同時發揮作用。同時，體中的胃火也和我們的言說有關，我們的身體是圍繞著消化道建立起來的一個管道，其出口就是嘴巴。正確的飲食和正確的言說彼此互補，都是食物鞘的功能運作。因此，弗勞利提醒我們，不僅要小心我們吃下去的食物，還要注意我們說出來的話語。

能量鞘，對應的能量鞘之火，梵文是 **pranagni**。此火在心肺中工作，並和胃火相聯繫。能量鞘之火負責傳輸氧氣，與血液關係密切。透過能量鞘之火，我們得以消化空氣或普拉那。一般來說，呼吸的能量比食物的能量更加精微和直接。吸氣時就如同吃食物，由水型能量占主導；呼氣時就如同排泄，由風型能量占主導。能量鞘之火，透過呼吸的懸停而得到能量，這主要是火型能量占主導。從這裡也可以知道，瑜伽體位和調息練習中，住氣（屏息）具有特別的意義。對於風型和水型體質的人，如能進行科學的住氣，就會極大地促進身體健康。

心意鞘，對應的是心意之火，梵文是 **manasika agni**。心意之火會消化我們的感官印記。心意之火和眼睛關係最為密切，眼睛可被視為感官之火。在運動器官中，關係最密切的是言說，言說是心意中的言說。心意之火消化印記，並將它們轉變成內在之景，即我們的想像界。

智性鞘，對應的是智性之火，梵文是 **Buddhika agni**。智性之火是分辨之火，透過智性可以區分真假、好壞、對錯。心意之火具有道德的中立性，它只是消化印跡，而智性之火則進一步消化這些印跡，並從中抽出意義、性質和內容。智性之火建立起惰性（法）系統、我們的視域和理解力。

喜樂鞘，對應喜樂之火，梵文是 Anandagni。喜樂之火是愛之火，當這個愛之火沒有得到充分發展時，表現出來的就是欲望之火。欲望是我們深處的希望、動機和渴望。欲望得到發展，可以發展成（神聖的）愛和喜樂之火。

這五種火對應於我們三身的五鞘。大衛·弗勞利具體地分析了這五種火的相關狀態。我們把主要的內容轉述如下，同時對內容也做了一些修改和增補：

粗身鞘 消化之化

1. 火過高，過猛，過強	胃口過大，飢渴感強烈，新陳代謝又高又快，體溫過高，吸收快，排泄快。
2. 火過低，過緩，過弱	胃口差，厭食，新陳代謝又低又慢，身體過重，體溫過低，消化緩慢。
3. 火不穩定，或高或低，或強或弱	胃口不穩定，體溫不穩定，消化變化不定。
4. 火不純，起煙	帶毒的消化和排泄，新陳代謝不健康，有皮疹，皮膚變色，或者受感染。
5. 火燃燒適度，清澈、明亮和平衡	胃口健康而適度，新陳代謝平衡，消化和排泄良好，膚色佳。

能量鞘 能量鞘之火，呼吸之火

1. 火過高，過猛，過強	充滿強烈的能量，過分運動，缺乏自我控制力，衝動，呼吸中充滿過多的熱。

2. 火過低，過緩，過弱	低能量，缺乏運動，久坐，缺乏動機，呼吸短而弱。
3. 火不穩定，或高或低，或強或弱	能量不穩定，呼吸模式不穩定，過度活躍並伴隨筋疲力盡。
4. 火不純，起煙	能量有問題，中毒，發狂，肺部和血液不純或有毒素。
5. 火燃燒適度，清澈、明亮和平衡	平衡、平靜和一致的能量與運動，穩定，深呼吸。

心意鞘（情緒） **心意之火**

1. 火過高，過猛，過強	憤怒，嫉妒，強烈欲望，脾氣暴躁，好爭論，衝突，暴力。
2. 火過低，過緩，過弱	憂鬱，悲傷，苦澀，深度的執著，陷入情緒的昏迷或順從。
3. 火不穩定，或高或低，或強或弱	喜怒無常，混亂，情緒不穩定，焦慮，高度敏感，恐懼，猶豫不決。
4. 火不純，起煙	情緒上迷幻，懷疑，憎恨，偏執，狂暴。
5. 火燃燒適度，清澈、明亮和平衡	愛，喜樂，寬恕，滿足，無懼，情緒自然，洋溢著幸福感。

智性鞘（精神） **智性之火**

1. 火過高，過猛，過強	好批評，好判斷，自以為是，固執，好爭論。
2. 火過低，過緩，過弱	心意運動遲鈍，推理能力差，覺知力低，判斷力弱，學習技能糟糕。

智性鞘（精神） 智性之火（續）

3. 火不穩定，或高或低，或強或弱	混亂，優柔寡斷，懷疑，無法專注，信念不穩定，價值觀不穩定。
4. 火不純，起煙	精神迷惑，價值觀錯誤，信念具有摧毀性，覺知錯誤，想像力失常。
5. 火燃燒適度，清澈、明亮和平衡	心意明晰，判斷平衡，智慧，具有很好的分辨力，富有洞見。

喜樂鞘（靈魂） 喜樂之火

1. 火過高，過猛，過強	宗教狂熱，不寬容，基要主義，對其他信仰和靈修不能容忍。
2. 火過低，過緩，過弱	缺乏信仰和靈性追求，依附物質世界，靈性黑暗。
3. 火不穩定，或高或低，或強或弱	信仰不穩定，不穩定的靈性追求，不穩定的實踐，缺乏平靜以及靈性的寧靜。
4. 火不純，起煙	宗教或靈性的迷幻，自我誇大，昆達里尼能量紊亂，冥想紊亂，意識出現扭曲變形。
5. 火燃燒適度，清澈、明亮和平衡	靈魂覺知，開悟意識，內在平靜，喜樂，至福，與至上者合一。

根據以上內容，我們可以瞭解自己或他人的「五火」可能存在的問題。對於潛在的五火問題，大衛·弗勞利提供了治療的一些建議，同時，我對其內容做了一些修改和增補，供讀者參考：

對於消化之火的治療建議

1. 消化和排泄要達成平衡。
2. 根據體質調整飲食，多食用悅性食物。根據第三章，按照不同體質安排合適的飲食。
3. 注意季節性飲食的變化。
4. 適當使用辣的調料，如生薑、辣椒、薑黃、小豆蔻等。
5. 禁食，改善胃火。
6. 根據體質，用人參之類來補氣。
7. 透過瑜伽體位和其他運動，使身體平靜、釋放壓力。
8. 調整體溫，保護身體，增強身體抵抗寒冷的能力。

對於呼吸之火的治療建議

1. 呼吸新鮮空氣。
2. 有意識地呼氣和吸氣的平衡訓練，提高自己的心肺功能。
3. 有規律地左右脈經絡調息（平衡）。提高呼吸之火的方法：太陽脈貫穿法、聖光調息法、風箱式調息法、烏加伊調息法等（詳見第十三章）。
4. 控制行動感官，不要過多活動、過累，注意節制，尤其控制嘴巴，不要說太多話；控制性器官，不要過多釋放性能量。根據阿育吠陀思想，一般性愛適合在春季和冬季，夜晚。正常健康的情況下，對於風型體質的人，性愛次數要少，一般每週一、二次。水型體質的人，性愛次數可以多一些，一般每週二至三次。火型體質的人則介於中間。

5. 多走路，遠足，接近草地、森林、山水。

● 對於心意之火的治療建議

1. 平衡接受的印跡和釋放的印跡。
2. 制感，包括禁食，擺脫印跡的束縛以及整合接受的印跡。
3. 想像從內部控制感官。
4. 多接觸靈性之人，念誦適合個體特徵的咒語。
5. 虔信瑜伽。可託庇於充滿能量的神聖者，如希瓦、羅摩、杜爾迦。
6. 專注內在的聲音和光。

● 對於智性之火的治療建議

1. 辨別真假，平衡判斷和理性。
2. 研讀靈性教導，從事智慧瑜伽的學習和實踐。
3. 培養正確的價值觀和判斷力。
4. 學會區分永恆和短暫。

5. 專注和冥想，可以特別冥想火、太陽等。

對於喜樂之火的治療建議

1. 讓自己充滿愛、虔信、慈悲。
2. 正確的交誼和合適的人際關係。
3. 慈善活動。
4. 敬拜至上。
5. 尊重導師、老師、父母。
6. 獨處，禁食。
7. 親近導師、善知識，拜訪聖地。
8. 牢記自己真正的本心——純粹意識。
9. 冥想、三摩地，與至上合一。
10. 在家裡或長住之地方設置壁爐，裡面有火。

4 八肢瑜伽和火瑜伽

讀者不難發現，瑜伽八肢和火瑜伽關係非常密切。具體地說，三身五鞘之火和廣義的八肢瑜伽，有著內在的關聯。

根據大衛・弗勞利等人的看法，阿育吠陀是基於火的發展，是基於在身體層面平衡消化食物和排泄毒素的消化之火。而瑜伽，則更關心火的更高發展，尤其關心和神聖之火連結的智性之火。這個神聖之火就是意識之火，也就是光輝的普魯沙，或者說阿特曼。

瑜伽中的關鍵之火是普拉那之火，或者說呼吸之火。普拉那之火和其他各火之間有著特別的關聯。一般來說，普拉那之火是最強大的，它可以淨化精身。

帕坦迦利的瑜伽八肢旨在發展上述五火，以幫助我們進行內在的淨化和轉化，從而達成瑜伽的最高目標。總體來說，八肢的前兩肢（禁制和勸制）是要我們安置好外在的生活，備好本性的燃料，讓神聖之火來點燃。履行十條禁制和勸制，讓生命的火光輝燦爛。

一般來說，體位法和消化之火關係密切。鑑於體位法和消化之火的關係，有很多值得實踐的內容。體位法可以淨化我們的身體。當我們放鬆、平衡時，消化之火也會放鬆、平衡。在實踐中，針對不同體質的人，體位內容及強度都應該有差異。正確的體位，會導致好的消化和排泄，帶來健康及合適的胃口。

調息，與呼吸之火（能量鞘之火）比較有關。調息的核心是發展呼吸之火（能量鞘之火），以此淨化普拉那能量、經絡和精身。能量鞘之火主要透過吸氣、住氣和呼氣進行。某種意義上，它和五氣（命根氣、下行氣、平行氣、遍行氣和上行氣）是有差異的。深度的呼吸並住氣，會增強能量鞘之火，導致身體發熱，讓身體出汗，而出汗可以淨化經絡。另外，調息和咒語結合，對於淨化能量鞘更具有力量。

制感和感官之火（Indriya agni）有關。從字面上看，制感，就是以各種方法快速地從感覺印跡中脫離。制感非常有益於心意和感官之火。

專注和心意之火有更多的關係。當我們專注於某個對象時，心意就如火一般穩定地燃燒。冥想和智性之火有關。冥想可以增強我們的智性之火，因為我們的思想是燃料，「目擊意識」就是火。

三摩地和愛之火、喜樂之火有關。在三摩地中，我們超越二元對峙，融入神聖之火中，淨化了外在的欲望，進入喜樂之火中。

某種程度上，從火瑜伽來講，帕坦迦利的八肢瑜伽就是一種特殊的火瑜伽訓練模式。

5 火瑜伽實踐

在吠陀中，火瑜伽具有重要位置，修習的方法也很多。綜合大衛．弗勞利等人的看法，我們為讀者提供部分具有較強實踐性的修法。

1）冥想目擊的火焰

1. 要知道我們心中的自我是一切不變的目擊者，它是處於我們之中永恆、不滅的火焰。
2. 我們的自我是時空中一切的見者。

3. 努力回到這個核心的目擊意識之火焰，超越一切外在的干擾和困難，走出一切物質和身體的限制，進入純粹無限制的存在和平靜中。

4. 努力安住在此目擊意識中。無論我們失去中心還是陷入衝突和混亂，都要努力回到此意識。

這個冥想之法比較容易，就是你要完全認可你的真正自我就是身心背後的目擊意識，這個意識不受任何身心活動、身心好壞苦樂的染著或限制。

2）冥想奧義書教導的靈性之心

冥想心中的意識之火是古代吠陀火瑜伽的核心之法。這裡的心，並不是生理意義上的心，甚至也不是心輪之心，而是超越七輪的靈性之心，借用大衛·弗勞利的說法，就是第八輪，即深藍色的八瓣「蓮花」。具體修習要點：

1. 想像心中有一朵深藍色的八瓣蓮花，八瓣蓮花的八個花瓣代表八個空間方位。在任何空間中都可發現整個宇宙和所有生物。

2. 想像心中有一苗拇指般大小的火焰，它有你自己身體的模樣。這就是你的普魯沙之火。它代表了你的精身，從裡面讓你的身體充滿能量。

3. 在此火焰中，你的原子般大小的靈魂，也就是你的存在本質，發出金色的光芒，照亮整個火，讓你的生命之火充滿能量。這個靈魂帶著你生生世世的經驗。它的「電流」遍布你整個的存在，讓你的每個時刻都充滿能量，點亮你的心意、心、腦和神經系統。

4. 在這個比最小的還要小的靈魂之光中，有著至上自我，即普遍的自我，但它比最大的還要大，它是超越一切黑暗的純粹「太陽」之光。

透過這樣的冥想，最終達到最高的光中。

3）五重瑜伽火供

1 身體供奉

第一，想像自己在心蓮中採蓮花坐姿，如一團火焰，依靠這團火焰維繫，得到淨化，獲得能量，並得以轉化。

第二，把身體意識獻給這團內在的火焰。伴隨著身體的所有痛苦、疾病、不適等也都一併獻出。

第三，讓你的身體從火焰中升起，充滿光明、喜樂和能量，淨化身體，不依附身體的惰性，沒有什麼東西可以限制你的身體。

2 呼吸供奉

第一，緩慢而深沉地吸氣到心中之火的源頭。把你的所有能量、本能、衝動和欲望等，都獻給心中的生命之火，此火圓滿、快樂、光彩熠熠。

第二，呼氣，把轉化性的生命力、創造力和能量引向你的整個身體，充滿每個肢體、關節和器官，有了全新的力量、活力和能量。

3 言說供奉

第一，選一個咒語，如 Om 或 Hrim，輕輕念誦一百零八遍或其倍數。

第二，引導咒語之能量從喉嚨到心。

第三，讓心中的火焰為你重複咒語一百零八遍或其倍數，以此將你的心願帶進你的潛意識，以及你的生活經驗中，進而轉變你的業力。

第四，讓心中的火焰將咒語返回來對你說話，帶來指導，引導你認識至上自我。那咒語或許帶來聖言，指導你，給予你智慧和恩典。

4 心意供奉

第一，把你的整個心意（包含所有的思想、感情、情緒和感覺）獻給心中之火。將你不定的心意消融於深不可測的心海。

第二，讓心意消融於心之火焰，將所有的憂慮、懷疑和焦慮全都耗盡。

第三，在心中保持覺知。出現任何念想、煩惱、擾動，都直接將心意返回到心之火焰。

5 自我（私我）供奉

第一，把你的小我、自我形象、傲慢等，都獻給這團心中的靈性火焰。

第二，火焰耗盡你的業力、執著、恐懼、欲望，不管是今生的還是往世的。

第三，要明白你所擁有的並不真是你的。你的自我不是一件東西，不是你這個身體，只是你內部純粹的光。

第四，讓你淨化的自我帶著新的覺知服務整個世界。

第五，接納和歡迎其他的純粹自我，把他們視為光的不同方面，而你就是那個光！

4）冥想自然中的火

人的意識發展經歷了一個自然而漫長的演化過程。我們可以冥想這個過程。可以冥想岩石中、水中、植物中、動物中、人中的火。

5）Om 和聖火

有關 Om 的運用方法很多。有些比較複雜且操作困難。我們綜合不同的吠陀瑜伽經典中的方法，結合實際操作，提供一種整合法。具體如下：

1. 從雙側鼻腔吸氣，氣息下至下丹田；呼氣，同時想像聖火從脊柱底部點燃，逐漸上升到臍輪。注意，呼氣時，透過嘴巴發「A」（阿）音。
2. 呼氣結束後，接著第二輪調息冥想：依然從雙側鼻腔吸氣，氣息下至下丹田；呼氣，同時想像聖火從臍輪逐漸上升到心輪。注意，呼氣時，透過嘴巴發「U」（嗚）音。
3. 接著第三輪調息冥想：依然從雙側鼻腔吸氣，氣息下至下丹田；呼氣，同時想像聖火從心輪逐漸上升到頭部，最後到頭頂，抵達無限空間。注意，呼氣時，透過鼻腔發「M」（姆）音。（聖火進入無限，我們似乎會虛化掉，因此還需要返回能量。）

4. 接下來能量返回。從雙側鼻腔吸氣，想像無限中的能量返回自身，直達下丹田。此時，默念種子咒語「Hrim」，感覺金光燦燦的光進入，能量從頭部，經過喉嚨，進入心房那神聖的區域。然後，自然呼氣即可。

如此冥想十至十五分鐘。

「Hrim」是靈性之心的咒語，它開啟心中的小小空間，但整個宇宙可以安住其中。此咒語也是基本的女神咒語，可以給我們帶來創造性和轉化性的力量。Om和Hrim咒語的結合，可視為希瓦（宇宙陽性能量）和夏克蒂（宇宙陰性能量）的結合。這是一種完整的合一。在某種意義上說，吠陀瑜伽是要把陰陽能量有機整合。這是一種超越和臨在的結合，完美地體現了阿育吠陀瑜伽之精神。

另外，請參考第十三章《調息瑜伽》中「Om調息法」、第十五章《冥想瑜伽》中「基礎嗡聲冥想」和「高級嗡聲冥想」。

小附錄

● 胃火檢測法

人體健康的核心在我們的胃。胃好，身體好。瑜伽練習有時是為了改善和提升我們的胃火，以及平衡身體內的各種能量。阿育吠陀瑜伽高度關注我們的胃火。根據阿育吠陀醫學知識，可以把人的胃火狀態歸為四類：

1. 風型（Vata）胃火，消化系統特點為：冷、乾、不規則。
2. 火型（Pitta）胃火，消化系統特點為：熱、烈、酸性。
3. 水型（Kapha）胃火，消化系統特點為：慢、重、弱。
4. 平衡（Sama）胃火，消化系統特點為：平衡。

撒哈拉・蘿絲・克塔比（Sahara Rose Ketabi）提供了四個題目，可用來檢測你的胃火：

1・飯後你的感覺如何？

a. 取決於吃的，經常會噯氣，腹脹。
b. 通常是好的，有時因為飲食不當會有燒心感。
c. 重，滯，疲憊。
d. 好，充滿能量。

2．常常感到飢餓嗎？

a. 每天會變化。　b. 常常會。

c. 很少，長時間感到飽飽的。　d. 相當規則。

3．你的大便如何？

a. 通常是乾的，少，有時拉肚子。　b. 常常，有時是液體。

c. 重，稠密。　d. 正常。

3．哪種食物容易干擾你？

a. 花椰菜、十字花科類食物。　b. 油炸的或辣的食物，大蒜，番茄。

c. 甜食，主要是碳水化合的食物，重的食物。　d. 對各種食物都適應。

根據這四個題目，看看你在a，b，c，d中哪個最強。如果是a，你就是風型胃火；如果是b，你就是火型胃火；如果是c，你就是水型胃火；如果是d，你就是平衡型胃火。

針對不同胃火類型，在飲食上應該有差別。一些瑜伽人在練習瑜伽中，同樣需要注意自己的胃火，需要科學的飲食法。不然，練習瑜伽的效果就不能達成。《哈達瑜伽之光》也重視科學的飲食，只有科學飲食才能學好瑜伽！

下篇

阿育吠陀瑜伽的實踐之道

Chapter 9

八肢瑜伽

1 帕坦迦利的八肢瑜伽

幾乎所有人都認定帕坦迦利是古代印度六派哲學中瑜伽派的創始人。但是，人們對於他的歷史和生活幾乎沒有什麼瞭解。不過，在瑜伽界，則始終有一些關於他的傳說。

據傳，他是蛇主（阿底舍沙，即毗濕奴的坐騎），不僅編撰了著名的《瑜伽經》，還編撰過文法書和阿育吠陀醫學書。學者則認為，這些書出於不同的年代，可能是由同名的帕坦迦利所撰寫的。

我們無法還原真正的歷史，只能滿足於傳說和神話。我們真正感興趣的是他編撰的《瑜伽經》。帕坦迦利在《瑜伽經》中提供了一個完整的瑜伽修行系統。其哲學基礎是數論，修行方法的基本模式是八肢。《瑜伽經》分四個部分，分別是三摩地篇、修行篇（又稱行門篇）、力量篇（又稱必普提篇）和解脫篇（又稱獨存篇）。

帕坦迦利的《瑜伽經》被不同人注釋，具有代表性或比較重要的注釋有：

1. 毗耶娑（Vyasa，又譯威亞薩）對《瑜伽經》的注疏：《瑜伽論》或《毗耶娑注疏》（約五世紀）。此毗耶娑和印度大史詩《摩訶婆羅多》的作者同名，但他們應該不是同一人。其哲學立場為數論。
2. 彌室羅（Vacaspati Misra）對《瑜伽論》的複注：即《真理明晰》（九世紀）。彌室羅的哲學立場為數論。
3. 薄闍（Bhoja）的注釋和評論：《薄闍評注》（十世紀）。其哲學立場為數論。

4. 識比丘（Vijnana Bhiksu）的複注：《瑜伽複注》（十六世紀）。其哲學立場為吠檀多。

5. 辨喜（Swami Vivekananda）對《瑜伽經》的注釋：《勝王瑜伽》（十九世紀）。其哲學立場為吠檀多。

八肢瑜伽（阿斯坦加瑜伽）是帕坦迦利為人們達成瑜伽目標「三摩地」，而設計出來的瑜伽修習之法門。這個瑜伽修習之法門，對瑜伽的發展具有革命性的意義。帕坦迦利的瑜伽才是真正的八肢瑜伽，我們不應該把它等同於當下瑜伽商業市場上流行的一種特殊類型的哈達瑜伽。

所謂的八肢瑜伽指：禁制（yama，持戒，戒律，音譯為夜摩）、勸制（niyama，精進，遵行，善律，音譯為尼夜摩）、體式（asana，體位、坐法）、調息（pranayama，呼吸法）、制感（pratyahara，攝心，內攝）、專注（dharana，執持，凝念）、冥想（dhyana，靜慮，禪定，音譯為禪那）和三摩地（samadhi，等持，三昧）。前五肢稱為瑜伽外肢（外修），後三肢稱為瑜伽內肢（內修）。外肢為內肢服務。

2 八肢瑜伽模式

帕坦迦利是一個瑜伽修習成就者，所編撰的《瑜伽經》內容十分豐富。但《瑜伽經》洋洋灑灑的四章內容，歸納起來就是一條，即第一章第二節：「瑜伽是對心的意識波動的控制。」理解了這一節的真諦、實踐這個真諦、達成這個真諦，也就達成了瑜伽。

為了引導人們達成瑜伽的這個至高目標，帕坦迦利引進了數論哲學，作為他的瑜伽體系的哲學基礎。後來的《瑜伽經》的注釋者們，有的繼續持數論哲學的立場，如毗耶娑，有的則從吠檀多立場來理解《瑜伽經》。

但是，我們需要闡明或理解的是，帕坦迦利這個八肢瑜伽模式並不必然需要和數論哲學建立一種直接的關係，也不一定非得要和吠檀多哲學建立一種必然的關係。事實上，在眾多的瑜伽修行者那裡，他們並不太在意瑜伽背後的哲學是數論的還是吠檀多的，而是更加關注於實踐。因為他們首先要解決的就是心意問題。不同的哲學流派以不同的方式來看待心意和心意的波動，也以不同的方法來處理或解決心意的問題。毫無疑問，數論和吠檀多在心意問題上的理解及處理方式有所差別，但這不妨礙我們理解和運用帕坦迦利所提出的，具有普遍性與實用性的八肢瑜伽模式。

事實上，對於不同的人，八肢瑜伽模式具體實踐的內涵差異不少；對於不同時期的人們，差異也不少。帕坦迦利認為，他提出的禁制和勸制的原則，是超越時間與前提條件的，需要絕對服從。然而，在很大程度上，這只能是形式的絕對性，而非具體實踐內容的絕對性。這個發現對於我們理解「何為瑜伽」具有十分重要的意義。

在禁制和勸制的原則下，八肢瑜伽模式可以脫離具體的哲學模式，而作為一種實踐的模式或者方法，其意義巨大。在不同歷史時期，在不同環境或處境中，人們可以在此模式中注入不同的內涵。而正是因為如此，人們才可以不斷地演繹和發展《瑜伽經》、實踐《瑜伽經》，從而創造出今日瑜伽盛大的局面。

如果把八肢瑜伽模式和某個具體的哲學流派連在一起，自然有其力量，但也就束縛了八肢瑜伽模式本身。如果我們清理一下八肢瑜伽模式和某些具體的哲學流派之間的關係，從而理解八肢瑜伽模式本身所具有的獨立性與可延展性，就更能理解帕坦迦利作為偉大瑜伽士所編撰的《瑜伽經》之原創性。

我們知道，帕坦迦利沒有提出自己的數論哲學，而是採納已有的數論哲學的基底，他在哲學上並沒有獨立的原創性。他的《瑜伽經》也沒有採納吠檀多哲學的基底，而後來的某些哲學家、注釋大家們從吠檀多哲學的角度，來注釋和理解這部《瑜伽經》，他們試圖將帕坦迦利的《瑜伽經》吠檀多化。帕坦迦利的《瑜伽經》是一種實踐，是一種真正「改變」、「服務」、「造就」新人的實踐。如果我說帕坦迦利是《瑜伽經》著作者而非編撰者，也沒有任何問題，因為，他真正的創造性就在於《瑜伽經》提出的這個「八肢瑜伽模式」。

當然，我們也要意識到，人們可以根據自己哲學的需要，採納不同的哲學立場。基於數論哲學，瑜伽是分離，而不是合一。基於吠檀多哲學，瑜伽則是合一，而不是分離。我們練習瑜伽，如果接受吠檀多哲學，就會說《瑜伽經》是要達到「合一」；如果接受數論哲學，就會說《瑜伽經》是要達到「分離」。對於吠檀多哲學，瑜伽的目的最終就是要達成「梵我一如」，這個「梵」就是至上自我，這個至上自我就是我們真正的本性，即阿特曼。對於數論哲學，瑜伽的目的最終就是要達成「原質（自然）和原人（普魯沙、純意識）分離」，從而達成「獨存」之境。

認識了帕坦迦利的原創性和核心，認識到其八肢模式和數論哲學、吠檀多哲學之間的距離，我們就能理解《瑜伽經》注釋傳統中的巨大差異，以及各自傳承的瑜伽傳統。基於此，我們就可以從多個視角來認識《瑜伽經》，實踐《瑜伽經》。

3 八肢瑜伽模式和數論

根據數論哲學，世界由「原人」（purusha，普魯沙，又稱本我）和「原質」（prakriti，自然，又稱原物）這兩種永恆的存在構成。原人是永恆不變的，原質是未顯的、不可見的。原質具有三德（tri-gunas），即悅性（sattva，善良）、動性（rajas，激情）和惰性（tamas，愚昧）。三德彼此運動，一旦打破它們之間的平衡，就會發生所謂的宇宙進化（變化），產生大（mahat，或覺〔buddhi〕）、我慢（ahamkara，私我，我執）、心意、五個感覺器官（眼、耳、鼻、舌、身）、五個行動器官（口、手、足、肛門、生殖器）、五個精微元素（色、聲、香、味、觸）、五個粗糙元素（地、水、火、風、空）。物質和精神現象共有二十四諦（tattva），原人是第二十五諦。

帕坦迦利《瑜伽經》在此基礎上加上了「自在天」這個特別的「原人」，所以《瑜伽經》可以被認為是一種有神論的數論。

數論哲學認為，人的問題出在心的波動上，正是因為我慢出現了自我感，從而產生「我」、「我的」觀念，而忘記了我們自己本是原人。在這個伴隨我慢的心意運動中，積聚了無數的潛在印跡和習性，並由此構成業力，使得我們陷入生死輪迴中。

帕坦迦利認為，對於具有分辨之力的人來說，因三德構成的一切，一切生活的經驗都是痛苦的，他說：「即使當前喜樂的享受也是痛苦的，因為我們已在擔心會失去它。過去的喜樂是痛苦的，因為它留在我們心中的印跡，會再度讓我們渴求它。」❶

為了克服或避免痛苦，帕坦迦利提供了種種瑜伽實踐的方法，即八肢瑜伽修持方法。

從這裡可以看到，數論是哲學基礎，而八肢是一套實踐方法。儘管帕坦迦利要處理的問題是人的痛苦問題，就如佛陀要解決的問題也是痛苦問題一樣，但佛陀的實修所體現的哲學顯然不同於帕坦迦利，儘管他們的倫理觀有一些相似。同樣的，耶穌也是要解決人的痛苦問題，而耶穌的解決方法也不同於佛陀和帕坦迦利。耶穌的方法主要是愛——信主，愛人，要悔改。一個人能悔改，能有大信，有大愛，他的痛苦問題就從根本上解決了。帕坦迦利提供的解決方法，則是工具性的。在這裡，數論和八肢瑜伽結合，也就是數論哲學思想和八肢瑜伽實修方法結合。但是，數論和八肢瑜伽之間並不是唯一的共生關係！

事實上，數論哲學本身並不需要八肢瑜伽修法。數論認為，人，一旦真正認識到原質和原人的差異，原人就不再認同於原質，也就是兩者達成分離，人也就自由了。帕坦迦利渴望這樣的自由，給大家留下的是一個具體的實踐之路。如果數論哲學和八肢瑜伽實踐是完全結合而不能分開的，那麼我們就無法理解後人從吠檀多哲學的角度去理解和實踐《瑜伽經》。

4 八肢瑜伽模式和吠檀多哲學

印度正統六派哲學，包含了吠檀多哲學和數論哲學。但這兩個哲學派別非常不同。吠檀多哲學是一元論，認為終極存在是唯一的，即梵，或絕對意識。所有的一切都是梵的幻化。吠檀多不二論的代表商羯羅（Shankara），強烈反對數論哲學。數論哲學是二元論的，堅持有兩個不變的終極本質，即原質和原人。

吠檀多和數論的目標，都是自由或三摩地。但他們的哲學基礎和實踐方法都存在差異。數論完全是透過智性明晰而得自由，無須依賴特別的實踐。但吠檀多強調自己的實踐方法，諸如冥想。

吠檀多和數論之間的區別，最根本的還是哲學觀的不同：一元論和二元論。事實上，它們使用的術語差異也很大。前面一節我們談到了數論的一些重要術語，吠檀多有其自身的重要術語，諸如梵、摩耶、阿特曼、吉瓦等。有時，人們把「阿特曼」對應於數論中的「原人」。事實上，這並不太正確。因為，吠檀多的「阿特曼」是同質的，並與終極的梵等同。吠檀多中也沒有對應數論中「原質」這個術語的詞。

《奧義書》認為，宇宙由普拉那構成。在不二論吠檀多中，所有物質的運動都是由五種生命氣或普拉那引發的。在數論哲學中，則完全缺乏「普拉那」這個概念，一切「運動」來自動性。但若是一定要找點對應的關係，則勉強可以把三德和原質對應，原質和吠檀多的摩耶對應，摩耶對應於普拉那。但因為它們在不同的哲學系統中具有特定的含義，我們只能說勉強具有一定對應的關係，卻不能完全等同起來。

根據吠檀多，自由或解脫是個體達成和梵的合一，喜樂是阿特曼的固有（內在）本性，自由或解脫是一種喜樂狀態。而根據數論哲學，自由或解脫並不是喜樂狀態，而是一種悲傷終止的狀態。

根據吠檀多，（我的）個體性是虛幻的，「我意識」（I-consciousness）來自阿特曼與菩提的認同。根據數論哲學，個體是真實存在的，即便是在解脫的狀態下，這種「我意識」屬於原質，但不是原人。

我們注意到，在瑜伽修行界，不少人根本不能明確區分所謂的數論詞彙和吠檀多詞彙。大家已經習慣接受瑜伽是合一或連結之意，並以此去討論和理解《瑜伽經》。然而，或許他沒有想到的是，帕坦迦利的瑜伽是分離瑜伽，不是合一瑜伽。

儘管數論和吠檀多在思想上差別巨大，但事實上，吠檀多也從數論中吸收了不少內容，或者可以說挪用了一些數論派的思想。但吠檀多對《瑜伽經》的關注，是基於吠檀多立場的，它站在自己的立場上，挪用某些數論思想，肯定並接納帕坦迦利瑜伽的八肢修法。

也許有人會說，從吠檀多哲學的角度來理解《瑜伽經》，可能會在無形之中扭曲了帕坦迦利《瑜伽經》的原意，甚至做出非常不同的解釋。就如一本《老子》，不同人很可能做出了完全不同的解釋。儘管吠檀多和數論之間有著根本的差異，但是我們可以意識到，爭論這樣的差異性是沒有意義的。對於大眾來說，嚴格區分「阿特曼」和「原質」並沒有必要，對於概念化區分它們的價值也不大。對於普通修行者來說，不用太在意所用的詞彙以及它們之間的哲學差異；因為對於我們來說，首要的是實踐。等到實踐達成一定成效後，自會走上智慧之道。

5 八肢瑜伽模式和阿育吠陀瑜伽

帕坦迦利對瑜伽的理解，比如今大部分所教導的瑜伽更加綜合和完整。大衛・弗勞利認為，帕坦迦利的八肢瑜伽至少包含了六方面的問題，即心質、智性、心意、私我、生命力、身體。❷

從這六個方面來看，帕坦迦利的八肢瑜伽是一個龐大且複雜的修行系統，解決的是人在各方面的問題。而今日流行的哈達瑜伽，則基本上還停留在利用體位法來健身的層面上。事實上，它和帕坦迦利所談的瑜伽還有很大的距離。

基於數論，人們關注的是原質和原人的分離，在於最終的獨存；基於吠檀多，人們關注個體自我和至上自我的合一，個體靈魂（吉瓦）和阿特曼的認同，最終和梵合一。但我們要綜合考慮帕坦迦利的八肢，不能只看到想要的最終結果，還需要看到獲得結果的整個過程，也就是，換個角度，從阿育吠陀瑜伽出發，重新理解帕坦迦利的八肢瑜伽模式。

阿育吠陀瑜伽吸收了阿育吠陀理論，並且傳承了帕坦迦利瑜伽本身的理論。但作為一種對瑜伽的新發展，它有如下特徵：

1. 相較於傳統瑜伽，阿育吠陀瑜伽高度關注粗身和精身的健康。儘管它關注人的覺悟或自由或解脫，但其重點不是直達覺悟或解脫，而是首先關注具體的人在日常生活中具體的身心健康。它不反對覺悟或自由或解脫，因為其本質同樣也是追求覺悟，只是它沒有把實踐的重點首先落實到智慧瑜伽所做的那樣，完全以覺悟為導向。它也沒有像傳統上所理解的帕坦迦利那樣，以三摩地為皈依。它首要關注的是人的身心健康，因為它秉持「身心健康是達成覺悟的前提」。

2. 阿育吠陀瑜伽認可並接受帕坦迦利八肢瑜伽模式，其理論構架以八肢為基礎。

3. 阿育吠陀瑜伽不僅接受八肢瑜伽模式，而且擴展了八肢瑜伽模式，它從人的身心健康這個角度注入新內容。傳統的八肢瑜伽，重點是冥想。但阿育吠陀瑜伽對八肢都有相對獨立的認識。和傳統的八肢瑜伽相比，阿育吠陀瑜伽所討論的八肢內容更豐富、更多元，也更包容。

4. 阿育吠陀瑜伽考慮個體的體質差異。這是完全不同於傳統的帕坦迦利瑜伽之處。阿育吠陀瑜伽所關注的身心健康之方法，基於阿育吠陀醫學知識。也就是，只有瞭解了個體的體質，才能有針對性且更有成效地展開體位、調息、制感、專注、冥想、唱誦等瑜伽練習。

學習阿育吠陀瑜伽，需要充分瞭解阿育吠陀基本的醫學思想，需要充分瞭解瑜伽實踐，尤其是基於《瑜伽經》八肢實踐，需要充分瞭解瑜伽練習者的體質特徵，在這三者綜合的基礎上，確立起有效的練習模式，使得練習者首先可以在身心健康上確實獲得療癒，從而為瑜伽的更高目標服務。

註釋

1、《帕坦迦利〈瑜伽經〉及其權威闡釋》，斯瓦米·帕拉伯瓦南達、克里斯多夫·伊舍伍德著，王志成、楊柳譯，商務印書館，二〇一七年，第一一一頁。

2、David Frawley, *Ayurveda and the Mind*, Twin Lakes: Lotus Press, 1997, p.260.

Chapter 10

禁制瑜伽：戒律

1 八肢瑜伽中的禁制

大部分人認為，瑜伽只是個人之事。但帕坦迦利的八肢瑜伽首先表明的是，瑜伽是社會中的瑜伽。任何人都需要在一定的社會環境中探索瑜伽，實踐瑜伽，達成瑜伽的目標。帕坦迦利宣導的八肢瑜伽，首先就是把個體之人納入整體的社會中來理解。這個要點體現在八肢瑜伽模式中，就是八肢瑜伽的第一肢，即禁制（yama，持戒，戒律，音譯為夜摩）瑜伽。

禁制，意味著人的瑜伽實踐首先需要實修瑜伽的品質。禁制屬於瑜伽實踐者所需遵守的一種外在規則。離開這個外在規則，個體根本就不能達成瑜伽的目標。之所以如此，是因為本質上瑜伽是要培養起人的悅性（善良）品質，只有基於這個悅性品質，才有可能達到三摩地。

禁制包含五條戒律：不殺生（ahimsa，不傷害，又稱非暴）、不說謊（satya，又稱實語）、不偷盜（asteya，又稱非盜）、不縱欲（brahmacarya，又稱梵行）和不貪婪（aparigrahah，又稱非縱）。

在這五條戒律中，第一條「不殺生」最重要。一旦做到了不殺生，就能理解和做到其餘的四條戒律。因為，不殺生，就無須再遮蔽，無須再說謊，也無須再偷盜了。為了他人和自身，必然遵循基本的性能量準則，以及基於性能量的人際準則。不會去覬覦他人財富，不會貪求他人所擁有的東西。帕坦迦利認為，這些戒律具有普遍適用性，不受時間、地點、目的或等級規定的任何限制。帕坦迦利的這個看法具有兩面性。人們如何執行他的禁制，則是一門藝術。

艾揚格（B. K. S. Iyengar）在注釋《瑜伽經》第二章第三十一節時，還強化了帕坦迦利的普適性原則，他說：「禁制的五個方面被稱為『強大的普適誓戒』，因為它們不受階級、地點、時間和責任概念的制約。每一個人都應該無條件地遵從它們，特別是瑜伽學習者，而不問出處及現狀；諸如宗教儀式、誓戒和某些人的天職等文化現象，保存了這些禁制，形成了作為社會基礎的規則框架。我認為，這種普適性也應適用於其他七肢，而不區分時間、地點或條件，以便為一種普遍的文化制定規則。」❶

尼古拉．巴查曼（Nicolai Bachman）說：「始終嚴格實踐禁制是可能的，但在實踐層面則可能太極端。運用我們的分辨力來決定遵循一條禁制是否合適，這取決於我們自身。」❷

從當代瑜伽學術以及實踐出發，我們需要反思帕坦迦利所說的「無條件」執行的真實含義。

1. 帕坦迦利說應該無條件執行這些禁制，因為這些禁制是普遍適用的。並且進一步，艾揚格先生說，八肢瑜伽都是「普適」的，都應該嚴格執行。但現實中，幾乎無人可以真正做到。如果非常挑剔地來看，在這世上要找到一個人是真正無條件全部執行的，只怕是帕坦迦利本人也不能完全做得到。
2. 帕坦迦利所說的「無條件」是有條件的。注釋者毗耶娑曾談到，傳統上諸如不殺生是按照種姓劃分的。具體內容參見本章第三節。
3. 普通人所理解的「無條件」執行，很容易陷入「教條主義」中。這對瑜伽的修習會帶來一定的弊端。不能執行得太「執著」。
4. 普通人可能會因為不能很好地理解「禁制」或「勸制」的真實內涵，而可能使得「禁制」或「勸制」這兩肢「形同虛設」。

2 禁制和能量

根據大衛・弗勞利等瑜伽士的普遍看法，人體身心健康的根本是能量問題，即物理能量、心理能量、智性能量、喜樂能量等問題。

一個人，如果沒有足夠的物理能量，就會虛弱，生病，最後死亡。鍛鍊身體，增加營養，改善生活方式等，首先是一種保護、調理和增強物理能量的方式。身體是否健康，取決於很多因素。但重視物理能量的配置、增強、平衡和運用，則是關鍵。過於激烈的運動，過於負荷的運動，包括過於負荷的哈達瑜伽體位，並不是健康之道。缺少運動，同樣是不健康的。需要有合適的運動、合適的寧靜，需要有陰陽能量之間的平衡。

除了物理能量，也需要重視心理能量。我們的心理疾病，大部分時候都是由於心理能量的不平衡導致的。如何讓我們的心理能量平衡呢？對於普通人，我們可以採取一系列方法，例如：傾訴、發洩、移情、遊戲、郊遊、看心理醫師、反省、朝聖、閱讀經典、心靈激盪、念誦咒語、冥想等。其實，大部分人所面臨的心理問題都是一般性的問題。只有少數問題需要特別的醫學指導和醫治。很多時候，我們的心理問題其實就是缺少傾聽者，就這麼簡單。傾聽，對傾訴者來說，是一種極大的心理解放。從心理能量的角度看，傾訴和傾聽是一種心理能量的疏導。

有時，我們也會因為智性還不夠發達，或者還沒有明白一些問題，陷入智性能量的遮蔽或堵塞的狀態中。對於這種能量情況，我們需要更多智慧的手段。

最後，所有的能量最終都與喜樂能量相結合。我們不快樂，是因為喜樂能量陷入了遮蔽或堵塞的狀態中。對於這種能量情況，我們需要更多靈性的方法。

為了避免或減少各種能量的不正常流動，或者為了避免能量陷入遮蔽或堵塞的狀態中，我們首先需要讓生命品質轉向悅性。而這個轉變工作的第一步，就是要給生命的成長或走向圓滿，提供一種保護性的機制。這個保護性的機制最基本的就是禁制。

3 不殺生或不傷害

什麼是不殺生或不傷害？不殺生或不傷害是針對誰的？帕坦迦利認為，不殺生或不傷害這個禁制是無條件的；只要是真正的瑜伽士，就應該持此戒律。

根據印度傳統的種姓制度，對於種姓制度中不同階層的人，殺生是有規範或有例外的。例如，毗耶娑就評論說：「不殺生按照種姓來劃分，如漁夫殺生則限於殺害魚，不殺害其他。按照地點劃分，如『我在聖地不殺生』。按照時間劃分，如『我不在半月的第十四日和聖潔的日子裡殺生』。同樣，雖然擺脫了這三者，而按照時機劃分，如『除非為了天神和婆羅門，我不殺生』。這和剎帝利的規定一樣，除非在戰鬥中，剎帝利不殺生。」❸

帕坦迦利認為，應該沒有任何設定，就要無條件地踐行不殺生的戒律。這被視為「大誓言」。在現實中，幾乎沒有人能真的做到。這個「大誓言」對所有瑜伽人都提出了巨大的挑戰。嚴格地說，只要我們呼吸、喝水、走路等，都會導致廣義的殺生。因為，呼吸的空氣中有生命；喝的水中有生命；走路時，腳下也有很多的微小生命。當事人沒有意識到。但即便意識到了，也無法避免。佛陀知道這個道理的。耆那教徒也知道這個道理。嚴格的耆那教徒連喝水都要過濾。問題是，真能把微小的生命過濾掉嗎？在群山行走的瑜伽士，他們有能力避免不傷害腳下的小生命嗎？

然而，對於練習瑜伽的人，心中不生起殺害的念頭則是完全可能的。毫無疑問，佛陀、帕坦迦利等大師都沒有殺生的念頭。「大誓言」首先是在心意的念頭上踐行的。

另外，殺生，或者傷害，不僅發生在肉體上，還發生在心意層、語言層和行為層。語言的暴力，讀者應該都比較清楚。心中所謂的恨意，也是一種殺生。心意、語言和行為三種傷害往往聯繫在一起。如今，在這個溝通無限方便、人人都是媒體的時代，語言的暴力最容易發生。而心中的恨意，隱藏在心意中，在傷害他人的同時，更傷害自己。

不殺生或不傷害，是一條戒律。不殺生或不傷害，首先要運用於我們自己。我們對自己需要有一種全新的態度，愛護自己這具肉體和心理，從心意念頭、說出口的和沒有說出口的語言、顯現的和未顯現的行動上，首先愛護自己，對自己踐行不殺生。愛護自己，對自己持有非暴力、不傷害、不殺之態度和立場，非常有意義。

4 不說謊

從德性上說，說謊是惰性的特徵，而誠實是悅性的特徵。不說謊意味著誠實。毗耶娑說：「誠實得以確立，業和果便有保障。」[4]

簡單地剖析一下，說謊的原因不外乎以下幾條：

1. 為了自己的利益而說謊。
2. 為了他人的利益而說謊。
3. 為了小群體的利益而說謊。
4. 為了國家民族的利益而說謊。
5. 為了某種價值觀或世界觀而說謊。
6. 為了真理而說謊。
7. 為了遊戲的目的而說謊。

總結起來，一句話，為了利益而說謊。那麼，這個利益是什麼利益？物質利益？精神利益？靈性利益？

如果僅僅提供一些現象，我們就會模糊說謊的深層原因。若要抽象地談論「說謊」這件事，確實不容易。

然而，我們說謊的真正根源在於我們的「我慢」（私我，我執）！嚴格地說，誠實就是不說謊，就是不讓「我慢」干擾我們的判斷和語言的表達。

為了自我的保護、自我的虛榮，「我慢」會說謊。我慢的精微性，導致了謊言和說謊的精微性。甚至，有時我們可以說說謊是一個「計謀」，是一個系統中的「一環」。再從宏大的方面說，人類之夢的迷幻性，就在於我慢的迷幻性。但事實上，只要我慢存在，說謊就必然存在。我慢心重，說謊就嚴重。或許我們可以自我檢查一下，或者觀察他人，看看自己或他人有誰不曾說過謊？就如耶穌的反問，誰是善良的？

「我慢」為了自己而說謊。在這個物質三界，不說謊是難以理解的。因為，三界的構成是三德：悅性、動性和惰性。只有在純粹的悅性狀態，人是清明、光明、坦然、無礙的，人們生活在一種自然的狀態中，才無須說謊。說謊這種「德性」才無法在人的心念中升起。但是，世界並不是純粹悅性的，我們無法看到一個沒有說謊言的世界。

作為瑜伽修行者，我們則必須要努力超越說謊，也就是要努力超越惰性這個德性。發願安住在瑜伽之道上的人，應當不斷改造自我，轉化自我，透過瑜伽這個「煉金術」，消融我慢。可以說，「不說謊」是瑜伽修行達到某個高度的標誌。覺悟的聖人，超越私我，沒有我慢；他是光，於他，不再有謊言，就如光中沒有黑暗一樣。當我們超越我慢，或消除了我慢，說謊的根基就被挖了出來。

瑜伽是要把瑜伽人培養成悅性的人。儘管今日的哈達瑜伽（體位）很難具有這樣的能力，但從瑜伽本身的訴求看，如果瑜伽還關心人的覺悟，那他必定會沿著誠實、不說謊的生命品格發展。

現實中，一個人，一旦達成了覺悟之境，是否還會說謊呢？從形式上說，我認為他是會說謊的。但從本質上說，不會。例如，借用佛陀的一個故事。有女子因為孩子過世而非常痛苦，求佛陀救活她的孩子。佛陀知道她的悲傷和軟弱，並沒有用理論說教她，而是告訴她，到沒有死過人的人家討要芥子，要到了，她的孩子就會復活來。婦女信以為真，到處找。可是，誰家沒有死過人呢？這位女子在這樣的行動中明白了佛的教導。

形式上，佛陀說了謊。但因為佛陀沒有我慢，而是為了引導這個悲傷的女子走出悲傷，所以，本質上佛陀沒有說謊。

5 不偷盜

偷盜（偷竊），簡單地說，就是一方沒有某物，而另一方有某物，沒有某物的一方從有某物的一方，以非法的方式把某物占為己有。當然還有更進一步的，一方有某物，另一方也有某物，但一方出於自私，還是以非法的方式把另一方的某物占為己有。

同樣，偷盜（偷竊）的根源也是來自「我慢」。我慢強烈，偷盜就可能發生。我們講的偷盜，不僅僅是財物上的偷盜，也有觀點的偷盜，還有虛名的偷盜，等等。偷盜讓我慢得到滿足，卻可能讓當事人陷入麻煩。

偷盜他人財物，我們很容易理解。但如今也可以注意到，諸如在大學研究機構裡，教授剽竊同行的成果、國內學者剽竊國外學者的成果、漢語學者剽竊非漢語學者的成果。學術上的剽竊五花八門，不勝枚舉。人們對偷竊財物受到懲罰，很容易認可。但對學術上的偷竊（剽竊），一直以來都不夠重視。例如，有人翻譯了國外學者的書，譯著上有邊碼。另一位學者參考或挪用了該譯著，但他完全沒提及此譯著。這可以說是偷竊他人譯著的內容。有學者提出了新觀點，另一人卻說是自己提出了那個觀點，硬是把人家的觀點說成是他自己的。這是剽竊人家的觀點。

帕坦迦利說：「當一個人不再偷盜時，一切財富就接近他了。」[5]這個說法似乎有悖論。毗耶娑對此沒有給出特別的解釋。艾揚格說：「當一個人不去占有非己所有之物，所有財富都會降臨於他。他沒有欲望，卻毫不費力地吸引物質財富和象徵性財富，包括所有珍寶與美德。」[6]

斯瓦米·帕拉伯瓦南達、克里斯多夫·伊舍伍德的解釋有一些合理性：「這節經文可以用兩種方式加以解釋。首先，當一個人從貪欲中擺脫出來時，他就不再會經驗到任何匱乏，因而其處境便與世界上最富有的人相同。其次，在很多情況下，一個人若沒有物質利益的欲求，實際上反倒會引來物質利益。正如辨喜說的：『你離財富越遠，她就越是會跟著你，如果你根本不在意她，她就會成為你的奴隸。』」[7]

希亞姆·蘭戈那坦（Shyam Ranganathan）說，帕坦迦利在這裡所說的，具有悖論性，我們需要轉變理解視角。不偷盜，一切的財富如何可能接近他呢？從現實情況來看，蘭戈那坦認為，偷盜最終會讓人陷入麻煩，導致他沒有能力獲得財富。但他認為，帕坦迦利在這裡所談的財富，我們不應該直接等同於物質財富，而應該理解為精神財富或靈性財富。[8]

從三德理論出發，可以發現，偷盜源於惰性的屬性，也可能源於惰性─動性的屬性。當一個人被我慢主宰，而這個我慢又為動性占據主導的時候，他就非常在乎得失，總想從他人那裡獲得什麼。但由於人並非完全為某一個屬性所主宰，往往在惰性和動性結合主宰的時候，偷盜就容易發生。單純的動性屬性還不至於偷盜，不至於貪汙。而當一個人為悅性屬性所主導，那麼再大的財富安置在他面前，也不會去非法占有。

6 不縱欲

不縱欲，梵文是 brahmacarya，也翻譯成「梵行」。某種程度上可以說，其實質就是對性能量的控制。

毗耶娑說，一旦梵行得以確立，便會獲得勇力。獲得了勇力，功德就會增強，無所障礙。他獲得成功，能向可教化的弟子們傳授知識。[9]艾揚格則說，禁欲將生殖能量轉變為靈性能量（ojas，音譯為奧伽斯），帶來光輝。[10]

斯瓦米．帕拉伯瓦南達、克里斯多夫．伊舍伍德說：「性行為、性思想和性幻想，會消耗我們大部分的生命力。當這種力量因不縱欲而保存下來時，它就昇華成靈性能量。這種能量是精神導師絕對必需的，因為正是憑藉這種力量，他才能將他的理解力傳遞給學生。真正的宗教並不像歷史或數學那樣靠『教導』，而是像光或熱一樣被傳遞。」[11]

辨喜說：「不含性意識的大腦有著巨大的能量和強大的意志力。沒有貞節就不可能有任何精神的力量。（對性欲的）節制會帶來神奇的控制。人類的精神導師都十分節制，而正是這節制給了他們力量。因此，瑜伽士必須要節制。」⑫

希亞姆・蘭戈那坦說：「性控制促進生命活力的觀念，在印度和中國的傳統醫學中是一個普遍信念。當然，對於瑜伽士的挑戰是把這個性衝動，轉化成從事瑜伽的能量。」⑬

當代的瑜伽士大衛・弗勞利則說：「性活動容易在心意中增加動性和惰性、紊亂和遲鈍，並減少悅性和精神的明晰。所以，瑜伽系統強調『梵行』，即控制一個人的創造性能量，把性力的轉化作為靈性發展的一個主要因素。」⑭

在此，我之所以不厭其煩地引用大師們的教導，是要告訴讀者，對於梵行或不縱欲，瑜伽並不是從宗教的角度來理解的，而是從瑜伽實踐能否順利和成功的角度來理解的。不能堅持梵行，而是縱欲，就很難有瑜伽成就。

不過，艾揚格曾經十分正確地指出，「縱欲」常被誤解。他從一個瑜伽士的角度對性能量進行檢視，說：「性能量是生命力最基本的表達，它極其強大，必須控制與疏導。」⑮他認為，只有當感官快樂是唯一動因時，才違背了「不縱欲」。

尼古拉・巴查曼也說：「不縱欲是在保護生命能量，尤其性能量，以便引導到更富有成效的方向。走向（carya）至上真理（Brahman），指導身心脫離感官放縱，減少力比多，因而保護促進整體健康和活力的生殖液。根據阿育吠陀，消化的最終產物就是身體最微妙的組織，即生殖液，它們提供我們免疫系統背後的精微能量（即奧伽斯）。」[16]（註：力比多的原文為libido，指性衝動，為佛洛伊德提出的詞彙，指廣泛意義上的性。）

瑜伽並不是禁欲主義的，但也不是縱欲主義的，而是一種平衡主義，我們主張要適度和平衡。瑜伽應該適度地享受生活所能提供的，但不能執著或沉溺於任何感官的享受。

更加古老的吠陀文化，既不宣導禁欲，也不宣導縱欲。但對於少數生命的探索者，他們持有禁欲的立場。吠陀也沒有堅決反對。當然，事實上，某種程度的禁欲，或者說性欲克制，確實可以帶來更大的專注力和精神力量。這是事實。對於那些對某個事業有強烈追求的人，他們走禁欲之道，我們不應去否定，而要尊重他們。

瑜伽把我們帶向生命的圓滿、無明的消除、私我的崩潰，達到天人合一或梵我一如的境界。這是大丈夫的事業。在這條道路上，「不縱欲」是一條基本的戒律。特別對於那些走向瑜伽高級層面的導師和真正的瑜伽士們，更該如此。

從阿育吠陀瑜伽的角度來看，「不縱欲」是一條養生之道，這種養生之道和瑜伽的目標之追求完全一致。但如果把「不縱欲」轉變成為宗教性的教條，則會帶來不少問題。同樣的，把性問題從自然主義的問題完全轉變成為社會的、道德的問題，也會帶來不少問題。阿育吠陀瑜伽，從自然主義、社會道德和靈性等不同角度去理解，走一條中道，不讓性成為瑜伽途中的障礙，而是肯定性能量本身，肯定性能量轉化的價值。

帕坦迦利說：「當一個人不再貪婪時，他就會認識其生存的過去、現在和將來。」[17]貪婪是無明的結果，體現惰性的屬性。貪婪之人執著於各種對象。主要包括：物質對象、名聲、自己的身體、思想觀點、他人。

我們看到一個好看的東西，就想占為己有，得不到就可能偷竊，甚至更激進去暴力占有。我們可能貪婪於房子，把一生的追求都押在房子上。我們也可能執著於名聲，孜孜追求。我們可能貪婪於身體，對自己的身體有著莫名的崇拜衝動，例如過分的哈達瑜伽鍛鍊，糾結於某個高難度的體位動作。有些女性過於貪婪自己的身體，把大部分的時間和金錢花費在打扮上。有時，我們更加貪婪於觀點或思想，頑固地堅持自己的某些想法，似乎一切都不能改變，當受到挑戰時，會歇斯底里地「保護」自己的觀點或思想，或為自己的主張辯護。

在塵世的日常生活中，我們也會貪婪他人，把他人視為自己的所屬部分。而貪婪他人，是出於占有對方的我慢。然而，他人如何可能是自己的？當今更是一個消費主義主導的社會，人們跟隨欲望，陷入貪婪的泥潭，難以自拔。人成了貪婪消費的奴隸！

這裡，我們順便說幾句「收禮」。禮物本身非常有意義。但今日的「禮物」常常是不純粹的，其中潛伏著「交易」。或許你基於自己的名聲、地位、關係、職權等，有機會收到這樣那樣的「禮物」。一旦你接受「禮物」，滿足了你的「貪婪」之欲，也就陷進潛在的麻煩中。禮物有風險，收禮需謹慎。

有的「禮物」會讓我們遠離瑜伽，消耗能量，改變生命的航向。辨喜說：「接受贈禮者的心，會受到饋贈者的心的影響，因此接受者很可能墮落。接受贈禮容易喪失心的獨立性，並使人盲從。」[18] 當然，辨喜是從嚴格的修行要求來說的。我們也不能草木皆兵。一般沒有附帶條件的禮物應該還是沒有問題的。

瑜伽人的不貪婪，就意味著我們需要擺脫對自己身心的執著、對他人的執著、對名色地位等的執著。要消除因為我慢而生起的貪婪，根本就在於消除我慢或我執。帕坦迦利說，一旦達到不貪婪，我們就會去認識自己生存的過去、現在和將來。毗耶娑說，一旦達到不貪婪，便會探尋自己的過去、現在和未來：一、「我曾經是誰？」二、「我曾經怎樣？」三、「這是什麼？」四、「這究竟怎樣？」五、「我們將成為什麼？」六、「我們將會怎樣？」[19] 其中，第一、二項涉及過去，第三、四項關乎現在，第五、六項是將來。

一旦達到了不貪婪，我們就會關心上面的這些問題。這些問題的「核心問題是關乎『我』的本性，以及和身體的關係。現在我們把這個身體認同於『我』，但是當一個人知道過去和未來之身，他就會不得不拒絕這種認同觀，因為在那些身體中，我們的『我』曾經和將來是完全不同的，是某種其他身體。我們自己已經有眾多的身體之『我』並將有更多。所以，一旦質疑一個人執著於當下擁有的身體是一個人的個體性，這會導致不執，不執於私我以及世界的形式，靈性的探求會變得更強」。[20]

簡單地說，貪婪源自我慢。不貪婪會引發人們追問「我」的本性。從阿育吠陀瑜伽的角度說，不貪婪的人才是真正健康的人！

註釋

1、《帕坦迦利瑜伽經之光》，艾揚格著，王東旭、朱彩紅譯，海南出版社，二〇一六年，第一八一頁。
2、Nicolai Bachman, *The Path of the Yoga Sutras*, Boulder: Sounds True, 2011, p.140.
3、《瑜伽經》，缽顛闍利著，黃寶生譯，商務印書館，二〇一六年，第六十四頁。
4、同前，第六十八至六十九頁。
5、《帕坦迦利〈瑜伽經〉及其權威闡釋》，斯瓦米·帕拉伯瓦南達、克里斯多夫·伊舍伍德著，王志成、楊柳譯，商務印書館，二〇一七年，第一三三頁。
6、同1《帕坦迦利瑜伽經之光》，第一九一頁。譯文有改動。
7、同5《帕坦迦利〈瑜伽經〉及其權威闡釋》，第一三三頁。
8、Shyam Ranganathan, *Patanjali's Yoga Sutra with an Introduction and Commentary*, India: Penguin Books, p.189.
9、同3《瑜伽經》，第六十九頁。
10、同1《帕坦迦利瑜伽經之光》，第一九二頁。
11、同5《帕坦迦利〈瑜伽經〉及其權威闡釋》，第一三三至一三四頁。
12、*The Complete Works of Swami Vivekananda*, vol. 1 Kolkata: Advaita Ahrama, 2002, p.263.
13、同8 *Patanjali's Yoga Sutra with an Introduction and Commentary*, p.190.
14、David Frawley, *Ayurvedic Healing (2nd revised and enlarged edition)*, Twin Lakes: Lotus Press,2000, p.241.
15、同1《帕坦迦利瑜伽經之光》，第一九二頁。
16、同2 *The Path of the Yoga Sutras*, pp.157-158.
17、同5《帕坦迦利〈瑜伽經〉及其權威闡釋》，第一三四頁。

18、同5《帕坦迦利〈瑜伽經〉及其權威闡釋》，第一二六頁。

19、參見3《瑜伽經》，第六十九頁。

20、Swami Veda Bharati, *Yoga Sutras of Patanjali with the Exposition of Vyasa*, vol. 2., Delhi: Motilal Banarsidass Publishers,2009（2001）, pp.542-543.

Chapter 11

勸制瑜伽・・善律

1 瑜伽中的勸制

瑜伽中的禁制關乎個人的社會層面。我們的瑜伽修行不能脫離社會，不能脫離和他人的關係。所以，帕坦迦利給瑜伽實踐提出了五條戒律（禁制）。

同時，帕坦迦利也為瑜伽實踐者的個人生活，提出了五條善律（勸制）。禁制運用於社會層面，勸制則側重於個人層面。這五條善律分別是：純淨（**shaucha**，又稱潔淨）、滿足（**santosha**，又稱知足）、苦行（**tapas**）、研讀（**svadhyaya**，又稱自習）和敬神（**Ishvara pranidhana**，又稱奉神）。

瑜伽的勸制非常重要。有人認為，這些勸制可有可無，那是因為他們對帕坦加利瑜伽的無知。為什麼帕坦迦利首先把「禁制」作為瑜伽實踐的第一肢？這是因為，必須要有瑜伽修持的良好環境和條件。如果社會層面出了問題，所謂的瑜伽實踐就難以進行。有了這個社會層面的保障之後，個體的行為準則就非常重要。勸制使得瑜伽行者真正走向瑜伽之路。

純淨，就如烏龜身上的那個保護殼，讓瑜伽修習者始終走在正確的道路上，而不受傷害。身心純淨，就具備了生命的芳香，就可以帶來自我成長的正能量。滿足則讓我們不心外求物、不依我慢而行，卻可以讓自我的能量得到自然平衡。內心滿足的人，免疫力一般都比較強，很多一般性的心理疾病就不容易發生。

禁制是帕坦迦利瑜伽（即八肢瑜伽）的一個基礎部分。勸制也是帕坦迦利瑜伽的一個有機組成部分。離開勸制，帕坦迦利瑜伽也是無法成功的。有的瑜伽修習者說，我們練習瑜伽就是用體位法，最多加點調息和冥想。這樣理解瑜伽以及帕坦迦利瑜伽，是非常片面或完全錯誤的。

勸制絕對不是可有可無的擺設。沒有勸制，瑜伽練習會帶來很多問題。具體來說：

1. 不純淨：導致能量汙染，不合理的能量散耗，偏離瑜伽的目標。

2. 不滿足：引發我慢的擴張，小我的自大，激發過多的動性和惰性能量。

3. 不苦行：缺乏專注力。

4. 不研讀：不會明白瑜伽的真正道理。

5. 不敬神：缺乏謙卑和信仰，瑜伽沒有最終的歸宿。注意，這裡的神，不要誤會為「人格的神」。

2 勸制和能量

八肢瑜伽模式中的禁制，使得我們的瑜伽實踐走在安全的道路上；勸制的實踐則讓我們的能量專注在瑜伽的道路上。沒有安全保障，就無法談論瑜伽道路上的專注。沒有瑜伽道路上的專注，也就無法達成瑜伽的目標。

從能量的角度來看，正如帕坦迦利說的，能量（力量）強盛的人很快可以修成瑜伽（《瑜伽經》1:21）。如同禁制一樣，勸制的踐行也使得我們有足夠強盛的能量。禁制和勸制都為瑜伽行者提供了瑜伽的正念。這種瑜伽正念本身，也包含了瑜伽正行。瑜伽正行，就勸制來說，就需要在行動中體現出純淨、滿足、苦行、研讀和敬神的品格。

身心純淨，能量就會純淨。純淨的能量，不會沿著無端的方向流動或隨意消散甚至浪費。身心滿足，就會充滿能量，就無須支出無端、無意義的能量。苦行，本質上是一種自我管控。苦行可以發生在身心不同的層面。身體上的苦行，會帶來健康；心意上的苦行，會帶來心靈的力量，達到高度的專注，穩固自身的根基。研讀瑜伽典籍，可以靜心，可以明理，調整和促進智性鞘。敬神，可以使得我們的瑜伽目標高度明確，能量聚焦也高度確定。帕坦迦利說，克利亞（kriya）瑜伽的起點就是苦行、研讀和敬神（2:1）。正如艾揚格說的，苦行意味著哈達瑜伽，研讀意味著智慧瑜伽，敬神意味著虔信瑜伽。勸制使得瑜伽行者穩健地走在瑜伽正道上。

3 純淨

帕坦迦利說：「純淨會使人疏遠身體，厭惡與他人接觸。」❶對此，毗耶娑評論道：「厭惡自己的肢體而進行淨化，看到身體的弊端，不執身體，成為苦行者。進而，不接觸他人肢體。洞悉身體的本質，即使經過水等清洗，也看到身體不純潔，想要拋棄自己的身體，他怎麼還會接觸他人始終不自制的身體？」❷

從帕坦迦利和毗耶娑的教導可以看出，他們對待身體的態度是排斥性的，也就是說，身體本身並不值得去肯定。修習的結果是厭惡身體。這個思想與時下大部分人所認可的瑜伽，可能是「對抗的」。從數論哲學看，理想的結局是原質（自然，物質，非自我）和原人（自我，真我，普魯沙）分離。毗耶娑也持數論立場。如果我們擴展一下哲學視野，就會發現印度最大的哲學傳統（即吠檀多），對身體的態度也是排斥性的，它並不鼓勵人們熱愛身體，不會像今日的瑜伽人所看到的瑜伽那樣關愛身體。再擴展一下，諸如傳統的大小乘佛教修持，對身體的態度基本上也是排斥的。再擴展一下，西方傳統的基督宗教文化，也是排斥身體的。換言之，軸心時代發展起來的各大「宗教性」文化，可能都具有一個傾向，那就是普遍排斥身體，視身體為「惡」。今日人們普遍關注「身體」，很大程度上是現代性文明的產物。

帕坦迦利所理解的「純淨」，是排斥身體的汙染，目的是為了瑜伽的目標。從傳統的數論和吠檀多出發，「厭惡身體」是明瞭真理的體現，因為身體是暫時的、會腐朽的，而非永恆的。對於求真的瑜伽行者來講，除了永恆者之外，那些注定腐朽的有什麼意義值得追求呢？！在此，我們需要注意，厭惡身體，並不意味著破壞身體！「厭惡身體」是在明白了「身體必朽」的基礎上，對身體不執、不認同的一種實踐。明白了這個真諦，就明白了身體的作用。

在傳統的哈達瑜伽中，讓我們可以看到對身體的肯定。而在阿育吠陀瑜伽中，我們更看到了對身體的肯定。但是，無論是哈達瑜伽，還是阿育吠陀瑜伽，對身體的肯定，並不意味著對身體的執著。哈達瑜伽和阿育吠陀瑜伽是通過身體的瑜伽，而不是身體的瑜伽。「通過身體」，就是把身體視為神聖的「廟宇」。如果身體是廟宇，那麼我們就應該時時打掃乾淨，好好愛護周全。

阿育吠陀瑜伽並不否定帕坦迦利和吠檀多對待身體方式的有效性，但它並不認為那是唯一的方式。同樣是「純淨」，阿育吠陀瑜伽和帕坦迦利的八肢瑜伽有一些重疊，有一些相似，但也有不同之處。目標一致，但方法有差異。

這裡順便說一下，也有瑜伽士認為，帕坦迦利不僅編撰了《瑜伽經》，還編了阿育吠陀的經典。不過，從思想上看，個人認為《瑜伽經》的編撰者似乎不可能是阿育吠陀醫學著作的編撰者。因為，阿育吠陀經典對待身體的態度，與《瑜伽經》對待身體的態度差異很大。

我們從阿育吠陀瑜伽的角度來理解純淨，純淨可以包含四個層面：環境、身體、心意、精神。

✵ **環境純淨**：意味著瑜伽實踐者所處的環境應該乾淨、衛生，沒有汙染，空氣清新，飲水衛生，沒有嘈雜噪音，安全，飲食衛生且豐富。環境的不純淨會直接影響瑜伽的練習。瑜伽修習者要關注自己的環境，避免用汙染的食物、水等。

✵ **身體純淨**：意味著瑜伽實踐者要保持身體乾淨衛生。

✵ **心意純淨**：意味著心意能量專注不散漫。心意不純，也會直接影響身體不純。心意隨意之人，身體往往也是隨意的。

✵ **精神純淨**：我們不僅需要身體純淨、心意純淨，更需要精神純淨。精神汙染之人，如何可能成就瑜伽的目標？瑜伽之路是一條冒險之路。瑜伽有其自身的精神訴求。偏離了瑜伽真正的精神，或者根本就不在乎瑜伽精神，那麼他所行的瑜伽就只是一個空名而已。

4 滿足

帕坦迦利說：「由於滿足，人得到最大快樂。」❸也即是，滿足才是快樂的本質，而非因為快樂而滿足。

在這個世界上，什麼東西讓人最快樂？我們在《瑜伽喜樂之光》中有很多討論。一般來說，一切東西都有可能讓我們快樂，但這種快樂是有條件的。一頭豬在泥潭裡會感到快樂，但你不會。一個人在玩遊戲的時候會感到快樂，但有的人並不會。有人吃某種食物會感到快樂，但其他人不會。

透過外感官（即眼耳鼻舌身），我們會感到快樂。任何透過感官獲得的快樂都需要條件，即感知者（個我）、感知對象、感知工具（感官）。這個三元組，缺一不可。當我們的感知工具（感官）存在缺陷時，就感受不到快樂或痛苦；當我們的感知工具非常敏銳時，透過非常有限的感知對象，就能感知到強烈的快樂或痛苦。

我們需要透過感官來經驗快樂。當我們感官內攝時，主要透過內感官來感受內在的豐富和喜樂。而當我們感官完全內攝時，就可能處於深度睡眠狀態，或進入瑜伽三摩地狀態。我們自然也知道，我們的感官內攝有主動的和被動的，一旦感官被動內攝，被關閉了感官系統，身體可能就死亡了。我們累了的時候，也會被動內攝感官，此時就進入睡眠狀態。經過一段時間，感官再一次返回到活躍的狀態。如果是主動的感官內攝，即那些瑜伽修行者，他們有可能暫時進入三摩地狀態，也可能持續地處在三摩地中。但一般情況下，人的根無明（root-avidya）會把他「遣送」回來。

為了獲得快樂的體驗，可以從幾個角度來改善。

首先就是改善我們的感知工具，讓我們的感官改善而具有強烈的感知力，這是感知快樂的基礎。我們知道，感官會隨著環境條件的變化而變化，具體來說，生病時、年紀大了的時候、感官受到傷害，等等，都會影響我們的感知力。為了保持感知力，提高感知力，我們要找到合適的方法，阿育吠陀瑜伽可以提供不少幫助。

從感知對象來看，我們需要豐富的感知對象，也需要不斷強化的感知對象，如果感知對象（不管是形式還是內容）並不理想，我們就很難感受快樂。

從感知者來看，感知者是真正感受或經驗快樂的主體。主體的立場和態度，直接影響著他如何面對感知對象，以及如何利用感知工具。「你想什麼，就感知到什麼。」這是很有道理的。感知者得到很好的瑜伽修習，具有內在的滿足感，這種滿足並不是依賴外在對象，那麼，外在感知對象的變化就不會影響他的快樂；甚至，當他的感知工具發生了變化，或當他老了或某個感官受傷了，也不會影響他的快樂。這就是帕坦迦利說的，由於滿足，人得到最大的快樂。

其次，我們還可以換一個角度來理解快樂，世俗的快樂和神聖的快樂。

世俗的快樂需要依賴快樂對象，這種快樂具有相對的不穩定性、變異性、流動性、短暫性；神聖的快樂所依賴的對象，不是一般性現象，而是一種想像的、理性的或信仰的對象，具有相對的穩定性。世俗對象之快樂涉及各個方面，從生理性的快樂（如性、食物），到遊戲性的快樂、審美性的快樂，等等。神聖的快樂則包含了不執的快樂（不執於世俗對象），源於崇高人格的神聖對象的快樂，以及超越私我、抵達梵我一如的梵樂。

我們追求世俗的快樂，這並不是錯誤的，但執著世俗的快樂則會出現問題。對於世俗對象所帶來之快樂的認可和接納，阿育吠陀瑜伽不反對，但它並不宣導人們執著於世俗對象。同樣的，阿育吠陀瑜伽肯定神聖對象所帶來的精神和靈性的快樂，但同樣不宣導人們去執著那些快樂。

阿育吠陀瑜伽主張滿足於滿足，讓生命自我圓滿和流溢。當「滿足」本身作為存在之狀態的時候，快樂是自動呈現的。阿育吠陀瑜伽肯定帕坦迦利的「滿足」的善律。但在「滿足」狀態時，它不會排斥任何對象，而是透過一切經驗到無處不在的快樂。真正的阿育吠陀瑜伽士，他在哪裡都能經驗那無限豐富和圓滿的至上喜樂。

5 苦行

勸制中的後三條善律是苦行、研讀和敬神，帕坦迦利把這三者視為一個整體，稱之為「克利亞瑜伽」。尼古拉．巴查曼認為，這三條戒律會給我們帶來非常積極的改變。苦行包含了有意識的、深思熟慮的行動，是外在的行動，多在身體層，但這也不是絕對的。研讀則讓我們看到自己內在需要提升的地方。敬神讓我們保持謙卑。當這三者合作成為一個三元體的時候，它們就會成為我們成長的強大動力。[4]

尼古拉．巴查曼認為，克利亞瑜伽的目的有兩層：一是弱化精神上的、情緒上的痛苦；二是培養起完全的專注（三摩地）。透過實踐克利亞瑜伽，讓我們對先前那些需要消除的不舒服或痛苦的事件做出反應，並最終將這種反應轉化成有意識的、積極的行動。這一轉化闡明並淨化我們的心意場，讓我們完全專注並覺知事件的本來模樣。[5]

Tapas，苦行，來自詞根tap，意思是「熱」，或「引發痛苦的行為」。該詞最初出現在《梨俱吠陀》（10.154.2）中，指的是苦修和冥想。在《唱贊奧義書》和《蒙查羯奧義書》中也使用「tapas」一詞，指的是履行職責和苦行。佛教中也有關於苦行的教導，如《法句經》就把苦行等同於遵循一系列戒律，如梵行（貞守）、常行乞食、不說謊、穿濕衣、非暴力、不占他人之物等。帕坦迦利《瑜伽經》的苦行，則是從自制、苦修等角度理解的。

透過苦行，可以改變我們存在的狀態。我們知道，熱意味著轉化。燒開水，要加熱；燒飯，要加熱；打鐵，要加熱；防寒，要加熱；練習哈達體位，會發熱。因為苦行這一行動會帶來「熱」，這個「熱」便會帶來事件、過程、人生的改變。

《薄伽梵歌》對苦行做了最深刻的分析，認為苦行有三層：行為、語言和思想的苦行。「崇拜天神，尊敬婆羅門、古魯（導師）和智者，純潔，誠實，獨身，非暴力——這些被稱為行為的苦行。語言不具攻擊性，真實，有益，和藹，經常研習經典，這些被稱為語言的苦行。心意平靜，思想純潔，溫和，緘默，自我控制，這些就是思想的苦行。」（17.14~17.16）[6]

根據數論，萬事萬物都是由三德構成，並被三德所主宰。根據德性的差異，《薄伽梵歌》把苦行分三類：「瑜伽士心懷至上的信仰，不渴望獲得果實，實踐上述（思想、語言和行為）三種苦行，被稱為善良之德的苦行。為了獲得禮遇、榮譽和崇敬，為了顯擺炫耀，為了某種不確定的和短暫的結果而從事苦行，被稱為激情之德的苦行。愚蠢頑固，自我折磨，或為了傷害他人而從事苦行，被稱為愚昧之德的苦行。」（17.17~17.19）❼

如果理解了苦行的原意，是要我們透過苦行來轉變存在的狀態，那麼我們就應該對苦行持開放的態度，即便是身體的苦行，也應該要看到這其中的價值和意義。

帕坦迦利關心的苦行，是為了讓心意寧靜，以便進行冥想，抵達三摩地。苦行中，他發現人的身心不淨會被消除，並因此有可能獲得身體的某些超自然能力。❽透過淨化，人的感官得到了清理，而能發揮更大的作用或具備更大的功能。

從阿育吠陀瑜伽來看，苦行非常重要。阿育吠陀瑜伽並不否定數論傳統、吠檀多傳統的苦行，也就是基於覺悟的苦行，一切的苦行是為了覺悟和三摩地。它也肯定了《薄伽梵歌》對苦行的綜合性理解和闡發。但阿育吠陀瑜伽對苦行的理解，還有一些自身的特點。

第一，苦行不是為了苦行而苦行。很多瑜伽人並沒有理解苦行的動機和目標。他們大多看到的只是苦行的形式，例如，他們認為苦行就是以一種嚴厲的、苛刻的，甚至自虐的方式對待自己的身體。當然，有一些苦行屬於愚昧性苦行，並不適合人們去實踐。事實上，苦行需要以符合自身德性的方式來實踐。為了苦行而苦行，並不是阿育吠陀瑜伽所宣導的。

第二，苦行是為了我們的身心健康或達成身心發展的目標。為了參加某個瑜伽體位的考試，就需要花費時間和精力，這就是苦行。隨隨便便怎麼可能通過呢？有對夫婦因為種種原因腎虧。醫師建議他們夫婦分房住，半年內不要進行房事。對他們來說，這是苦行。農民為了莊稼要有好收成，同樣需要經常上田頭地間，這也是苦行。對於普通人，苦行的目標是非常具體的，也是世俗的。但換言之，任何目標的達成，都需要我們「加熱」，增加「痛苦」，離開這些，很難達成目標。

第三，瑜伽修習者的最高目標是三摩地，或者說是意識的覺醒。對於普通瑜伽練習者，特別是哈達瑜伽練習者，瑜伽的目標是世俗的，諸如減肥、健身、康復、減壓、靜心等。即便是為了達成這些目標，練習者也需要苦行，即不斷地做體位、調息等，真正需要「發熱」。但瑜伽行者需要明白的是，瑜伽的總體目標或者帕坦加利八肢瑜伽模式中的每一肢，都是一種苦行。

第四，阿育吠陀瑜伽強調苦行的目標性，但同時強調苦行一定要結合瑜伽練習者自身的體質。例如，有些體質的人做某些形式的苦行，不僅對身心健康沒有益處，甚至會造成傷害。有人認為辟穀很好，於是也去辟穀。但實在不是人人都適合辟穀的，我們首先需要對自身的體質有個充分的瞭解。同樣的，有人認為，必須要不斷地練習體位，才能達成哈達瑜伽的目標。這種錯誤的認知會反噬自身，因為他不認識自身的體質，不斷強化的體位練習並不一定會給他帶來健康效果，在認識上也不會有「突飛猛進」。他成了「苦行」的受害者。

6 研讀

帕坦迦利說：「由於研讀，人可看見他選定用以崇拜的神的面貌。」9

毗耶娑說，研讀（svadhyaya）包含了學習解脫經論或念誦「嗡」（Om，又音譯為「唵」）。[10] 薩拉斯瓦蒂（Swami Satyananda Saraswati）說，Swadhyaya（也寫作 Svadhyaya）的意思是閉上眼睛，觀察自己的內在自我。透過這樣的實踐，瑜伽士能夠深深地專注於擇神（本尊）上。[11] 艾德溫·布賴恩特（Edwin F. Bryant）說，Svadhyaya 的字面意思是自學，但更普遍的意思是研讀經典。在早期吠陀時期，它包含複述念誦吠陀經文，直到記住。[12] 由於帕坦迦利對於一般的神靈具有高度的警惕性，他提醒瑜伽士不要在意這些神靈的力量，因為一旦陷入那些「力量」，對瑜伽士是一種障礙。所以，布賴恩特斷言，人們選擇的崇拜之神應是自在天，而非一些吠陀小神。[13] 布賴恩特還進一步推論說，帕坦迦利是毗濕奴傳統或希瓦傳統的。[14] 帕坦迦利的自在天，跟一般宗教的至上神很不一樣；他認為，自在天並不是世界的創造者，並不干涉人類，而是一種特別的原人。

所以，從帕坦迦利的角度來看，「研讀」應包括研讀吠陀經典，以及念誦「嗡」咒語。研讀經典，可以明白道理，具有分辨能力，知道什麼是真我，什麼是非我。透過研讀，可以和至上真理建立連結。在這一點上，艾揚格則比較理性，他說：「研讀有兩條路徑。一條路徑是從身體的皮膚開始，穿越內在的諸鞘，走向那觀者；另一條路徑是從那觀者走向身體表層。儘管純粹意識就在體內，但它需要透過體式和調息實踐來打開，在實踐中，智性充當了一座橋梁——它把身體的覺知和那核心（意識）連結起來。唯有這連接的智性帶來身體、心意與靈魂的和諧，以及與至上靈魂（iṣṭadevatā，擇神）的親密無間。」[15]

臺灣的瑜伽行者邱顯峰先生的解釋更是理性，也值得重視，他說：「本節裡所謂的與神祇溝通，指的是透過研讀聖典，明瞭經典的旨趣，可以進一步瞭解聖者或神祇的心，並進而與之做心靈的溝通交流，因為一位聖者所著的聖典，代表他的心音和境地。但研讀聖典的最終目的，是在了悟真我、了悟至上、融入至上。」⑯

帕坦迦利強調了以研讀明理並切實實踐，目標是走向覺悟。從阿育吠陀瑜伽的角度看，研讀經典可以和至上自在天連結，並走向至上的自由，但它也充分肯定經典的閱讀以及念誦〈嗡咒〉更具體的意義。

對於瑜伽修習者來說，研讀經典可以理解至高的道理，也可以從中獲得啟發，用以指導日常人生。大部分人的瑜伽目的並不是求得解脫，而是渴望更加美好的現世生活。這個更加美好的現世生活，涉及身心的健康和人生的繁榮。研讀經典，可以為我們的人生提供指導。但那些強調覺悟和解脫的經典則並非如此。我們可以從不同的角度閱讀和演繹《瑜伽經》。一種解釋是完全解脫主義的，並不關注日常生活的繁榮和發展。這在今日大眾化、世俗化的瑜伽世界，難以有人如此實踐。另一種解釋是關注瑜伽的解脫，《瑜伽經》是關於如何覺悟的一種指導，但同時它也不排斥對身心健康和美好生活的追求，即印度傳統文化中所提出的財富、正義和快樂的追求。在世俗追求和覺悟追求之間，透過經典的演繹達成一種協調。而這個思想，本質上正是吠陀傳統所肯定的。

關於咒語。有各種各樣的咒語，不同咒語具有不同的功能。即便是〈嗡咒〉，也可以有不同意義的運用。可參見第十六章的詳細解說。

帕坦迦利說：「通過敬神，可獲得三摩地。」[17] 這裡的神，應該理解為「自在天」。而毗耶娑直接說：「將所有的一切奉獻給自在天，人一定獲得成就。」[18]

拉斐爾（Raphael）曾說，帕坦迦利《瑜伽經》的第二章第四十五節，必須和第一章第二十三至二十七節，以及第二章第一節整合在一起。值得指出的是，帕坦迦利一點也不是教派主義者，他讓人理解到，不僅可以透過八肢瑜伽，而且可以透過奉愛方式，投入自在天而達成三摩地。讓自己全然投入自在天這個至上、遍在、超越的原則，意味著完全不執於原質以及它的多重表象。」[19]

而艾揚格說：「三摩地是透過清明的智性和臣服於神的強烈意圖達成的。三摩地的力量降臨至託庇於神之人。將自我交託給神，讓修習者擺脫塵世欲望的束縛，引導他棄絕感官欲望，並在他身上培養出最為強烈的專注形式。」[20]

薩奇南達（Sri Swami Satchidananda）的說法更加直接：「很多人對如何即刻進入三摩地非常感興趣。事實上，只要我們完全奉獻自己，那麼我們此時此刻就可以達到三摩地，而無須等待昆達里尼升起、到達頂輪。……敬神是最容易的道路。《薄伽梵歌》中有一詩節說，『以我的名義做一切事情，你就會獲得平靜和喜樂』。如果我們理解這節經文，甚至就沒有理由閱讀更多經文了。」[21]

我們可以注意下面幾點：

1. 帕坦迦利也提供了一條走向瑜伽目標的簡易之道，那就是：義無反顧地投入自在天的懷抱。

這可以導致三摩地。從哲學上說，這是將私我完全放棄，投入到一個至高者那裡。這個思想和吠檀多的思想一致，卻和數論思想有別。從這裡我們也可以看到，帕坦迦利在本質上具有實踐的品質，他也不是一個固執的人。如果透過敬神也可以達到三摩地，那就是說，透過體位、調息、制感、專注、冥想，最後達到三摩地，並不是唯一的。在克利亞瑜伽中，苦行、研讀和敬神可以達到瑜伽目標，這似乎是一個獨立的瑜伽修行系統。但帕坦迦利做更多的論述。這給了我們一個啟發，即，帕坦迦利的瑜伽系統具有很大的包容性，甚至可以包容基於數論和吠檀多這兩種不同哲學的瑜伽修持。這又給了我們一個極大的實踐性啟示：我們可以根據自身的意趣和體質來選擇瑜伽之道。

2. 帕坦迦利瑜伽並不否定恩典在達到瑜伽目標之道上的重要性，反而是高度肯定它。希亞姆·蘭戈那坦明確指明了這一點。[22]帕坦迦利接受瑜伽恩典論，這是值得關注的。因為，在整體上，《瑜伽經》基本上是一個「自行救助」的修行系統。但在克利亞瑜伽中，帕坦迦利接受了至上的主（自在天）之恩典的思想。透過自在天的恩典，人也可能達到三摩地。不過，我們需要深入瞭解什麼是「恩典」。

尼古拉·巴查曼發現，敬神意味著人向一個更高的對象「自在天」臣服，這種臣服帶來兩個結果：消除我執（egotism），培養謙卑。[23]

絕大部分信仰體系，都相信有一種比我們更高、更精微的力量存在。帕坦迦利所持的數論哲學，包含一個至上的主（即自在天），這個自在天不受三德限制；數論哲學也包含個體的內在自我（即普魯沙）。一個人要是心中懷疑，就無法做到敬神。巴查曼說，懷疑會損害任何成功的機會，真正的信仰需要全身心地臣服於至上的主。「當我們對更高的力量有了信心，我們就會接受『那些作為我們行動結果所發生的事，正是所要發生的』，即便它並不和我們的期待相配。」[24]

因為對至上的自在天有了信仰，我們就會坦然接受一切，放下我執，一切都是以自在天為歸宿。由於自在天是完美的、絕對的、全知的，我們必然就會升起內在的謙卑。一旦內在的謙卑升起，我執就消除，我們和自在天之間的隔閡就被打破，就如在吠檀多中，吉瓦（靈魂）得到了淨化而與阿特曼一如（完全相同）。真正的信仰會消除私我，消除我執。生命的品質就會發生根本的轉變，而這個轉變可被視為自在天的「恩典」！在這一恩典中，個體內心升起純粹的愛。在純粹的愛中，無明被消除，喜樂自然升起，並且這種喜樂擴散到一切眾生。在這個意義上，瑜伽中的恩典並不是神祕的，而是可以理解的。敬神是一條瑜伽之路。

從阿育吠陀瑜伽的角度看，這種基於虔信的瑜伽之路，對於心靈的健康也極其重要，尤其是對於那些感情豐富、水型體質的人，虔信瑜伽之道是一個比較好的選項。

註釋

1、《帕坦迦利〈瑜伽經〉及其權威闡釋》，斯瓦米．帕拉伯瓦南達、克里斯多夫．伊舍伍德著，王志成、楊柳譯，商務印書館，二〇一七年，第一三四頁。

2、《瑜伽經》，缽顛闍利著，黃寶生譯，商務印書館，二〇一六年，第七十頁。

3、同1《帕坦迦利〈瑜伽經〉及其權威闡釋》，第一三六頁。

4、Nicolai Bachman, The Path of the Yoga Sutras, Boulder: Sounds True, 2011, pp.185-186.

5、同前，p.186.

6、《薄伽梵歌》（注釋本），毗耶娑著，羅摩南達．普拉薩德英譯並注釋，王志成、靈海漢譯：，四川人民出版社，二〇一七年第七次印刷，第三一五至三一七頁。

7、同前，第三一七至三一八頁。

8、同1《帕坦迦利〈瑜伽經〉及其權威闡釋》，第一三七頁。

9、同1《帕坦迦利〈瑜伽經〉及其權威闡釋》，第一三八頁。

10、同2《瑜伽經》，第六十六頁。

11、Swami Satyananda Saraswati, *Four Chapters on Freedom: Commentary on the Yoga Sutras of Sage Patanjali*, Bihar: Yoga Publications Trust, p.204.

12、Edwin F. Bryant, *The Yoga Sutras of Patanjali with Insights from the traditional commentators*, New York: North Pint Press, p.273.

13、同前，p.274.

14、同前，p.277.

15、《帕坦迦利瑜伽經之光》，艾揚格著，王東旭、朱彩紅譯，海南出版社，二〇一六年，第二〇一頁。譯文稍有修改。

16、《勝王瑜伽經》（詳解），邱顯峰翻譯講述，臺北：喜悅之路靜坐協會，第一七六頁。

17、同 1《帕坦迦利〈瑜伽經〉及其權威闡釋》，第一三八頁。

18、同 2《瑜伽經》，第七十一頁。

19、Raphael, *The Regeal Way to Realization (Yogadarsana)*, New York: Aurea Vidya, 2012, p.82.

20、同 15《帕坦迦利瑜伽經之光》，第二〇三頁。

21、Sri Swami Satchidananda, *The Yoga Sutras of Patanjali with Translation and Commentary*, Virginia: Integral Yoga Publications, 2013, pp.141-142.

22、Shyam Ranganthan, *Patanjali's Yoga Sutra with An Introduction and Commentary*, India: Penguin Books, 2008.

23、Nicolai Bachman, *The Path of the Yoga Sutras*, Boulder: Sounds True, 2011, p. 201.

24、同前，p. 202.

Chapter 12

身體瑜伽

當今社會，許多人所理解的瑜伽就是哈達瑜伽。但他們所理解的哈達瑜伽，絕大部分並不是傳統的哈達瑜伽，而是具有高度運動特徵或體育化的當代哈達瑜伽。他們過於重視「體位」這一肢瑜伽的實踐，相對忽視了瑜伽更大、更廣的維度，他們的瑜伽和傳統瑜伽之目標相差甚遠。

當代體育化的哈達瑜伽受到現代運動生理學、解剖學等學科的影響，對體位的要求越來越嚴格、越來越細化，甚至是標準化，可以說哈達瑜伽已經徹底西化。同時，也有瑜伽人試圖將傳統文化中的中醫、太極等，與哈達瑜伽融合起來，出現了瑜伽的一些新氣象。當然，也有瑜伽人試圖找到瑜伽的原意。

本章為大家提供基於阿育吠陀視角而展開的哈達瑜伽。希望這個新發展的瑜伽，可以有助於瑜伽更加成熟健康地發展。

1 《瑜伽經》與體位

帕坦迦利《瑜伽經》涉及體位（體式、坐姿）的經文，主要是第二章第四十六至四十九節：

坐法必須安穩自如。（2:46）

控制身體的自然習性，冥想無限者，坐法便安穩自如。（2:47）

這樣，一個人不再受感官經驗二元性的困擾。（2:48）

掌握坐法後，必須透過呼氣、吸氣的停頓，進行調息練習。（2:49）[1]

我們需要知道，在帕坦迦利的時代，還沒有後來人們所瞭解的哈達瑜伽。根據帕坦迦利，體位（asana）一詞的含義主要是：瑜伽士坐穩、坐舒適的身體姿勢，尤其是坐姿，這種坐姿可以讓瑜伽士長時間安穩地坐著冥想無限者（如 Om），從而達成身心放鬆以及瑜伽的目的，即超越感官經驗的二元性。另外，帕坦迦利提醒我們，只有坐法穩定後，才可以進行且必須進行調息的練習。但《瑜伽經》中還沒有後來哈達瑜伽所宣導的 asana 的含義，即各種各樣的體式。[2]

我們今天看到的瑜伽人所做的各種各樣的體式，本質上和帕坦迦利無關，和原來的瑜伽八肢也沒有非常直接的關係。

2 《哈達瑜伽之光》與體位

Asana 成為今日人們所理解的各種各樣的體位，主要來自另一支瑜伽，即哈達瑜伽。哈達瑜伽的核心和普拉那能量的控制有關。為了控制這個普拉那能量，哈達瑜伽強調體位、調息、身印等。現代社會中，人們把哈達瑜伽等同於身體瑜伽，認為哈達瑜伽就是為了身體。當代哈達瑜伽在本質上就是身體瑜伽，極少會涉及傳統哈達瑜伽的目標。傳統哈達瑜伽和現代哈達瑜伽全然有別，但它們重視體位，這還是一致的。

傳統哈達瑜伽代表性的文本有《格蘭達本集》、《希瓦本集》、《牧牛尊者百論》、《瓦希斯塔本集》、《雅伽瓦卡亞瑜伽》、《哈達瑜伽之光》等。在眾多文本中，影響最大的就是《哈達瑜伽之光》。關於哈達瑜伽體位的數量，薩海（G. S. Sahay）博士有個完整的描述：「高羅克薩（即牧牛尊者）認為，體位的數量和物種的數量一樣多。根據印度神話，物種有八百四十萬種，因此，體位的種類也是八百四十萬種。《哈達瑜伽之光》確定了八十四種體位。在焦特布爾發現的《哈達瑜伽之光》手稿中，描述了一百零八種……《喬戈—普拉迪皮亞卡》（*Joga Pradipyaka*）是哲亞特・羅摩（Jaiyat Rama）用北印度方言寫下的另一部手稿，它描述了八十四種體位。」[3]

總體上，我們可以發現，「體位總數超過兩百種；在很多情況下，體位名稱相同，但是技巧不同；不同文本中，有時體位相同，但名稱不同」。[4]

《哈達瑜伽之光》第一章提供了十五個體位，分別是：吉祥坐、牛面式、英雄坐、龜式、公雞式、仰龜式、弓式、扭轉式、背部伸展式、孔雀式、攤屍式、至善坐、蓮花坐、獅子坐和蝴蝶坐（牧牛式）。[5]

不過，《哈達瑜伽之光》的作者斯瓦特瑪拉摩認為，在所有的體位中，精華的體位就只有四種。而且，如果我們仔細研讀文本就會發現，實際上，只有一種體位是所有體位中最好的，即至善坐（siddhasana）。[6]這很值得我們思考體位的本質目的。

3 體位和瑜伽系統

瑜伽相當於一個家族。各個家族成員對待體位有不同態度。傳統上，大部分瑜伽都沒有把注意力放在體位上，只有哈達瑜伽特別肯定了體位的重要性。

傳統哈達瑜伽時時不忘它的目標，那就是三摩地。只是它認為，身體健康和能量控制是達成瑜伽目標所必需的。傳統哈達瑜伽對練習環境、練習順序、飲食習慣等都有明確的規定，同時對依據其要求進行的哈達瑜伽練習，所帶來的身體上的效果也予以明確肯定。

大衛・弗勞利說：「如果沒有合適的體位去安頓普拉那，調息就不可能平穩進行。如果沒有合適的體位去安頓感官，制感幾乎就是不可能的。如果沒有合適的體位去安頓心意，專注和冥想就難以進行。」[7]由此可見，我們不能忽視體位法的重要。之所以如此，是因為體位可以幫助我們減少干擾心意的動性能量。

關於體位，可以有幾種理解：

1. 作為走向瑜伽目標中的一個環節，完全服務於三摩地。
2. 作為單純的練習，接近健身運動。
3. 作為一種身心療癒的方式。

傳統哈達瑜伽的體位關注的核心是第一種。現代哈達瑜伽的重點則在後兩種。對很多瑜伽練習者來說，體位練習的目的是第二種理解。不管哪種理解，體位都具有特別的價值。從體位服務於三摩地來說，可以不關心現代運動生理學、解剖學的知識；但對於後兩種理解，哈達瑜伽吸收現代運動生理學、解剖學的知識，就顯得很有意義。

哈達瑜伽的西方化，很大程度上突出了哈達瑜伽體位法中的第二種理解，結合了現代西方發展起來的運動生理學、解剖學等學科。這使得哈達瑜伽似乎具有了「科學性」的特點。而對有些人來說，這種現代哈達瑜伽甚至被消極地視為「殖民化的瑜伽」（colonized yoga），或也可被看作「西方化的瑜伽」（westernized yoga）。

從哈達瑜伽體位法的第三種理解出發，我們可以說，將中醫或印度阿育吠陀醫學融入哈達瑜伽，就具有更加深化和廣泛的意義。本章，我們主要吸收阿育吠陀的思想來呈現瑜伽體位。

從阿育吠陀瑜伽的角度來看，體位的練習應該是很講究的。事實上，不同瑜伽系統如果能吸收或關注一些體位上的練習，會很有意義。無論是行動瑜伽，還是智慧瑜伽，或者虔信瑜伽，每天以三十分鐘或更多時間練習瑜伽體位，對他的瑜伽之道很有幫助。透過哈達體位，可以幫助任何類型的瑜伽人變得更健康，使得瑜伽之路更順暢。

4 體位的意義和目的

體位是我們獲得粗身平衡健康的工具。體位的練習可以釋放張力、改善彈性、強化身體中的能量流動等。大衛．弗勞利說，體位的目的是創造一種自由的能量流，以便幫助我們直接關注內在。而同時，這股能量流也可以聚焦於身體，以便處理身體相應部位的不適應，或治癒一些疾病。❽事實上，體位可以直接影響我們的健康、生命的活力、身體的靈動性以及覺知。缺乏體位練習可能會出現健康問題，錯誤的體位練習同樣也會帶來健康問題，不科學的體位會堵塞我們體內的能量流動，使得機體功能不適，甚至讓功能失調，導致疼痛和疾病。

弗勞利分析了體位和三層身體之間的關係：

1）體位對粗身鞘的影響

對粗身鞘的影響主要集中於消化道。如果體位有問題，而能量運動通過消化道的時候就會受堵。這會直接影響胃火，並可能不同程度地引發各種消化問題以及不同的疾病。後背和胸部很緊，會弱化胃口，而胃口受制於頭和口中的普拉那能量。背部中間以及腹部中間太緊，則會弱化小腸中的胃火，這會讓累積的張力產生壓力，導致食物吸收障礙。背部下方和腹部的緊張或疲弱，會限制或弱化結腸的功能，會導致氣脹，擾亂消化，導致便祕、腹瀉等。

2）體位對能量鞘的影響

能量鞘主要透過粗身鞘的消化系統和循環系統發揮作用。普拉那的對應物之一的氧氣，透過血液強化所有組織的能量。體位錯了，肺的功能就會受影響，呼吸就弱，氧氣吸收就會減弱。一旦肺部累積黏液和濁氣，會導致充血、過敏和感染。隨著免疫功能的下降，抵抗通過空氣傳播的病原體的能力也下降。背部上中部的體位會強烈影響肺部以及循環系統。錯誤的體位會阻礙上行氣的運動，而我們是通過上行氣直立、感到快樂和充滿活力的。這也會導致下行氣的增加，讓我們感到沉重、憂鬱和低能量。

3）體位對心意鞘的影響

心意鞘主要透過頭、腦和神經系統工作。如果體位錯誤，神經脈衝就會被干擾。脖子緊張，則流向頭部的血液就會減少，心理能量就會減少，導致頭痛、鼻竇過敏，以及其他心意鞘和能量鞘的問題。

神經系統和骨骼系統緊密相連。而根據阿育吠陀，神經組織是從骨骼組織發展的。命根氣在神經中，下行氣在骨頭中。而神經系統尤其和風型能量連結，並主導火型能量和水型能量。錯誤的體位會累積風型能量，擾亂整個身心。具有冷和乾燥屬性的風型能量，累積在骨頭和關節中，導致關節僵硬。這一緊張轉移到神經，導致失眠、焦慮和情緒不穩。神經系統受到脊柱的控制。錯誤的脊柱扭轉，會引發神經緊張和種種風型方面的問題。而透過正確的瑜伽體位放鬆關節，累積的風型能量就會得到舒緩，促進健康和覺知。❾

體位對於健康的重要性不言而喻，對身體、普拉那、心意、體形、生命力和創造性的理性，都具有積極的治療效果。但是，現實中，人們卻難以理解科學的體位鍛鍊的重要性。人們忽視正確的體位，很少去發展人的彈性。同時，人們接受一種體操式的瑜伽練習，引發進一步的張力。

時下，大多數瑜伽練習者都是在辦公室、空調房、電腦前工作，很容易帶來種種問題。很多知識分子屬於風型體質，他們往往忽視身體，身體僵硬，缺乏彈性，骨頭裡累積了過多的風型能量。但也有人過於執著體位，過度強調瑜伽體位所謂的精準和標準化，他們的體位缺乏不執之德的培養，即便一時在身體上帶來一些益處，也往往導致對身體的執著，在心意和情緒上變得僵硬，甚至性情暴戾。事實上，過於強調體位並不合適，因為這會過度增強身體的意識，強化身體層的私我。

5 體位與體質

體位和體質的關係非常密切，我們需要了解體位和體質之間是如何發生關聯的。大衛．弗勞利提醒我們，每個人都應該每天練習半小時的體位，以便防止體質的過多發展。一般來說，風型體質的人最需要練習體位，因為他們最容易坐姿扭曲。而水型體質的人容易久坐不動，可以透過更多主動的體位而受益，包括更多動性的運動或跳躍；火型體質的人則需要透過體位來平靜暴躁的脾氣。他還系統總結了不同體質和體位選擇的關係，針對對待體式的態度以及如何選擇具體體位，提供了很多洞見。

不同體位應該要和不同的體質相對應，而對相同的體位採取不同的方式，也可以對應相應的體質，如此才能使得體位事半功倍。例如，同一個體位，緩慢地進行、穩定地進行、柔和地進行，可以減少風型能量；清涼的、能量分散且放鬆地進行，可以減少火型能量；而快速、充滿熱能和用力地進行，則可以減少水型能量。

綜合弗勞利等人的研究，可以將風型、火型和水型體質，與相應的體位做整體的介紹。

1）風型和體位

風型體質的人身體較冷，皮膚乾燥，關節不佳，循環較差。他們的身體容易僵硬，脊柱容易側凸。他們應該做體位練習，以保持健康的身體。

據說，世上最好的和最差的體位展示者，都可能是風型體質的人。年輕時，他們彈性好，如能保持下去就會很好。但他們過於關注心意而忽視體位，則可能體位很差。他們有時脆弱，有時又容易過度運動，容易為不科學的體位練習以及強烈的體位練習所傷害。

我們進行體位練習，要減少風型，可以從正確的態度開始。不可急躁，心意和情緒要安穩，緩慢深長地呼吸，注意保暖，重視前期的熱身運動，改善循環，放鬆關節，要意識到自己可能會過度練習體位而時刻提醒自己，應適度出汗，但不可以太累。總的來說，風型體質的人，要溫和、緩慢、平衡、適度、暖和地練習體位。

風型體質的人練習體位，要強調骨盆和結腸這些風型能量所在的主要地方。練習的目的，主要是釋放臀部、腰椎、骶骼關節的緊張。風型體質的人不應過於運動。但當風型能量過多而導致身體僵硬時，體位練習可以適當增強強度，以使得普拉那能量進入那些僵硬的區域。

各種坐式都適合風型體質的人，特別是那些可以在下腹部創造力量和安靜的坐式，如至善坐、金剛坐。它們能增強根基，控制下行氣。

風型體質的人在脊柱累積風型能量，可以進行適度的脊柱彎曲，例如魚式就很好。同時，在脊柱適度扭轉時，要充分呼吸，不然就會增加風型能量。為了減少風型能量，可以多使用根鎖（會陰收束法）。

風型體質的人對於瑜伽體位的練習，不能太過消耗，應該溫和地進行。進行體位練習的同時，要注意配合調息和冥想。體位完成之後，一定要做大休息，需要足夠時間的攤屍式。並且，可以把小腿墊高一些。一般來說，如果做九十分鐘的體位練習，攤屍式的時間不應少於十五分鐘。

2）火型和體位

火型體質的人，富有肌肉，身體彈性好，循環和關節都不錯。如果他們從事體位練習，可以做得很好。但有時，他們對於一些體位則不及風型體質的人。他們的問題是關節良好，卻因為過度練習體位而容易鬆弛。

從心理學上說，火型體質的人富有攻擊性，喜歡做一些挑戰極限的體位。他們常常追求卓越，然而，當把這種精神運用到體位練習中的時候，就容易因為過度而出問題。他們充滿雄心，帶有強烈的驅動力。在進行瑜伽體位練習的時候，應該給身心帶來清涼，以便他們朝內而更好地理解自己。

瑜伽本身並不是競爭性或競技性的體育運動。特別對於火型體質的人，本來就充滿競爭和追求卓越的意識，在競爭性或競技性的運動中，容易做出一些超越自己極限的體位而導致瑜伽傷害。火型體質的人，對自己、對他人，都不要太挑剔，太富有批判性。否則，體內的火型能量會過分上升而帶來問題，如頭痛、眼壓升高、流鼻血等。

火型體質的人進行體位的方式，應該是清涼的、滋養的、擴展的、放鬆的，呼吸要放鬆，要安靜地坐。不要太出汗，不要讓身體太熱，更要小心不要讓腦子頭部太熱。一般要避免做頭倒立、手倒立等倒立體式，如果一定要做，則時間一定要短。為了減少火型能量，可以多多使用臍鎖（收腹收束法）。

根據瑜伽的理解，太陽原則在肚臍，月亮原則在上顎。這兩個原則可以對接。諸如肩倒立，就可以讓太陽和月亮兩種原則平衡，有助於舒緩中腹部、小腸和肝部的緊張。火型體質的人，可以多做弓式、眼鏡蛇式、船式和魚式。

3）水型和體位

水型體質的人，一般較矮胖，骨頭不長，彈性不佳。他們練習瑜伽，不應強迫自己練習蓮花坐等體位，避免受傷害。水型體質的人，小時候可能瘦弱，但隨著年紀增大，特別是生了孩子後就會發胖，這就容易導致他們渴望減肥，甚至透過瑜伽的體位法來減肥，但一般都達不到理想的效果。

因為超重，容易在胃部和大腿處累積過多的脂肪而讓身體下墜。他們也可能會在胸部累積黏液。水型體質的人容易久坐不動，身體活躍度較差，所以他們需要更多的練習，以刺激新陳代謝，增強循環。緩慢地體位練習容易增加水型能量。據說，水型體質的人就如結了冰的河流，因為冷而不流動。透過足夠強度的練習和深度呼吸，冰開始融化。這樣可以消除過多的水型能量。

水型體質的人可以多運動，多出汗。練習的時間也可以長一些。久坐會產生水型能量。對於水型體質的人，需要熱情、意志力，促其努力。通常他們的消化和新陳代謝緩慢，體位的練習應多刺激其消化，強化胃火所在區域的練習應該很有益。弓式是最適合水型體質的人的一種體位。啟動臍輪能量的練習也是一個很好的形式（參見第六章）。在練習相關體位時，應配合調息，效果會更好。為了減少水型能量，可以多多使用喉鎖（收頷收束法）。

以下的列表是大衛．弗勞利為風型、火型和水型三類人的哈達體位練習提供的一般性指導，讀者可參考使用。

風型（Vata）

總體指導	保持能量穩定、平衡和持續；溫和適度；維持熱情。
身體	保持身體平靜、專注和放鬆；體位要緩慢、柔和，不過度，不可突然用力，避免生硬運動，避免使用強力的肌肉力量。
普拉那	保持深呼吸，平靜和強健，要強調吸氣。
心意	保持心意穩定，專注。

火型（Pitta）

總體指導	保持能量清涼、開放和善於接納，像新月那樣。
身體	保持身體清涼、放鬆；以臣服的方式做體位，以便消除熱和緊張。
普拉那	清涼呼吸，放鬆和擴散；透過嘴巴呼氣，以便釋放過多的熱。
心意	保持心意接納性，不執，覺知，防止對人、對事過分的尖銳和批判性。

水型（Kapha）

總體指導	確保熱身；要努力、有速度和決心做體位。
身體	保持身體輕盈和運動、暖和、乾燥。
普拉那	保持普拉那向上運動，循環；如有必要，採取快速、深度的呼吸。
心意	保持心意熱情、警覺，像火焰一樣聚焦。

6 哈達瑜伽的練習指導

綜合眾多瑜伽士的實踐經驗，下面提供哈達瑜伽練習的一般性指導，讀者需根據自身的體質，參考使用。

1. 穿寬鬆合身的衣服。

2. 空腹，一般在飯後九十分鐘之後練習。練習中間，可適當飲用溫開水或檸檬水。
3. 在休息術之前的所有練習中，眼睛都是睜開的。
4. 除了特別的體式或調息法，整個體位練習過程中都是以鼻腔呼吸。
5. 練習時，身體是活躍的，但心意應處於覺知的狀態，即是寧靜的狀態。
6. 練習的基本順序：熱身、站式、倒立、後彎、前屈、扭轉、攤屍式。
7. 做扭轉式時，必須充分呼吸，不然容易傷身。
8. 練習要平衡，不要偏於一側。
9. 保持喉嚨、眼睛、下巴的放鬆。
10. 體位運動要緩慢、適度，保持覺知，從內外察覺自己的身心。瑜伽不是體操，它們是一些創造能量模式的身體姿勢，這些能量模式可以改變你的能量場，影響你的生活方式。
11. 瑜伽是一種修持，不是競技，也不和自己競爭。要安住在當下。
12. 身體疲倦或生病時，只能練習那些可治療你的體位。瑜伽是為了強化能量，而不是消耗能量。瑜伽可以成為能量管理的工具，帶來健康和長壽。
13. 每次練習結束之前，一定要做攤屍式。以九十分鐘一個瑜伽練習單元為例，一般需要休息五到二十分鐘。水型體質的人可以在七分鐘之內。攤屍式對於風型和火型體質的人十分重要，最好做二十分鐘。在所有體式中，攤屍式是異常重要的。攤屍式不僅是大休息的體式，更是一種重要的制感方式。

從阿育吠陀瑜伽的角度，我們還可以提醒幾點：

14. 阿育吠陀瑜伽對於體位的要求，和其他哈達瑜伽系統有差別。阿育吠陀瑜伽對體位難度要求並不高，它更強調體位的實際療癒效果。有時候，體位練習是為了力量及柔性。但在阿育吠陀瑜伽中，體位練習用於部分療癒，特別是用於糾正不當的形體。

15. 阿育吠陀瑜伽體位高度重視體位和呼吸配合。要是沒有合理、有效的呼吸，體位練習意義不大，甚至帶來傷害。大致上，用力的體式在吸氣時進行，伸展放鬆的體式在呼氣中進行。

16. 阿育吠陀瑜伽的體位針對粗身鞘，調息針對能量鞘，並連結粗身鞘和心意鞘。體位和呼吸是有機的關係。透過體位可穩定身體，強健身體，客觀上也有助於調息。

17. 為了讓體位練習具有更高級的意義，即和瑜伽目標有機結合，我們可以運用《梵經》中的思想，即我們在做體位的時候，加入內在的觀想，讓體位和體位的觀想結合，讓自己的小我和至上意識（至高者）連結。

7 體位、呼吸和體質的關係

根據大衛．弗勞利等人的研究，體位和體質的關係，可以分三個層面討論：

1. 普拉那層面，即風型層面，涉及擴展和收縮、升降體位。
2. 冷熱層面，即火型層面，涉及體位或呼吸冷熱。

3. 補瀉層面，即水型層面，涉及體位或呼吸補瀉。

1 風型層面

體位的運行本質上跟普拉那密切相關。事實上，我們需要瞭解普拉那、普拉那和體位、普拉那和體質的關係。體位和體質的關係，是透過普拉那而建立起來的。

我們在不同地方已經談論過「普拉那」這個生命能量。哈達瑜伽的核心涉及普拉那能量。普拉那代表的是運動，是風，和風型關係更為密切。

普拉那本身根據其功能還可細分為五種，即命根氣、上行氣、遍行氣、平行氣、下行氣。關於這五種次級的普拉那之位置和一般功能，可參見本書第三章。

我們先來看看體位和五個次級體質的關係：

1 體位可增強五個次級體質。

a. 命根氣：向內或向前運動的體位、呼吸。
b. 上行氣：向上運動的體位、站式體位。
c. 遍行氣：擴展和釋放的體位、伸展體位。
d. 平行氣：收縮和集中的體位、坐的體位。
e. 下行氣：立根和穩定的體位、坐的體位和俯臥體位。

2 體位可弱化五個次級體質。

a. 命根氣：向外運動的體位、施壓並感到疲勞的強烈體位。
b. 上行氣：向下運動並釋放的體位、倒立體位。
c. 遍行氣：收縮和集中的體位、蓮花坐、休息術。
d. 平行氣：擴展和釋放的體位、伸展手臂和腿的體位。
e. 下行氣：向上運動的體位、站立體位。

我們應該要充分考慮五個次級普拉那，要強化它們。但是，不同體質的人，在如何強化或弱化五個次級普拉那上會有差別。

若是個人能量偏低（下行氣過強），體位練習目的就在於增強能量，即增加上行氣，要強化向上的運動和站立的體式，也可強化唱誦等。

若是個人能量偏高（上行氣過盛），應該使用俯臥或倒立的體位，需要深而緩慢的呼吸，要控制說話。

若是個人能量太收縮或朝內（平行氣過多），其體位目的就應該在於擴展和釋放能量，即增加遍行氣，應多做一些擴展性的體位。

若是個人能量過於分散（遍行氣過強），其體位目的應該是集中和固定能量，即強化平行氣，可以多做冥想。

風型人的下行氣容易出問題，而下行氣控制下腹和生殖系統。對應方法是：要讓下行氣平靜、受控和強化。要謹慎對待下行氣，清理下行氣，一些淨化法很有必要。另外，增加平行氣，收縮和鞏固能量，也很重要。在強化平行氣的時候，還需要讓遍行氣發揮作用，即要釋放。在此過程中，身體推拿、推油對於減少風型能量也很有益。

火型人要注意平行氣的平衡。透過向下運動，促進下行氣和平行氣的平衡。

水型人活動性低，容易導致下行氣和平行氣過強。對應方法是：加強上升和擴展的體位，以便增加生命氣、上行氣和遍行氣。

2）火型層面

體位的冷熱，取決於它們對消化火的作用。一般來說，平行氣是收縮性的，是熱的；遍行氣是擴展性、伸展性的，是冷或涼的。擴展性的體位帶來熱效果，但時間久了，就會帶來清涼的效果。收縮性的體位帶來清涼效果，但時間久了，會帶來熱效果。所以，體位的冷熱並不是絕對的。

體位和呼吸的冷熱效果，主要如下：

1 體位

a. 前屈體位是清涼的，特別像坐角式（upavista konasana）。前屈體位的時間不要太久，不要刻意延長。

b. 後屈體位是熱的。

c. 站立體式是熱的（除了站立前屈體位）。

d. 大部分倒立體位是熱的，如頭倒立、手倒立。

e. 扭轉體位是中性的，促進三個體質的下降。

大衛．弗勞利提醒我們，任何體位都具有冷熱的功能，這主要取決於我們如何使用體位。一般促進循環的、收縮的體式是熱的，反之則容易導致清涼。

❷ 呼吸

a. 吸氣導致清涼。

b. 呼氣導致發熱。

❸ 住氣

a. 吸氣之後的住氣導致發熱。

b. 呼氣之後的住氣導致清涼。

❹ 左右脈經絡調息

a. 左鼻腔呼吸是清涼安靜的。

b. 右鼻腔呼吸是暖和刺激的。

5 用鼻腔或嘴巴呼吸

a. 相對來說，通過鼻腔的呼吸是熱的。

b. 通過嘴巴的呼吸是清涼的。

注意：用嘴巴呼吸，一般只在限定的時候使用，並且多用於呼氣。

6 快慢呼吸

a. 快速呼吸是熱的，如風箱式調息。

b. 慢呼吸是清涼的。

據說，快呼吸會加速老化過程以及能量喪失；慢呼吸則延緩老化過程以及能量喪失。

7 呼吸和體質

a. 熱呼吸，如太陽脈貫穿法、風箱式調息、聖光調息，會增加火型能量。

b. 清涼呼吸，如月亮脈貫穿法。

1）水型層面

超重或體重不足，在阿育吠陀中有很多具體的處理方法，例如五療法就很有價值。關於年紀，老人因為衰老，需要滋補性的療法。年輕人更多的需要瀉法。

根據大衛．弗勞利等人的研究，體位和調息具有滋補性及下瀉性功能。快速、強力的體位，具有下瀉的功能，反之則具有滋補的功能。增加明亮輕盈的調息，具有下瀉的效果。如果配合滋補性飲食，調息可以增加體重。

在滋補之前應該是瀉。這就是為什麼哈達體位中更多的體位活動在前，而最後才是休息式。

1. 運動和擴展性的體位是下瀉性的。
2. 安靜、坐式、閉合性的體位是滋補性的。
3. 深吸氣並伴隨延長的住氣是滋補性的，會增加土、水和火元素。
4. 延長呼氣，並伴隨住氣是下瀉性的，會增加風和空元素。

8 風型體質的體位次序（含部分調息）

接下來，我們整合大衛．弗勞利等人的研究，依據三類體質，提供一個相對完整的體位練習次序。需要注意的是，這些次列並非唯一的。同時，在實踐中，需要根據練習者自身體質的精微特徵，做相應的調整。

風型體質者練習的關鍵點是：平靜、緩慢、穩定、根基、力量、堅持。

1. 坐式：至善坐、金剛坐（Vajrasana）、獅子坐（Simhasana）、簡易坐（Sukhasana）、英雄坐（Virasana）。
2. 拜日式，但拜日的方式應該是緩慢的並要充滿覺知。
3. 站立式：樹式（Vrksasana）、三角式（Trikonasana）、戰士一二三式（Virabhadrasana）、門閂式（Parighasana）、山式（Tadasana）、幻椅式（Utkatasana）、前屈式（Padahastasana）。
4. 倒立式：頭倒立（Sirsasana）、靠牆倒箭式(Viparita Karani)、肩倒立（Salamba Sarvangasana）。
5. 眼鏡蛇式（Bhujangasana）和蝗蟲式（Salabhasana），要有意識、謹慎地練習。
6. 各種前屈體式，頭觸膝前屈伸展式（Janu Sirsasana）、坐立前屈（Paschimottanasana）。
7. 嬰兒式、龜式（Kurmasana）、背部扭轉頭碰膝前屈伸展式（Parivrtta Janu Sirsasana）、船式（Navasana）、瑜伽身印（Yoga Mudrasana）。
8. 脊柱扭轉，如巴拉瓦伽第二式（Bharadvajasana II）、套索扭轉式（Pasasana）。
9. 根鎖（Mula Bandha，會陰收束法）。
10. 經脈淨化調息法（Nadishodhana），左右鼻腔交替調息法十至十二次。
11. 攤屍式（Savasana），二十至三十分鐘。

（＊部分體位示範圖，參見本章的小附錄。）

9 火型體質的體位次序

火型體質者練習的關鍵點：清涼、放鬆、臣服、寬恕、溫和、擴散性。

1. 坐式：簡易坐、至善坐、金剛坐、英雄坐、蓮花坐。
2. 拜月式（Chandra Namaskar）。
3. 站立式，如樹式、三角式、半月式（Ardha Chandrasana）。
4. 腿伸展式，如雙角式（Prasarita Padottanasana）。
5. 下犬式（Adho Mukha Svanasana）。
6. 肩倒立、靠牆倒箭式、船式、魚式、眼鏡蛇式、弓式、嬰兒式。
7. 所有坐立前屈式，如坐角式（Upavistha Konasana）、龜式、頭觸膝式。
8. 扭轉式，如半魚王第二式（Ardha Matsyendrasana II）、瑪里奇式（Maricyasana）。
9. 瑜伽身印。
10. 臍鎖（Uddiyana Bandha，收腹收束法）。
11. 清涼調息法，十四次或二十一次。
12. 攤屍式，十五至三十分鐘。

（＊部分體位示範圖，參見本章的小附錄。）

10 水型體質的體位次序

水型體質者練習的關鍵點：刺激、運動、暖和、光明、能量、釋放。

1. 坐式：獅子坐，其他諸如簡易坐、至善坐、金剛坐、英雄坐、蓮花坐，但要注意配合調息。
2. 拜日式，動作可以猛一些，如跳躍部分。
3. 戰士一二三式、站立手抓大腳趾（Utthita Hasta Padangusthasana）、單腿脊柱前屈伸展式（Urdhva Prasarita Ekapadasana）、半月式。
4. 下犬式（Adho Mukha Svanasana）、上犬式（Urdhva Mukha Svanasana）、坐角式。
5. 全反向平衡式，如手倒立（Adho Mukha Vrksasana）、雀尾式（Pinca Mayurasana）。
6. 頭倒立（慎用）、肩倒立，以及各種變體。
7. 犁式、駱駝式、車輪式（Urdhva Dhanurasana）、蝗蟲式、船式、瑪里奇式、臥扭轉放鬆式（Jathara Parivartanasana）。
8. 喉鎖（Jalandhara Bandha，收頷收束法）。
9. 風箱式調息法（火呼吸）十四次（一輪），可以做三至五輪。
10. 短暫的攤屍式，七分鐘之內。

（＊部分體位示範圖，參見本章的小附錄。）

11 如何處理導致相反效果的體位

練習哈達體位是為了健康，為了減少某些體質，充分發揮意志力，並確保瑜伽中的舒適和健康。正如前面所述，一些體位會增加特定體質。但是，即便是增加特定體質的體位，我們還是可以練習。只不過，做這些體位時，需要注意配合呼吸、時間的長短、練習的頻率等。綜合大衛・弗勞利等人的建議，我們需要注意以下幾點：

1. 進入體位並保持體位時，應充分、有意識地呼吸。
2. 對於增加個人體質的體位，要縮短體位保持的時間，並要限制練習的次數。
3. 對於減少個人體質的體位，要延長體位保持的時間和數量。
4. 根據個人體質類型，瑜伽休息式要有合適的時間長度。

另外，我們還需要注意：反向體位。原則上，兩個反向的體位在功能上是可以相互平衡的。根據德斯卡查爾（T. K. V. Desikachar）的研究，在做好某個體位之後，接著做與之對應的反向體位，而且反向體位通常比較簡單。[10]例如，做好上犬式之後，接著就做下犬式，以達成兩種反向或對抗體位之間的平衡。反向體位是一門重要的藝術，阿育吠陀瑜伽十分重視反向體位，因為這可以避免某個元素之能量不合理的上升，從而保持平衡健康。

常用的反向體位有：戰士式—站立前屈式、眼鏡蛇式—貓式（變體）、背部前屈伸展式—橋式、蝗蟲式—炮彈式、仰臥扭轉式—炮彈式、頭倒立式—炮彈式（或肩倒立式）、駱駝式—嬰兒式、肩倒立—魚式、上犬式—下犬式。

12 瑜伽鎖和阿育吠陀瑜伽

瑜伽裡有四種常用的鎖印，就是根鎖、臍鎖、喉鎖、舌鎖。但進一步探索，則可以發展到七種瑜伽鎖印。鎖印的主要功能是鎖定能量，不讓能量輕易流失。在瑜伽練習中，掌握並熟練運用瑜伽鎖印，對身心健康很有意義。

下面分別介紹七種鎖印。

1）根鎖（Mulabandha），會陰收束法

至善坐，安穩地坐好（如果不能做這個體位，也可以坐在凳子上），閉上眼睛，放鬆全身，伸直腰背；住氣，收縮會陰（即用力提拉肛門和生殖器處的括約肌與內直肌），收縮後肌肉懸停一會兒；放鬆，恢復正常呼吸。

根鎖，通常做一輪五次即可。身體不好時不要做根鎖。

根鎖會提升上行氣，並喚醒昆達里尼能量。同時，可引導和控制性欲，防止和治療便祕。改善海底輪和生殖輪，減少風型能量。

2）馬印（Ashvini mudra）

馬印就是提肛運動：提肛，放鬆，提肛，放鬆。

根鎖和馬鎖都會提升上行氣，改善海底輪、生殖輪，有助於治療便祕，減少風型能量。

3）臍鎖（Uddiyana bandha），收腹收束法

練習臍鎖時，採站式或坐式皆可。

自然站立，身體放鬆舒適；腰部前傾，雙手放在大腿上；吸氣，呼氣，呼氣時要盡可能呼盡，可以多做幾次；住氣，朝內、朝上用力收腹，收縮後懸停一點時間；然後放鬆，緩慢呼氣；恢復正常呼吸。

臍鎖，通常做一輪五次即可。身體不好時不要做臍鎖。

臍鎖會提升上行氣，喚醒昆達里尼能量，改善胃火，可促進消化。改善臍輪，減少火型能量。

4）喉鎖（Jalandhara bandha），收頷收束法

可以採站式，也可以坐式。至善坐，安穩地坐好（如果不能做這個體位，也可以坐在凳子上）。雙手分別放在大腿上，閉眼或微閉；吸氣，然後懸停（也可以呼氣，然後懸停）；頭緩緩下彎下壓，下巴靠緊鎖骨處的凹處，懸停，保持一點時間；緩緩呼氣；緩緩向上伸直頭，吸氣。

喉鎖，通常做一輪五次即可。身體不好時不要做喉鎖。

喉鎖有助於促進甲狀腺健康，消除緊張和煩惱，對於喚醒昆達里尼能量有效，可改善命根氣，改善心輪、喉輪，減少水型能量。

5）舌鎖（Khechari），逆舌身印

至善坐，安穩地坐（如果不能做這個體位，也可以坐在凳子上）。閉眼，全身放鬆，腰背伸直；以舒適的方式讓自己的舌頭盡力捲曲後翻（伸展）。

舌鎖一般可以多做。

舌鎖可以結合呼吸等其他一些相關的練習一併進行。

舌鎖的運用，對於喚醒昆達里尼能量有效，可減少水型能量。因為舌頭後翻，產生分泌液（甘露），可以改善整體生命品質，培養和維護奧伽斯（ojas，維持生命免疫力和活力的能量）。

6）指鎖（Jnana-mudra/ chin-mudra），智慧手印

至善坐，安穩地坐好（如果不能做這個體位，也可以坐在凳子上）。雙手分別以食指（代表風）和拇指（代表火）相扣，其餘三指直伸。

另一種方式就是結蘇磨手印（見二〇一頁）。

作為瑜伽鎖的指鎖，可以結合靜坐來做。一般一次十五分鐘即可。該手印可促進能量內部循環（而非流出），有助於能量的保存和內部運行，促進整體生命品質，改善眉間輪和頂輪。

7）大身鎖（Mahamudra），大身印

大身印和其他的瑜伽鎖一樣，本質上都是為了喚醒昆達里尼。大身印形式非常簡單。坐在平坦的瑜伽墊或平地上，舒服地坐直；一腿平放、伸直；另一腿彎曲，腳掌回縮抵住會陰；雙手手指勾住伸直之腳的大足趾，帶領上半身前曲，注意不要弓背。全程伴隨有覺知的呼吸（示範圖參見本章的小附錄）。

大身印可改善整體生命品質，平衡風型、火型和水型能量。《哈達瑜伽之光》上說，練習大身印，可以消除肺病、皮膚病、便祕、腺體腫大、消化不良等疾病。

註釋

1、《帕坦迦利〈瑜伽經〉及其權威闡釋》，斯瓦米．帕拉伯瓦南達、克里斯多夫．伊舍伍德著，王志成、楊柳譯，商務印書館，二〇一七年，第一四三至一四六頁。

2、Swami Harshananda, *A Concise Encyclopedia of Hinduism*, vol 1., Bangalore: Ramakrishna Math, 2012, pp.171-172.

3、《哈達瑜伽之光》，斯瓦特瑪拉摩著，G. S. 薩海、蘇尼爾．夏爾馬英譯並注釋，王志成、靈海譯，四川人民出版社，二〇一七年，第七十七頁。

4、同前，第七十七至七十八頁。

5、《禪定點奧義書》（§42）說，有多少生物就有多少體式。《格蘭達本集》（II.2）說有八百四十萬種體式，並說八十四種最好，同時描述了其中三十二種。《希瓦本集》（III.84）說，有八十四種體式，並描述了其中四種。《雅伽瓦卡亞》（III）描述了八種體式以及其中兩個變種。

6、同 3《哈達瑜伽之光》，第七十七至七十八頁。

7、David Frawley, *Yoga and Ayurveda*, Twin Lakes: Lotus Press,1999, p.206.

8、同前，p.208.

9、同前，pp.208-210.

10、關於反向體位，可以參考 T. K. V. Desikachar, *The Heart of Yoga*, Rochester: Inner Traditions India, 1995, p.32。

小附錄

體質和身體的關係

大衛·弗勞利教授針對體質和身體的關係，做了非常深入的研究。我們整理在此，以供讀者參考使用。下表簡明地表述了體質的不同狀態和身體之間的關係。對這個規律性的認識，可以幫助我們更好地開展哈達瑜伽練習。

	風型（vata）	火型（pitta）	水型（kapha）
體質能量運動或累積	風型能量的運動有點極端，一是運動過度，一是運動不足。運動過度，表現為不穩定、振動、心意擾動、感官迷失方向。運動不足，表現為麻痹、僵硬、肌肉抽搐等。	火型能量的運動要麼向上要麼向下。向上，則引起高血壓、頭痛、失眠、眼壓高、流鼻血。向下，則引起尿道感染、尿中帶血、生殖問題。	水型能量容易累積在身體上部或下部，但主要是上部。上部容易在胸部、喉嚨和頭部積累黏液，以及心裡堵塞。累積在下部，則導致腹部、大腿脂肪過剩，或下腹及腿部的水腫。
體質能量減少和消除	從大腸和下腹消除緊張，包括消除濁氣，將能量從大腸下引，立足於大地。	從小腸和腹部中間釋放熱能及緊張，給血液和肝臟降溫，將能量從小腸下引，釋放到大地中。	消除胃部和胸部的堵塞，將能量從胃部和胸部上引，從嘴和鼻腔中消除水型的黏液。
阿育吠陀瑜伽練習不佳的表現	共同的現象：疼痛、緊張、受傷、消化不良、心煩意亂。		
	疼痛、僵硬、焦慮、發炎、便秘	張力、憤怒、發燒、無力、過敏	昏睡、遲鈍、堵塞

阿育吠陀瑜伽練習成功的表現	共同的現象：消化好、沒有舌苔、身體有香味、膚色好、輕盈、機體富有彈性、清潔、平靜。		
	消除關節的僵硬、肌肉穩定、感到有根基、平靜。	感到清涼、平靜、開放、寬容，減少發炎、酸性和流血。	體重正常、消除過多脂肪、黏液和水。
對待體質能量的態度	就像對待花一樣，小心謹慎，關心，溫和。	就像對待朋友一樣，火型需要朋友的陪伴和指導。	像對待敵人一樣，要有強烈的動機，需要推動它做出它能做的，保持紀律和壓力。

常用體位對體質的作用

賴德教授在《阿育吠陀教科書》第三卷研究了常用體位對體質的作用，值得關注。我們摘譯如下，供參考。

說明：＋表示產生作用的程度。＋＋＋表示產生最大的效果，＋＋表示產生中等的效果，＋表示產生最小的效果。一個體位發生效果，需要有足夠的持續時間。一個體位有三個階段：進入、持續和退出。根據體質的差異，持續時間可以調整。

體位（梵文名）	中文名	風型（vata）	火型（pitta）	水型（kapha）
Balasana	嬰兒式	＋＋＋	＋＋＋	＋＋＋
ArdhaMatsyendrasana	半魚王式	＋＋＋	＋＋＋	＋＋＋
Padmasana	蓮花坐	＋＋＋	＋＋＋	＋＋＋
Siddhasana	至善坐	＋＋＋	＋＋＋	＋＋＋

體位（梵文名）	中文名	風型（vata）	火型（pitta）	水型（kapha）
Supta Padmasana	臥蓮式	+++	+++	+++
Setu Bandha Sarvangasana	橋式	+++	+++	+++
Savasana	攤屍式	+++	+++	+++
Tadasana	棕櫚樹式	+++	+++	+++
Vriksasana	樹式	+++	+++	+++
Adhomukha Svanasana	下犬式	+++	++	+
Ustrasana	駱駝式	+++	++	+
Virasana	英雄式	+++	++	+
Yoga Mudra	瑜伽身印	+++	++	+
Bhujangasana	眼鏡蛇式	+++	+	++
Gomukhasana	牛面式	+++	+	++
Janu Sirsasana	頭觸膝式	+++	+	++
Kukutasana	公雞式	+++	+	++
Mayurasana	孔雀式	+++	+	++
Ardha Navasana	半船式	+++	+	++
Sarvangasana	肩倒立	+++	+	++
Salabhasana	蝗蟲式	+++	+	++
Simhasana	獅子坐	+++	+	++
Uttana Padasana	拱背升腿式	+++	+	++
Vajrasana	金剛坐／雷電坐	+++	+	++

Shirshasana	頭倒立	+++	+++	++
Dhanurasana	弓式	++	+++	+
Halasana	犁式	++	+	+++
Matsyasana	魚式	++	+	+++
Utthita Trikonasana	三角延展式	++	+	+++
Urdhva Padmasana	倒蓮式	++	+	+++

●）針對不同體質問題的療癒性體位

賴德教授說，體位配合相應的調息，具有強烈的療癒效果。針對風型、火型和水型體質出現的健康問題，賴德教授提供了一些體位的建議，根據這些體位來練習，可以產生非常好的效果。

★風型

1. 風型哮喘：後彎、犁式、仰臥抱膝式、攤屍式
2. 腰痛、背痛：仰臥抱膝式、犁式、半輪式、後彎
3. 便祕：後彎、瑜伽身印、仰臥抱膝式、肩倒立、攤屍式
4. 憂鬱：瑜伽身印、犁式、攤屍式、棕櫚樹式、蓮花坐
5. 坐骨神經痛：仰臥抱膝式、後彎、犁式、瑜伽身印、半輪式

6. 性無能：後彎、犁式、肩倒立、起重機式
7. 靜脈曲張：頭倒立、後彎、攤屍式
8. 皺紋：瑜伽身印、後彎、頭倒立、犁式
9. 類風濕性關節炎：半輪式、弓式、頭倒立、後彎
10. 頭痛：犁式、瑜伽身印、頭倒立
11. 失眠：攤屍式、眼鏡蛇式、後彎
12. 月經紊亂：犁式、眼鏡蛇式、半輪式、瑜伽身印

✡火型

1. 消化性潰瘍：伏蓮式、清涼調息
2. 甲狀腺機能亢進：肩倒立、耳觸膝式
3. 吸收不良：仰臥抱膝式、魚式、蝗蟲式
4. 高血壓：肩倒立、眼鏡蛇式、半弓式、安靜呼吸
5. 憤怒、憎恨：半弓式、肩倒立、臥蓮式、攤屍式
6. 偏頭痛：清涼調息、肩倒立、魚式
7. 結腸炎：魚式、耳觸膝式、船式、弓式
8. 肝臟問題：魚式、肩倒立、耳觸膝式、伏蓮式

9. 痔瘡：魚式、肩倒立、弓式

10. 口腔發炎（舌頭發炎）：清涼調息

✦水型

1. 支氣管炎：頭倒立（注意安全，最好有輔助）、犁式、前屈、後彎、半輪式、魚式
2. 肺氣腫：半輪式、肩倒立
3. 鼻炎：魚式、船式、犁式、弓式、風箱式調息
4. 由鼻炎引起的頭痛：獅吼式、頭觸膝式、魚式
5. 糖尿病：船式、魚式、半輪式、後彎、前屈
6. 慢性腸道疾病：魚式、蝗蟲式、眼鏡蛇式
7. 喉嚨痛：獅吼式、肩倒立、蝗蟲式、魚式
8. 哮喘：半輪式、弓式、船式、肩倒立、棕櫚樹式

66種體位示範圖

說明：其中有一些體位難度極高，在阿育吠陀瑜伽中，並不要求人們都去做到。讀者和練習者不需要用體位難度，而應以練習效果來衡量自己或他人。另外，一個從事阿育吠陀瑜伽實踐的人，需要根據自己的體質，選定適合自己的部分常用的體位。

1・拜日式

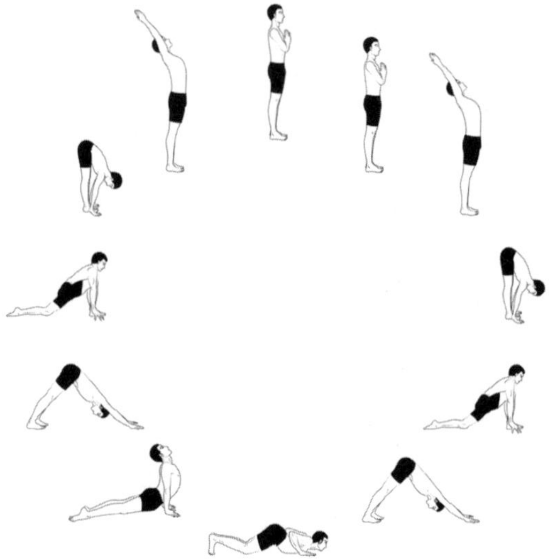

2・拜月式

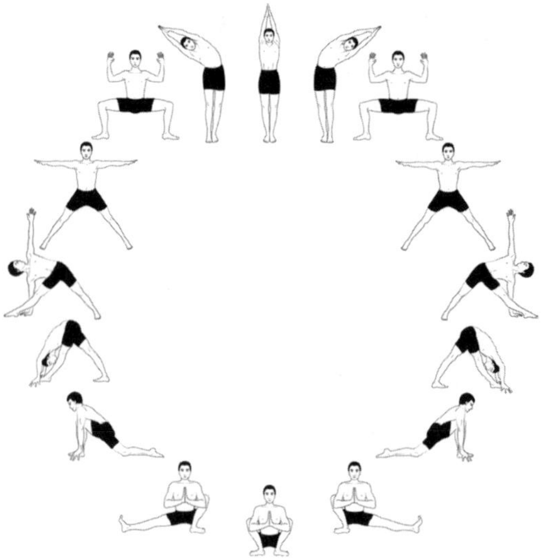

3・至善坐

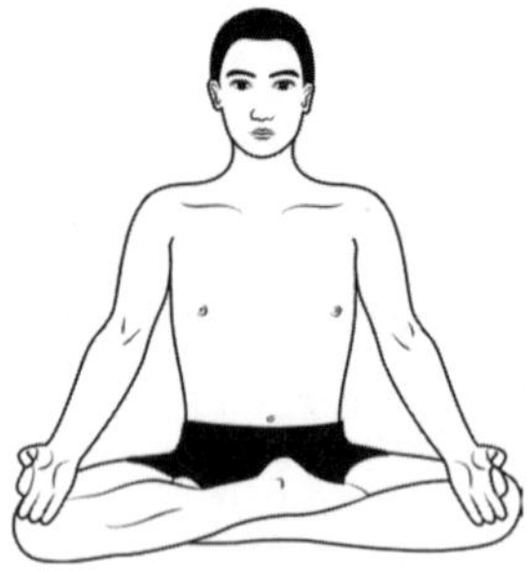

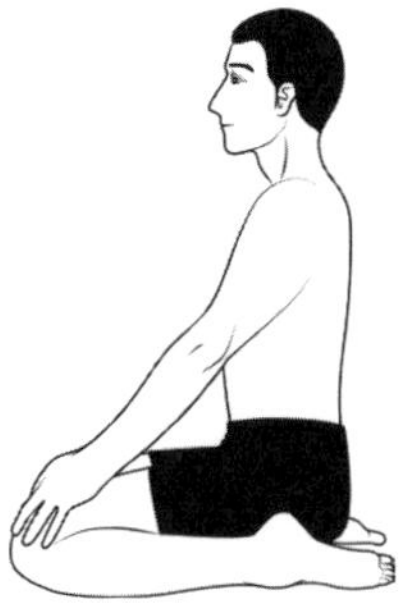

4・英雄坐

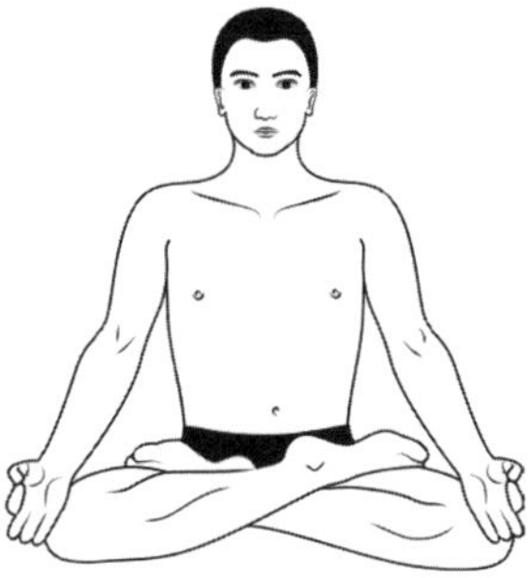

5・蓮花坐

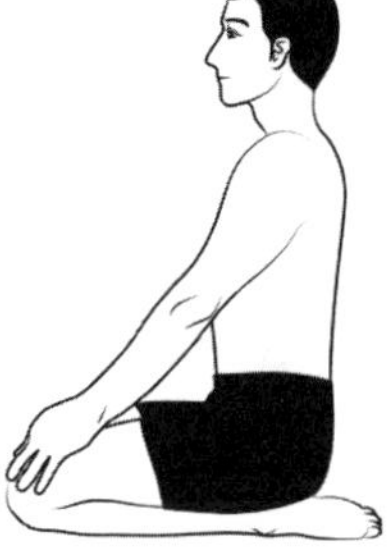

6・金剛坐

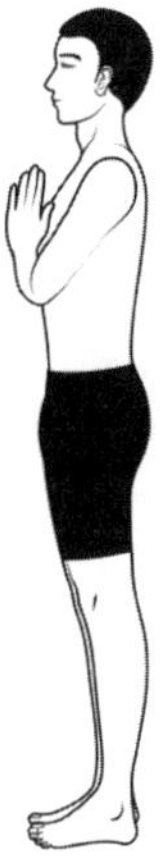

7・祈禱式

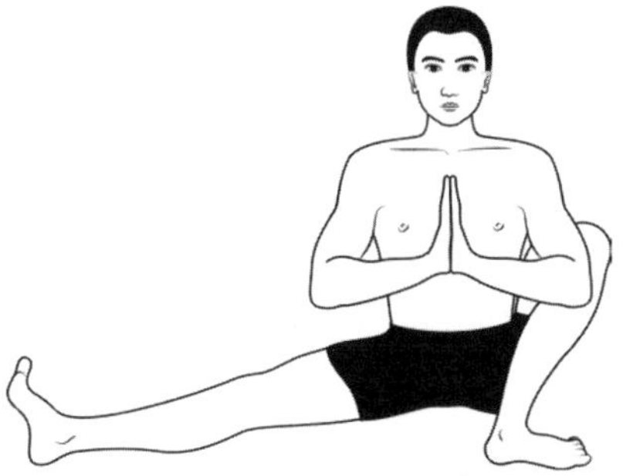

8・戰神室犍陀式

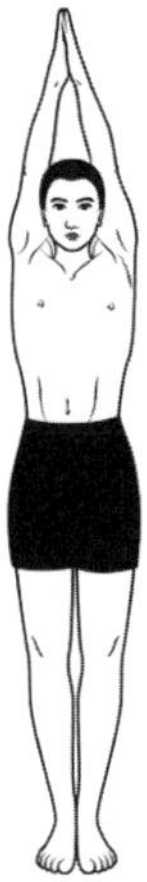

9・站立手臂伸展式

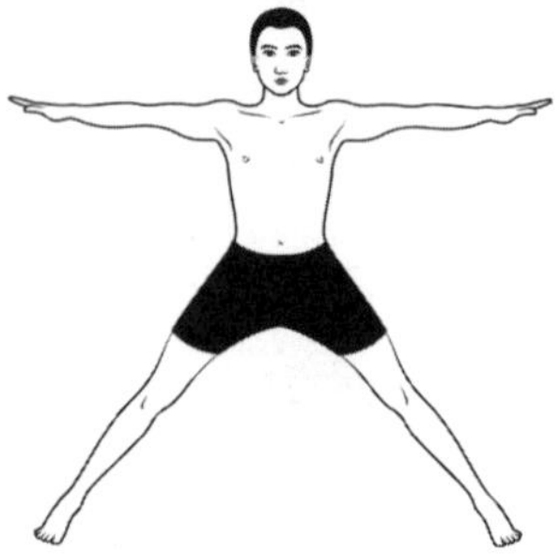

10・四肢伸展式

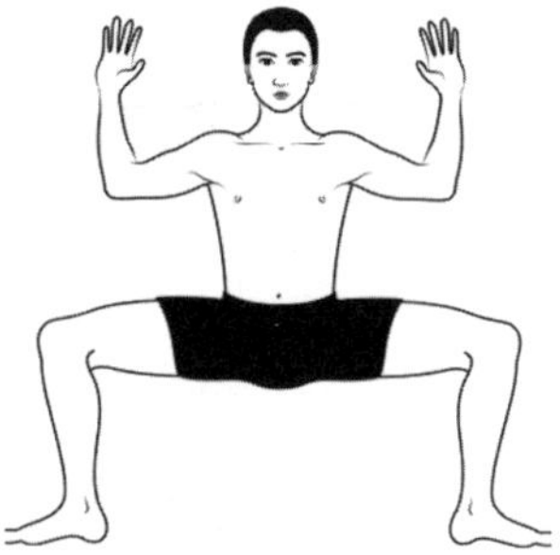

11・蹲式（女神式）

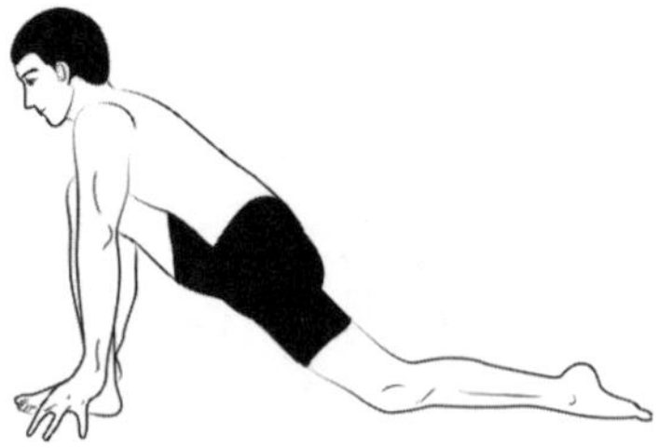

12・騎馬式

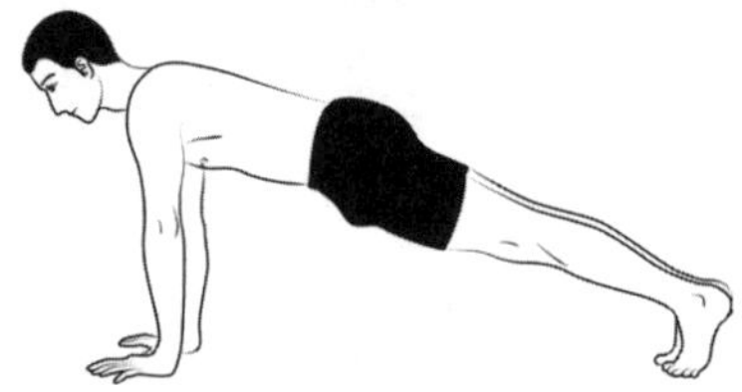

13・斜板式

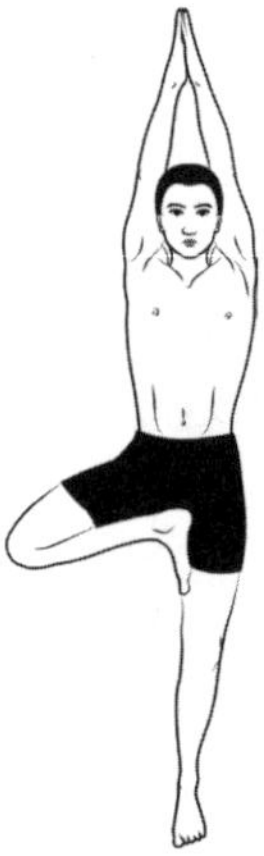

14・樹式

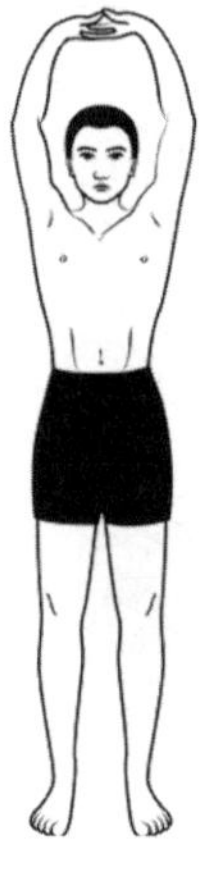

15・棕櫚樹式

16．幻椅式

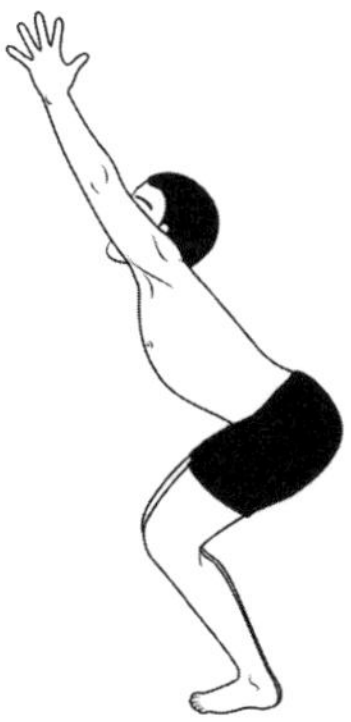

17．三角式

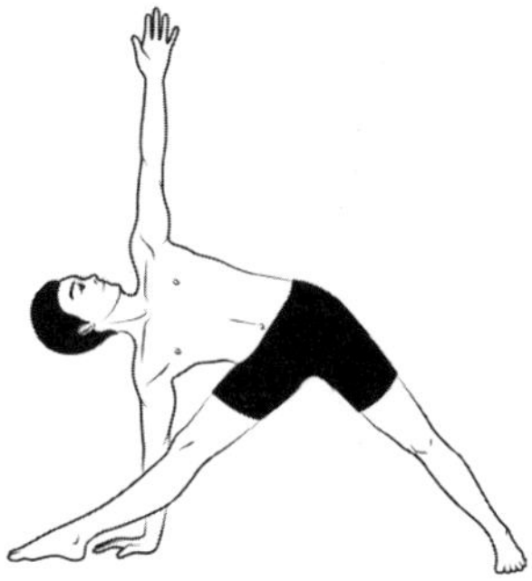

18．戰士一式

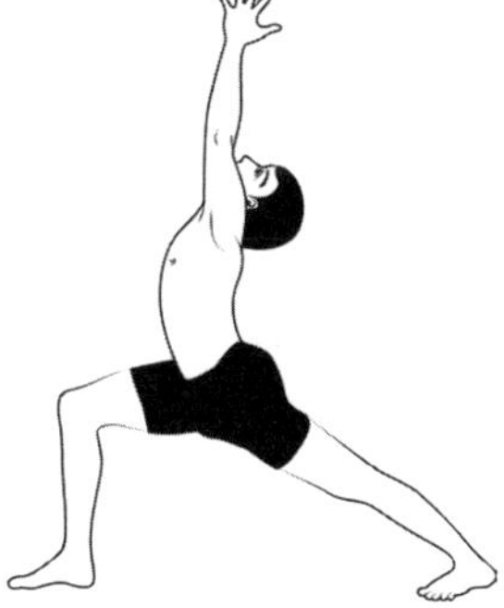

19．戰士二式

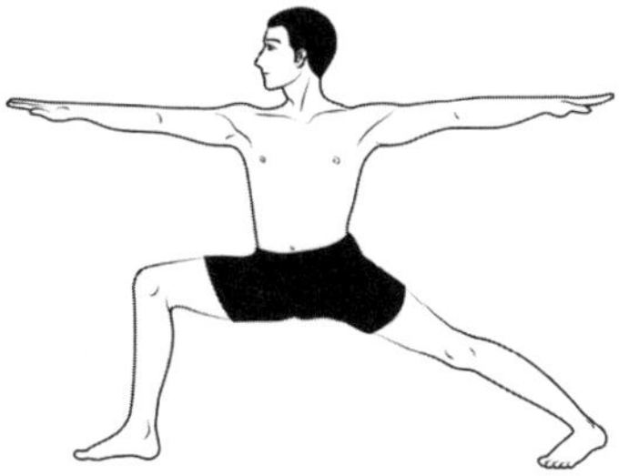

20．戰士三式

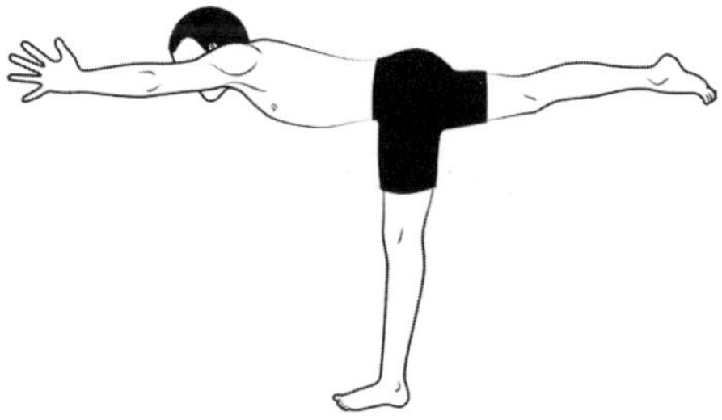

21．半輪式

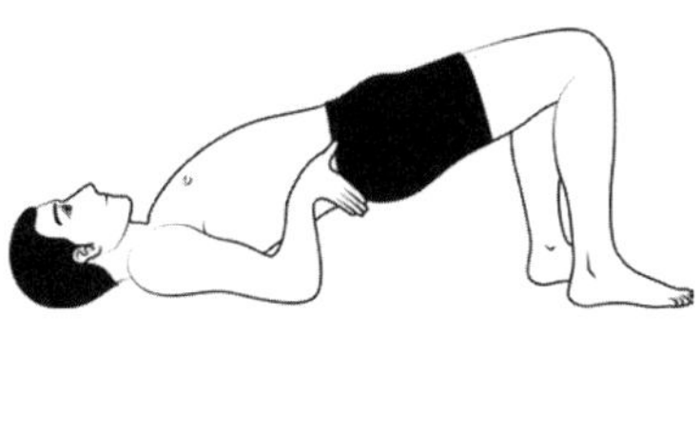

22・仰臥抱膝式（一）

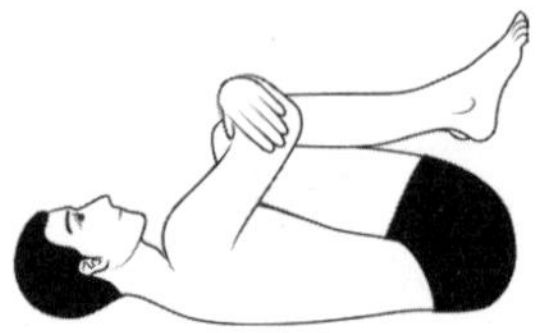

23・仰臥抱膝式（二）

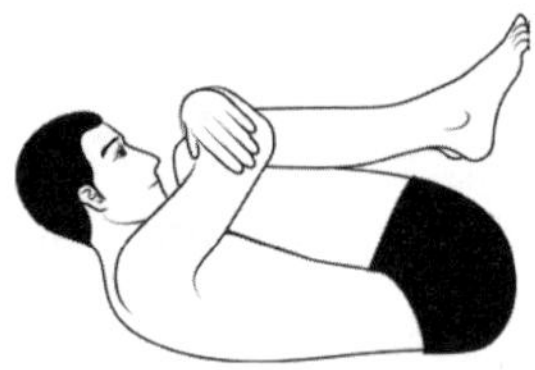

24・門閂式

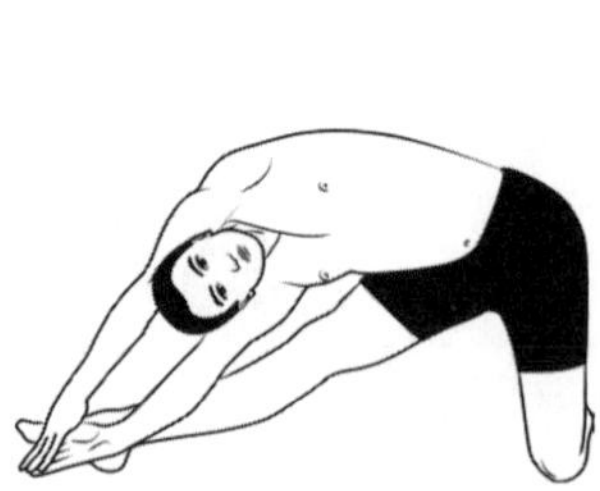

25・犁式

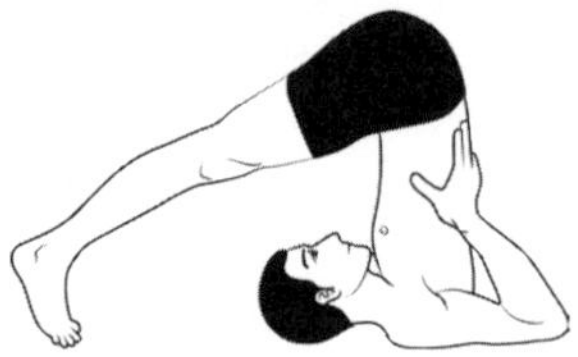

26・靠牆倒箭式

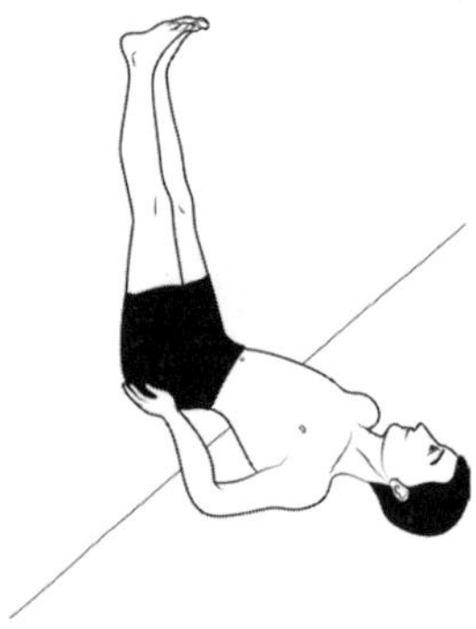

27・肩倒立式

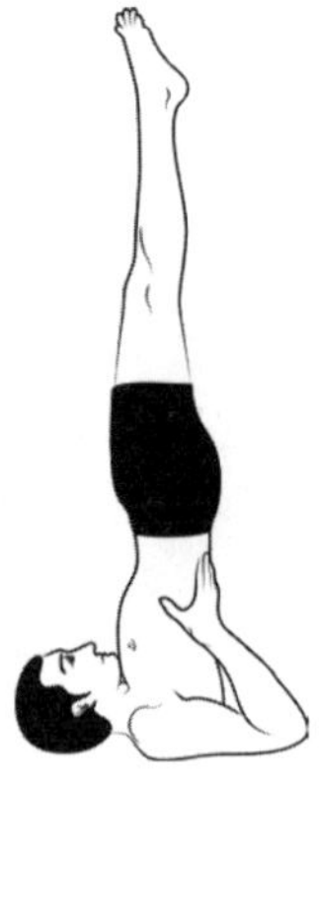

28・頭倒立式

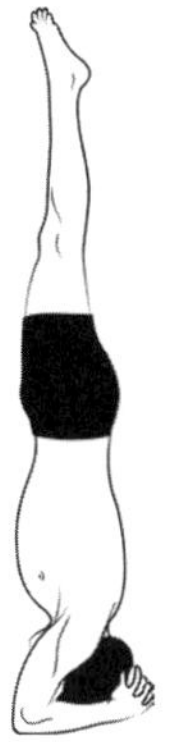

29・手倒立式

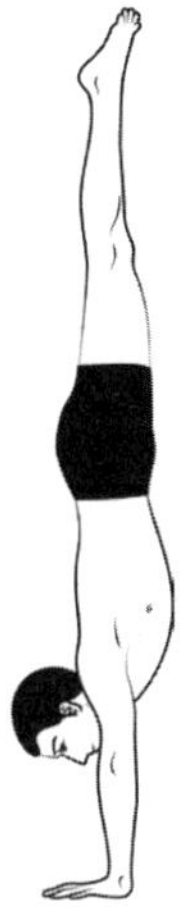

30・孔雀起舞式

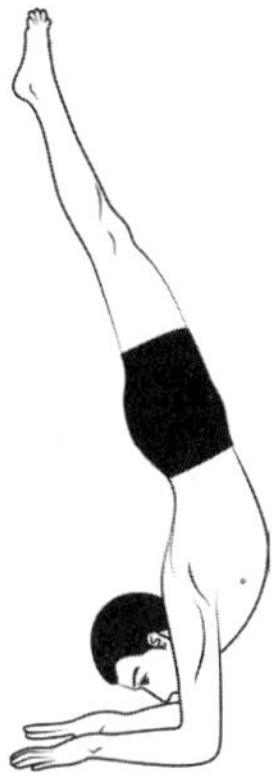

31・眼鏡蛇式

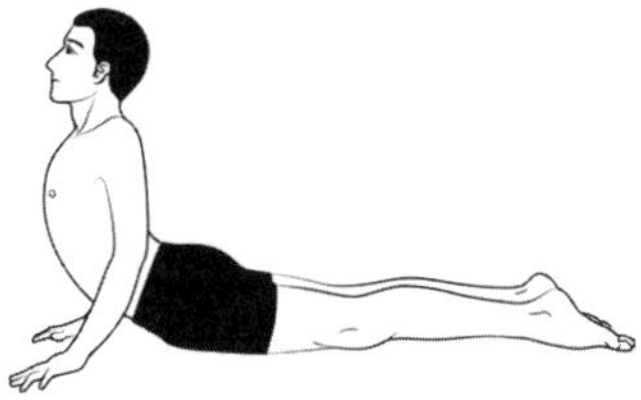

32・蝗蟲式

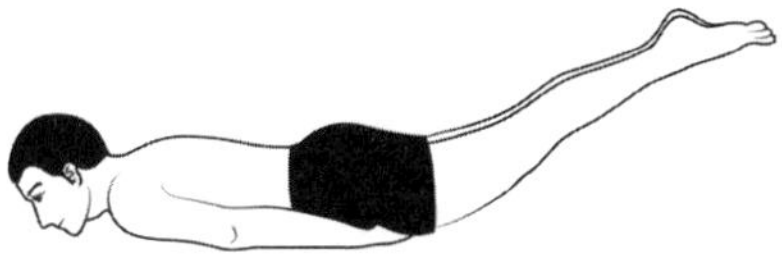

33・頭觸膝前屈伸展式（大身印）

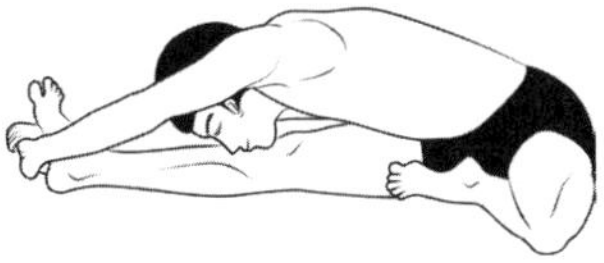

34・頭觸膝前屈伸展式（雙腳）

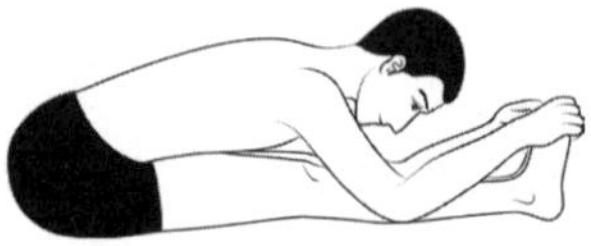

35・耳觸膝式

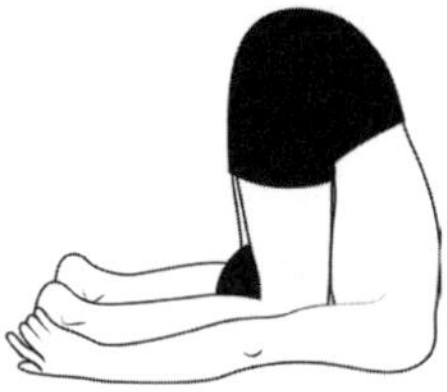

36・嬰兒式

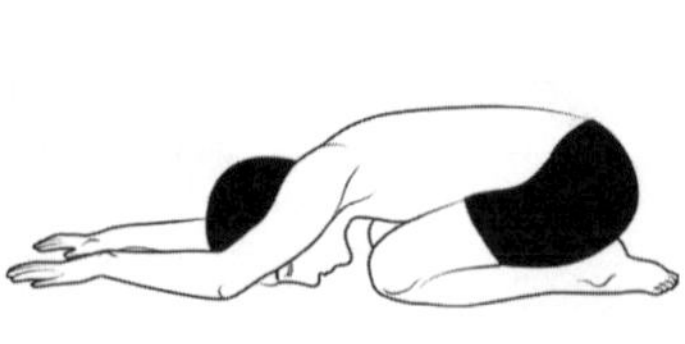

37・龜式

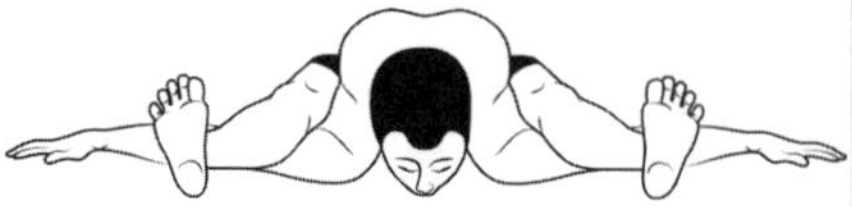

38・背部扭轉頭碰膝前屈伸展式

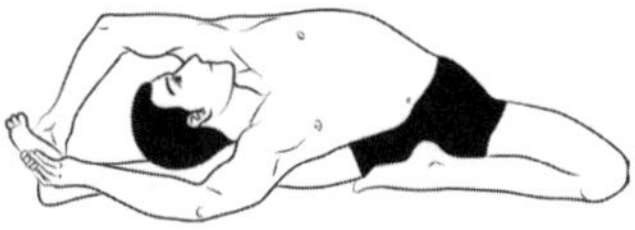

39・船式

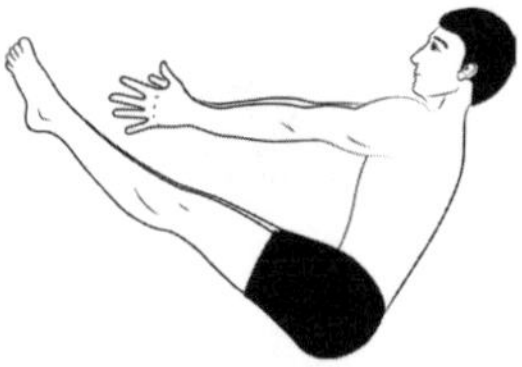

40・瑜伽身印

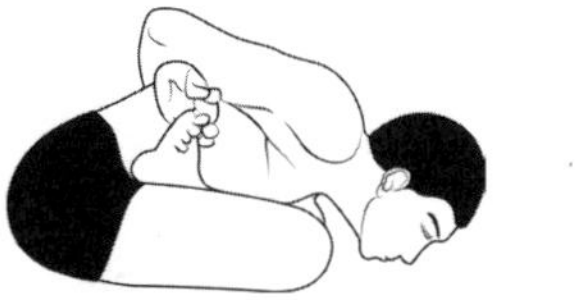

41・魚式

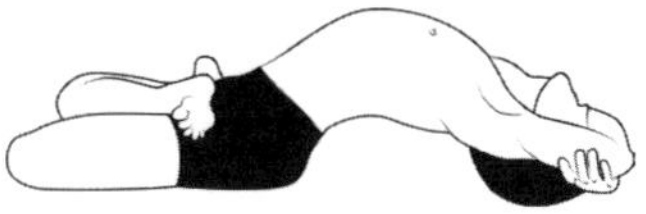

42・半月式

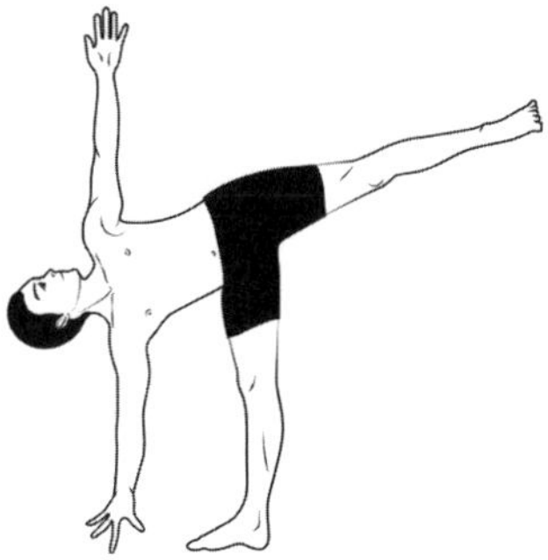

43・站立前屈式

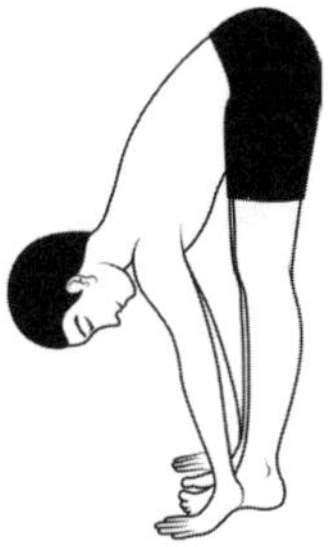

44・站立後彎式

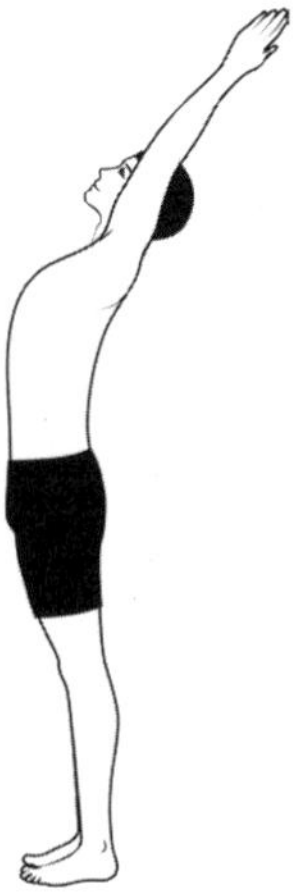

45・站立側弯

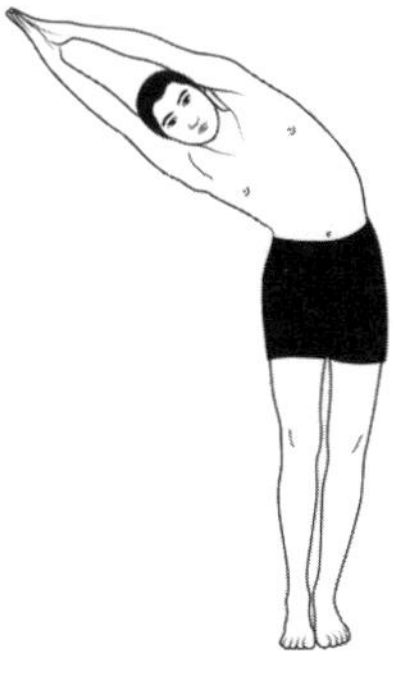

46・駱駝式

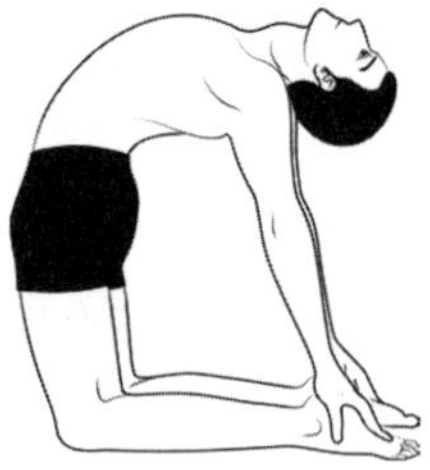

47・弓式

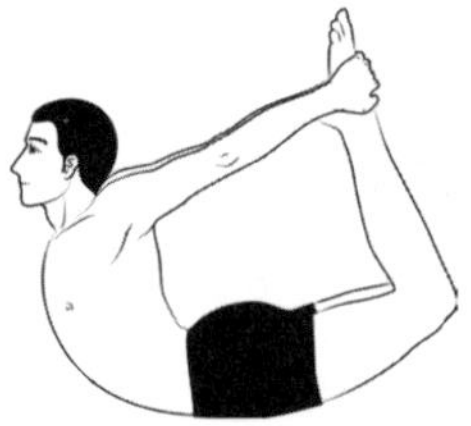

48・加強側伸展式

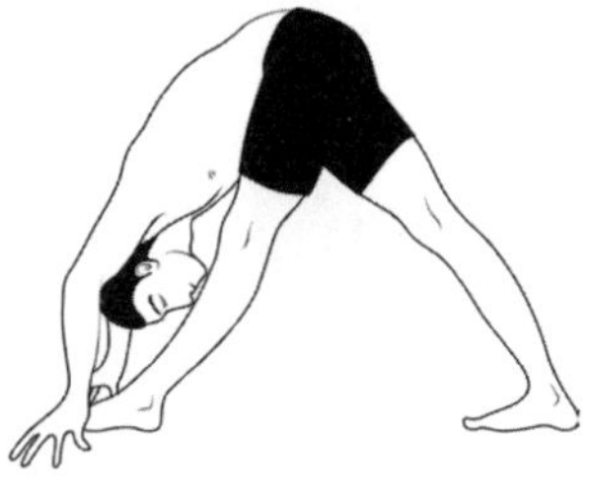

49・半魚王式

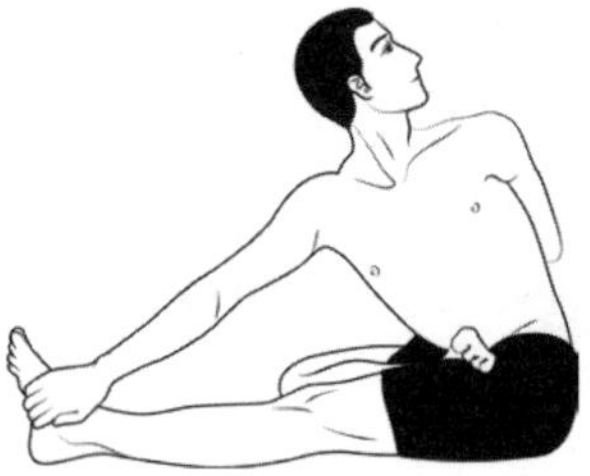

50・巴拉瓦伽式

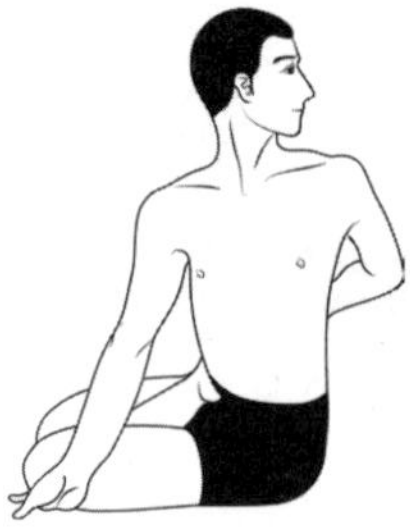

51・臥扭轉放鬆式

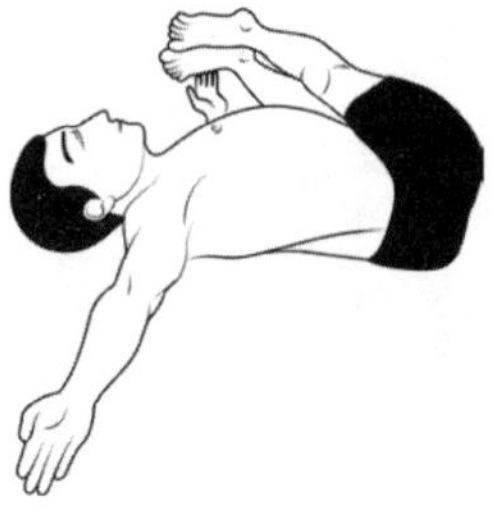

52・套索扭轉式

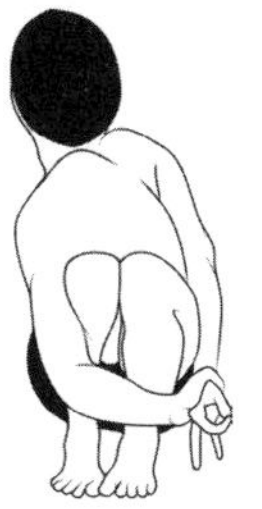

53・雙角式

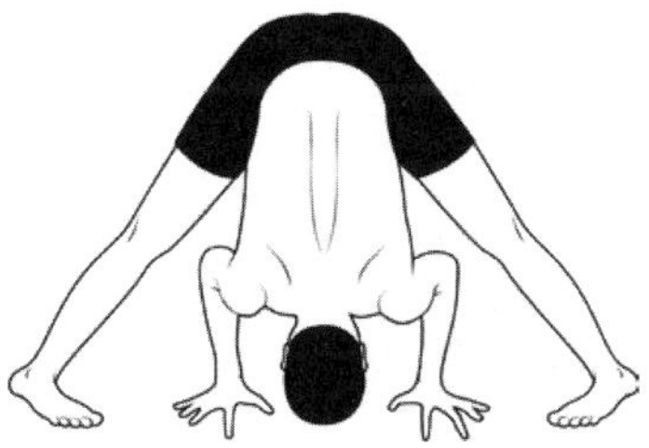

54・下犬式

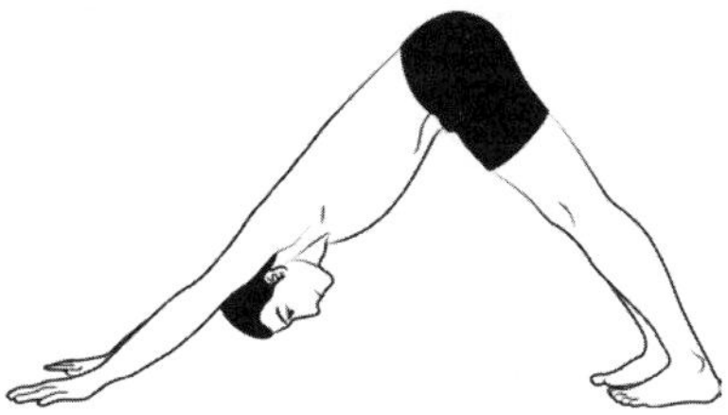

55・上犬式

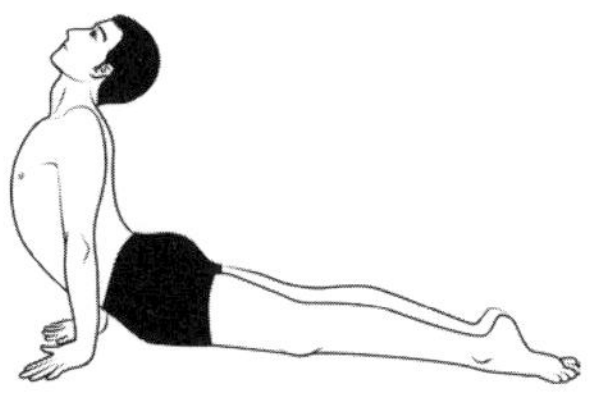

56・坐角式

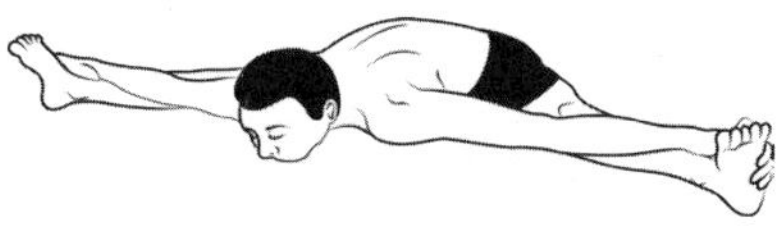

57・站立手抓大腳趾

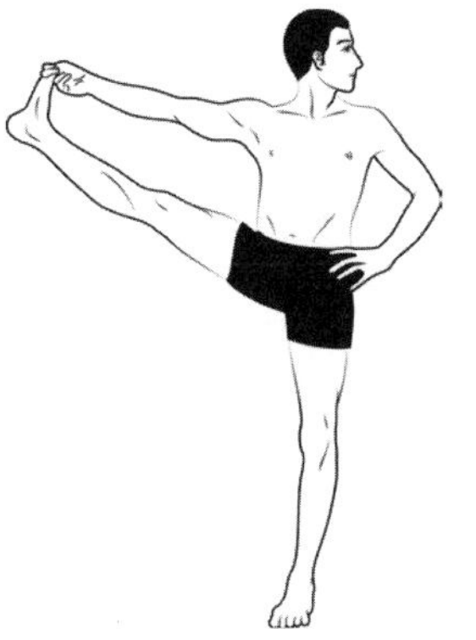

58・單腿脊柱前屈伸展式

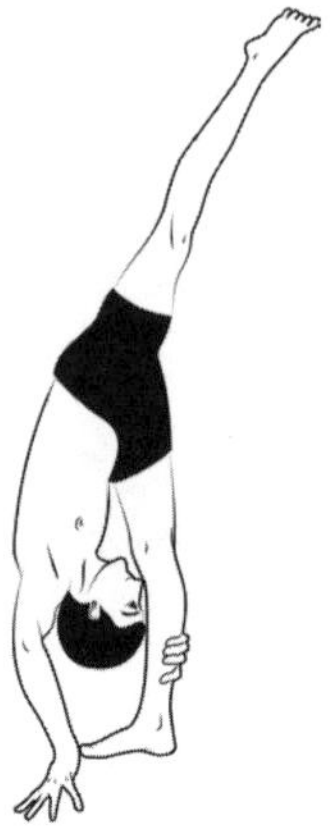

59・瑪里奇式

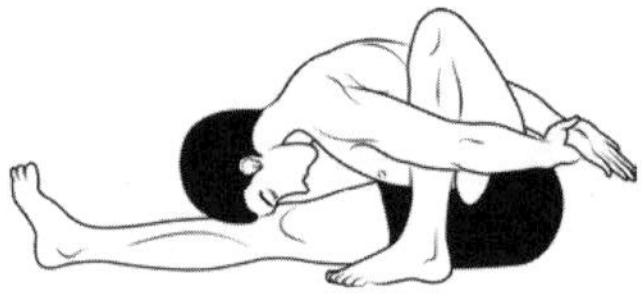

60・八體投地式

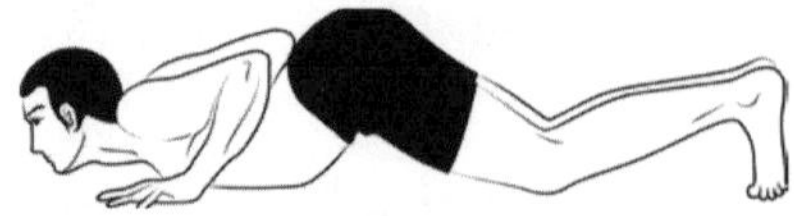

61・獅吼式

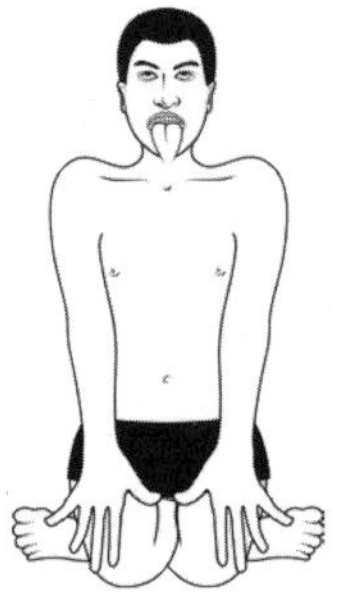

62・臥蓮式

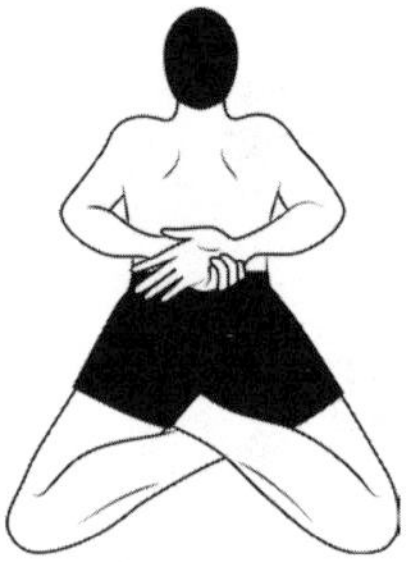

63・蓮花支撐式

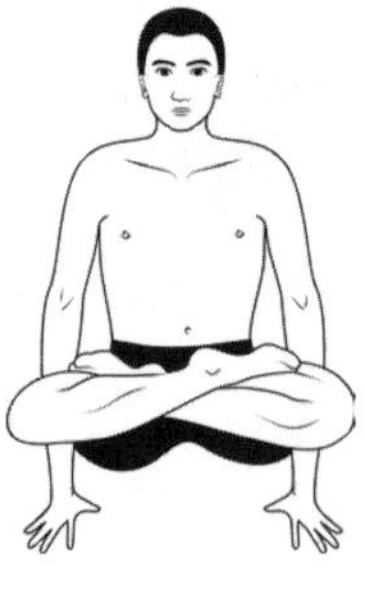

64．肩倒蓮式

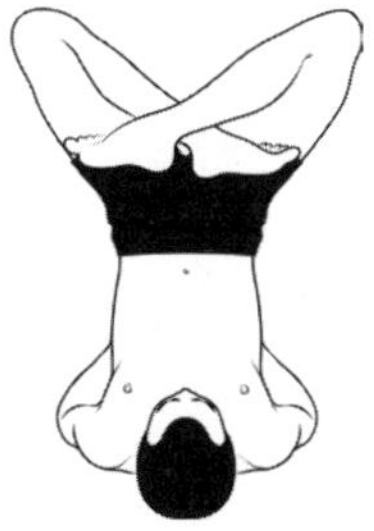

65．頭倒蓮式

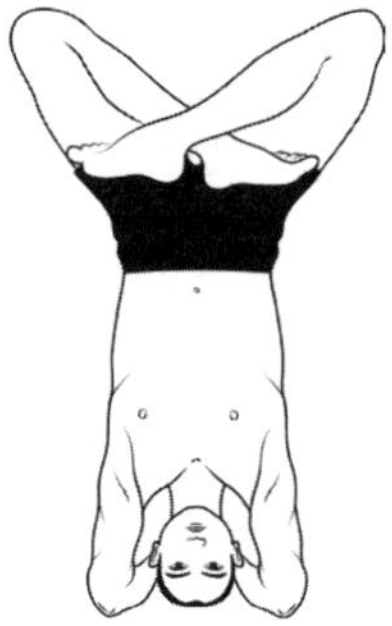

66．攤屍式

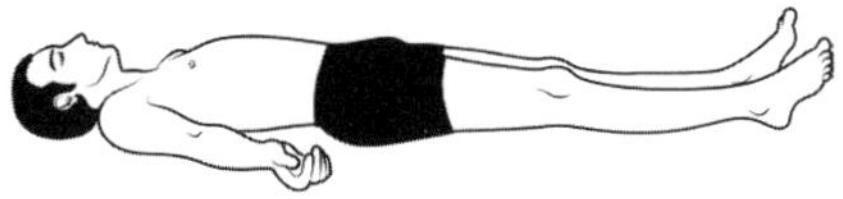

Chapter 13

調息瑜伽

1 調息的含義和相關經文

調息，Pranayama，由詞根 prana 和 āyāma 構成。其中，prana，普拉那，指生命力，生命能量；āyāma，控制、擴展、延伸。Pranayama（調息）的意思是「生命力的控制、擴展或延伸」。在帕坦迦利的瑜伽中，調息（pranayama）是八肢中非常重要的一肢。

Prana，普拉那，是我們的生命力或生命的能量。這個生命的能量，最重要的表現形式就是我們的一呼一吸。或者說，呼吸只是生命能量的一種載體。有人說，調息法就是呼吸控制法。但我們始終要理解的是，儘管調息從呼吸開始，但普拉那不只是呼吸。

古代很多經典都討論過調息法。簡單地說，調息就是對呼吸的自主性的控制過程。我們自然的呼吸，並不是調息。調息，是要有介入的，就是要「調整的」。而調整的目的，即是有意識地擴展或延伸生命力。

調息，在中華傳統文化中也稱為「吐納」。「氣功」一詞的歷史非常短暫，但「吐納」一詞歷史非常悠久。吐納術是非常重要的養生健身之法。《老子》和《莊子》等書都涉及調息（吐納）的思想和實踐。可以說，中國古代對於調息（吐納）具有非常深刻的研究和實踐。

在瑜伽實踐中，調息是非常關鍵的一支。《瑜伽經》涉及調息的主要經文如下：

掌握坐法後，必須通過呼氣吸氣的停頓，進行調息練習。（2:49）

呼吸的停頓可以在外或在內，或完全停止不動，因地點、時間和固定的呼吸次數加以調節，因此停頓可長可短。（2:50）

第四種調息是由專注於外部或內建對象而引起的呼吸停頓。（2:51）❶

《哈達瑜伽之光》對調息的論述則更加豐富。全書的第二部分專門討論了調息術。我們也摘錄出來，供讀者集中參考學習：

體位法穩固之後，瑜伽練習者已經控制住感官，飲食均衡有益，這時就應該按照古魯（導師）指導的方法正確地練習調息法。（2:1）

呼吸不穩，則心意不穩；呼吸穩定，則心意穩定。因此，瑜伽練習者要獲得不動的心意，就應該要控制住呼吸。（2:2）

只要身體還有呼吸，就還有生命。死亡不過是呼吸離開了身體。因此，呼吸應該得到控制。（2:3）

經脈充滿雜質，呼吸就不能進入中脈。那麼，如何才能使之進入中脈，如何才能達到溫曼尼（三摩地）境界？（2:4）

只有當充滿雜質的所有經脈都得到淨化，瑜伽練習者才能夠獲得控制生命氣的能力。（2:5）

之後，隨著純淨心意，應該有規則地練習調息。如此，中脈中的不純也得到淨化。（2:6）❷

2 調息的類型

調息法有很多種類。在《瑜伽經》中，帕坦迦利主要基於住氣方式的差異，提供了四種調息法：一、停頓在外。二、停頓在內。三、完全停止不動。四、專注於外部或內建對象而自動引發的停頓。第一種調息法，就是在呼氣之後停頓（住氣）；第二種調息法，吸氣之後停頓（住氣）；第三種調息法，（經過努力）同時停止（吸氣和呼氣）。

毗耶娑是這樣說的：「外部的、內部的和抑制的方式，依據地點、時間和數量觀察，成為延長的和微妙的。其中，外部的是呼氣後停止運動；內部的是吸氣後停止運動；第三種抑制的方式是透過一次努力，同時停止這兩者。如同水灑在灼熱的石頭上，完全收縮，同時停止這兩者的行動。」[3]

第四種調息法比較難描述。帕坦迦利本人並沒有說得很明白。但毗耶娑說：「第四種則是透過確定吸氣和呼氣的領域，逐步克服階段性，超越這兩者，然後停止運動。」[4]對此，薩奇南達似乎有很深的認識，他說：「第四種調息是自動發生的。在此，我們沒有必要專注在住氣上，因為，只透過專注於選定的對象或觀念就會自動停止。這也稱為自發式住氣（kevala kumbhaka），是一種舒適的、無意識的住氣。」[5]

吸氣、呼氣和住氣是調息的核心。《哈達瑜伽之光》要求「正確地呼氣，正確地吸氣，正確地住氣。這樣，就應該獲得瑜伽成就」[6]。

調息法的核心是住氣。《哈達瑜伽之光》提供了一個通用的經脈淨化調息法。同時，它還提供了八種住氣法（亦稱調息法）：

1. 太陽脈貫穿法（Surya Bhedana）。
2. 烏加伊住氣法（Ujjayi，喉式呼吸法，最勝住氣法）。
3. 嘶聲住氣法（Sitkari）。
4. 清涼住氣法（Sitali，冷氣住氣法）。
5. 風箱式住氣法（Bhastrika）。
6. 嗡聲住氣法（Bhramari，黑蜂住氣法）。
7. 眩暈住氣法（Murccha）。
8. 漂浮住氣法（Plavini）。

除了這些調息法，還有其他多種不同的調息法。

3 新的調息劃分法

仔細分析可以明白，帕坦迦利的調息是冥想導向的，最終通向三摩地，而不是身體導向的。帕坦迦利談到的四種調息法，顯然都不是為了今天人們所說的「身體的目標」。

同樣的，我們看到《哈達瑜伽之光》相當詳細而充滿技巧的調息法非常富有魅力。斯瓦特瑪拉摩的做法確實充分考慮到了我們的身體。他認為，體位法穩固後，並且有能力控制感官，以及達到良好的飲食習慣之後，才開始做調息。他是沿著身體健康的道路走的。但我們要弄明白的是，他所提供的調息法，最終的目的是什麼。斯瓦特瑪拉摩說，是為了讓能量進中脈。能量進中脈做什麼？依然是為了達到三摩地！傳統的哈達瑜伽是三摩地導向的，而不只是單純地為了身體的健康。

顯然，傳統的瑜伽調息是覺悟導向的。但就調息法本身來說，它可以在不同層面存在。我們並不拒絕或抵制覺悟導向的調息法，但同樣也要關注身體導向的調息法。我們可以把調息法區分為兩大類：一類是覺悟導向或三摩地導向的調息法，一類是身體導向或健康導向的調息法。

健康導向的調息法，我們稱之為廣義的阿育吠陀瑜伽調息法。

無論是覺悟導向的，還是身體導向的，這兩類調息法並不對立，而是彼此包含相融。覺悟或三摩地導向的調息法可以帶來身體的健康；而身體或健康導向的調息法，可以促進自我覺悟。只是它們的側重點不同而已。

區分就是知識。透過這樣的區分，我們可以重新梳理各種調息方法。根據阿育吠陀對人的體質的區分，調息法有更加豐富的內容。事實上，阿育吠陀瑜伽調息方法甚多，我們介紹其中幾種。

4 調息法的三條基本原則

調息法，形式上是控制呼吸，實質上是控制普拉那。所以，必須要謹慎進行。在眾多的調息規則中，最基本的三條原則必須要牢記在心：

1. **環境潔淨原則：**調息要考慮環境，不合適的環境不能調息。嘈雜、不安全或者空氣不潔的環境，就非常不適合練習調息法。同時，太冷、太熱、太潮或空氣流動太快的地方，也不適合調息練習。
2. **體質適合原則：**調息要基於體質，不同的體質應對應不同的調息法。換言之，不同的調息法，對於風型、火型和水型體質的人，具有不同的影響和作用。如果沒有充分考慮具體的調息法和體質之間的內在關聯，可能會給練習者帶來傷害。
3. **循序漸進原則：**斯瓦特瑪拉摩說：「正如馴服獅子、大象和老虎這樣的野獸是緩慢地逐漸地進行的一樣，類似的，呼吸的練習也是如此，要緩慢或逐漸地進行。否則就可能傷害練習者自身。」[7]

5 主要的27種調息法

調息是一種處理普拉那（即「風」）的藝術。風，遍及一切，就人體而言，遍及全身。調息是要透過有意識的方式，干涉人的「風」的流動，也就是普拉那的流動。普拉那到不了的地方，就是有問題的地方。普拉那離開軀體時，就是軀體死亡時。我們必須要認真對待我們的「風」，我們的普拉那能量。

我們以下列次序介紹一些常用的調息法：

1. 覺悟或三摩地導向的調息法。
2. 身體或健康導向的調息法。

1）覺悟或三摩地導向的調息法

1 Om 調息法

Om（嗡），可以說是印度文化的象徵，具有強大的力量，類似於中國的陰陽圖。印度古聖把多種特別的含義都賦予了這個 Om。Om 被視為宇宙的創造、維繫和毀滅，是最初的聖言。練習 Om 調息，本質上就是練習覺悟梵我合一，或者就是讓自我融入無限的梵中。

具體方式如下：

a. 吸氣，靜默地念誦 A 音（發長音「阿」），注意力在臍輪，並以意念想像宇宙的創造性能量（梵神是象徵）普拉那進入肚臍。

b. 住氣，靜默地念誦 U（發長音「烏」），注意力在心輪，並以意念想像宇宙的維繫性能量（毗濕奴是象徵）普拉那進入心輪。

c. 呼氣，靜默地念誦 M（發長音 mm），注意力在頂輪，並以意念想像宇宙的轉化性能量（希瓦是象徵）普拉那進入頂輪。

除了上面這種實踐方式，還有其他一些 Om 呼吸法：

a. 吸氣。安坐（各種坐法都可以，以自己感到舒適為前提），用鼻子延長式吸氣（氣抵達腹部，聚集腹部）……心裡默念「Om」，注意力在腹部，Om 在腹部壓縮之狀。

b. 住氣。氣聚集於腹部。感到 Om 和氣合一，帶著巨大的普拉那能量。住氣時間根據個人實踐，可長可短。隨著練習時間加強，住氣時間可以延長（其他調息法也類似）。

c. 呼氣。張開小口，牙齒不碰，舌頭基本平放，發出緩慢的 Om 聲。頭部就如一個發射台，Om 的聲音如電波向周圍、世界擴展……在呼氣最後，腹肌收緊，內觀脊柱，延長呼氣時間。（可參考第八章瑜伽之火中的「Om 和聖火」、第十五章冥想瑜伽中「基礎嗡聲冥想」和「高級嗡聲冥想」。）

2 Soham 和 Hamsa 調息法

Soham 調息法是一種非常有效的促進覺悟的呼吸法。Soham 的字面意思是「我就是那（梵）」，或者也可以理解為「我就是那遍在的普拉那」。這個調息法，無須特別的要求，任何人都可以練習，也不限制次數。但呼吸的次數最好是七的倍數（也有九的倍數的）。

具體方式參考如下：

a. 吸氣。自然吸氣，默念「so」，眼睛內視，so 音就如一條白色的能量帶，從鼻腔直抵胸腔，和整個普拉那能量對接。

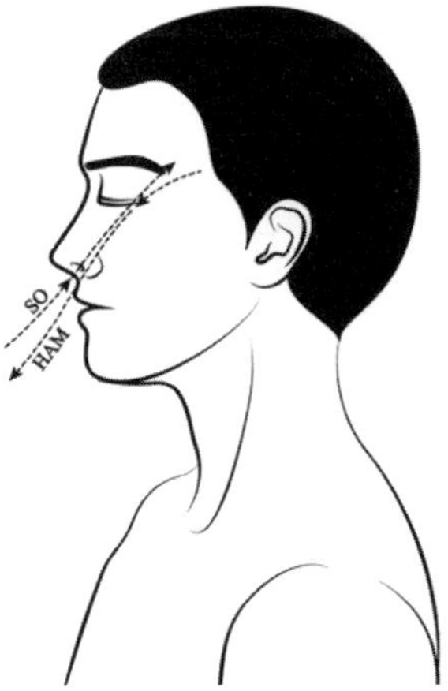

Soham 調息示意圖

b. 呼氣。無須住氣。自然呼氣，透過呼氣擴展，默念「ham」，眼睛內視，ham 就如一根紅色的能量帶，從胸腔直抵鼻腔，和整個普拉那能量對接。

這個呼吸法可以消除過多的下行氣。

還有一種方式是把 Soham 倒過來念成 Hamsa。具體方式如下：

a. 吸氣。自然吸氣，默念「ham」，眼睛內視，ham 音就如一條白色的能量帶從鼻腔直抵胸腔，和整個普拉那能量對接。

b. 呼氣。無須住氣。自然呼氣，透過呼氣擴展，默念「sa」，眼睛內視，sa 音就如一條紅色的能量帶從胸腔直抵鼻腔，和整個普拉那能量對接。

不過，弗勞利說，比起「Hamsa」，「Soham」的調息能更好地強化呼吸，帶來更大的能量。Soham 調息法是一個優秀的調息法，適合於各種體質。

3 中脈調息法

中脈調息法是上乘的調息法。但通常需要在身心淨化之後才比較有效。這種修法需要在命根氣和下行氣之間，沿著脊柱，穿越不同的脈輪。據說，一般而言，一旦修好了這個調息法，個體的能量和宇宙的能量就很容易打通，或就處於交通交融的狀態，而不再有真正的局限。

中脈呼吸法的具體方法如下：

a. 吸氣。以意念想像普拉那能量從頂輪經過眉間輪、喉輪、心輪、臍輪、生殖輪，直至海底輪。吸氣要緩慢細長，似乎有一條白色的清涼能量粗線從上到下。

b. 住氣。能量擴展，滲透到四肢，腳心，腳指頭，手指。住氣時間一定要按照自己的體質而定，隨著練習狀態越來越好，也可以逐漸延長。但切記，絕不可勉強。

c. 呼氣。以意念想像能量從海底輪往上，經過生殖輪、臍輪、心輪、喉輪、眉間輪，直達頂輪，並在頂輪開出盛大的蓮花。溫暖的能量透過蓮花擴展，和宇宙能量連結。

我自己也時常以這個方式練習。

但也有一種相反的修法，具體如下：

a. 吸氣。以意念想像普拉那能量從地心而上，經過海底輪往生殖輪、臍輪、心輪、喉輪、眉間輪，直達已經向更大宇宙開啟的頂輪。吸氣時要緩慢、細長，以意念想像一條紅色溫暖的能量粗線從下往上延伸。

b. 住氣。能量擴展，滲透到四肢，腳心，腳趾，手指。住氣時間一定要按照自己的體質而定，隨著練習的狀況也可以逐漸延長。但切記，絕不可勉強。

c. 呼氣。以意念想像普拉那能量從頂輪經過眉間輪、喉輪、心輪、臍輪、生殖輪，直達海底輪。呼氣要緩慢細長，以意念想像一條白色的能量粗線從上而下，能量透過海底輪一直擴展，直達勞宮穴、腳趾，達到地心。

這兩種調息方式都可以幫助打開中脈。前者通天，更多地和宇宙的陽性能量（天）連結。後者更多地和宇宙的陰性能量（地）連結。前者更適合水型體質的人練習，後者更適合風型體質的人練習。這兩種方法，火型體質的人都可以練習。

4 嗡聲調息法（Bhramari）

《哈達瑜伽之光》和《格蘭達本集》都提供了一種可以幫助抵達三摩地的調息法，即嗡聲住氣法（調息法）。具體方法如下：

a. 嗡聲住氣法一般要在晚上實踐，最好是單獨一人，處於靜僻之地。

b. 閉上嘴巴。雙側鼻腔大聲地細長吸氣，吸氣時帶著聲音（模仿打鼾聲），感受生命氣運行在喉輪和心輪之間。

c. 不要住氣。

d. 緩慢地呼氣，發出雌黃蜂般低沉的嗡嗡聲。

斯瓦米・庫瓦拉雅南達說，快速大聲吸氣，會產生類似雄蜂發出的嗡嗡聲，而緩慢呼氣則發出類似雌蜂發出的低沉聲音。透過持續練習，就容易抵達瑜伽修行者所能達到的喜樂之態。

2）身體或健康導向的調息法

我們已經談到五大元素和脈輪的對應關係（第二章）。事實上，五大元素也對應五種普拉那。一般而言，土對應命根氣，水對應下行氣，火對應平行氣，風對應遍行氣，空對應上行氣。

在調息法中，我們談論五大元素調息法，其實就是對應五氣的調息。本質上，五氣是風型能量的五個次級風型。所以，五氣調息的核心是對風型能量更為系統化的調理。五氣和五大元素有對應關係。我們知道，風型主要由風和空元素構成。不過，這並不等於風型沒有了其他的元素。在三個體質能量中，風型是最具影響力的。處理好風型能量，就處理好了我們絕大部分的問題。對於五氣調息的處理，大衛．弗勞利做得最系統性。這裡的介紹也主要來自他的研究成果。

1 命根氣調息法

命根氣調息的核心在腦。

具體方法如下：

a. 持續地深呼吸（最好是腹式呼吸）七次。

b. 以意念想像普拉那能量從天空中通過鼻腔進入。

c. 以意念想像普拉那能量從頭部和各種感官進入。

d. 以意念想像從鼻腔、頭部和感官進入的能量集中於兩眼之間的「意竅」（也叫上丹田，也可以說是第三眼）。據說，意竅關乎生死，可以說是「出則死，入則生」。我們要守護意竅，避免過多的生命氣從這裡散逸出去。李謹伯先生說，可以透過「返觀內照，長生久視」這個方法避免生命氣的散發。

e. 命根氣集中於意竅，住氣，把命根氣想像成一個光球。

f. 通過意竅呼氣，經由各個感官傳出能量。

關於呼吸的方式，不必在意是用左鼻腔或右鼻腔。但不要用口腔吸氣。

另一種方式是，每次呼吸可以通過左鼻腔和右鼻腔交替進行。

此修法也可以透過以意念想像加以強化。例如，想像命根氣閃閃發光，心意活躍，甚至想像頭部有一個金色之輪閃爍，散發著光芒。

命根氣調息法的作用是治癒心意、感官、頭部、神經系統的各種毛病，對於鼻竇炎、傷風頭痛尤其有效，對於神經衰落、腦力疲勞也十分有效。這個調息法可以給大腦充電，使得腦子清晰，充滿活力。

從阿育吠陀瑜伽的角度來看，命根氣調息法可增加普拉那能量。

2 上行氣調息法

上行氣調息在嘴，它和思想、意志的向上運動結合在一起。

具體方法如下：

a. 用嘴巴深吸氣。

b. 實際的氣進入胸腔，但要將能量聚集於喉輪。

c. 住氣於喉輪。

d. 呼氣，發出洪亮的 Om 聲。

e. 在呼氣過程中，能量升起，就像一個光球一樣從 Om 聲中擴展，這個光球擴展至包容自己的周圍一切，一直包容整個宇宙。

f. 把喉嚨經驗為宇宙之音、言說和振動的中心，上行氣就如深藍的蓮花從喉輪升起，將你的能量托起、上升。

這個調息法有助於治癒喉區和聲帶的疾病，可以防止喉嚨痛，促進聲音甜美，提供生命活力，還可以提高人的自我表達力。

從阿育吠陀瑜伽的角度來看，上行氣調息法可增加普拉那能量。

3 遍行氣調息法

遍行氣調息在心臟，從心臟遍布全身，並擴展到體外。其目的是開啟心肺區，並從心肺擴展到全身以及外在世界。

具體方法如下：

a. 站立，深吸氣。

b. 雙臂盡可能打開，讓心肺充滿能量。

c. 住氣，雙臂保持張開，以意念想像能量通過血管從心臟擴展，直至全身四肢。

d. 以意念想像能量通過手腳擴展到外面，擴展到整個外部世界。

e. 呼氣，手臂收回到心臟，雙手交叉。

f. 感受自己的心臟是一切生命創造的中心。

g. 以意念想像遍行氣就如橙色的輪子，呈螺旋形旋轉，不斷散發著光能。

遍行氣調息法有助於治癒循環系統和肌肉骨骼系統的疾病，有助於消除肺部問題，改善心臟、關節，消除哮喘和緊張。

從阿育吠陀瑜伽的角度來看，遍行氣調息法可增強奧伽斯能量（對應水型）。

4 平行氣調息法

平行氣調息在腹部或肚臍。其目的是專注和平衡我們的能量。

具體方法如下：

a. 想像能量從整個宇宙、星系、外在世界、從遠處的地平線進入腹中，想像平行氣如一個多彩的能量球轉向內部，進入肚臍，並且變得很小，光輝燦燦，提供給我們穩定和專注。

b. 吸氣（深度腹式吸氣），在吸氣時把能量帶到肚臍，感受胃火。

c. 住氣，意念集中於肚臍，想像胃火燃燒。

d. 呼氣，讓能量從肚臍向外擴展，給所有的身體組織、心意提供充足的能量。

平行氣調息法有助於治癒消化系統、肝、膽囊、胃、小腸的疾病，促進胃口、消化，以及治癒潰瘍、改善體內平衡、促進新陳代謝，並影響我們的身心平衡。人們常說，胃口好，一切好。而胃口好不好，和我們的平行氣密切相關。所以，要讓胃口好，要有一個好的胃，就應注意改善平行氣。

從阿育吠陀瑜伽的角度來看，平行氣調息法可增加特伽斯能量，特別適合風型體質和水型體質的人練習。

這個方式的變形修法：

a. 行雙手合十手印或結蘇磨手印。

b. 吸氣。想像整個宇宙能量朝腹部匯聚。吸氣要緩慢細長。

c. 不住氣。

d. 呼氣。想像能量從腹部向四周緩慢擴散，達到各個組織，達到四肢、手指、腳趾，達到頭部，達到全身皮膚。

這個修法對於風型和水型體質的人尤其有益，也是自我能量恢

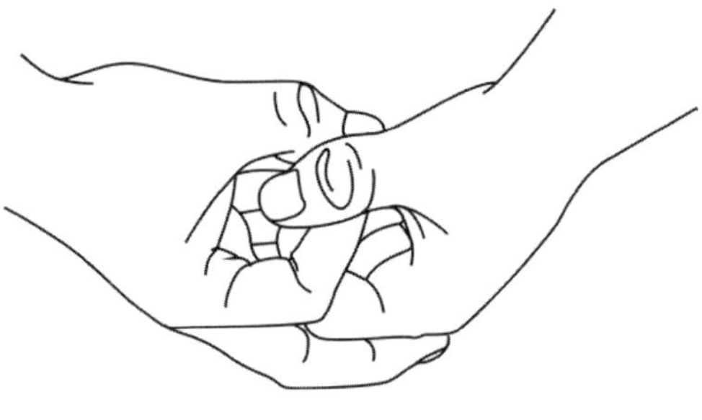

蘇磨手印

復的有效方式。一次調息二十一次，就可以感到明顯的效果。

5 下行氣調息法

下行氣調息在海底輪，能量和大地結合，並扎根大地。

具體方法如下：

a. 吸氣。深深地吸氣，把能量帶到脊柱底部，感受身體如一座大山，有巨大的穩定感。

b. 住氣。守住能量，根據實際住氣，以不壓迫為宜。

c. 呼氣。能量通過雙腳直達地心，並透過心意帶動，讓身上的濁氣和毒素通過腳底的湧泉穴及腳趾排進地心。

d. 呼氣時，想像下腹部深藍的倒三角，能量從這個倒三角如閃電般直抵地心。

下行氣有助於治癒生殖、泌尿、排泄系統的疾病，也可幫助治癒便祕、腹瀉、經期問題及性無能。這個調息法可以增強免疫力，防止疾病。

從阿育吠陀瑜伽的角度來看，下行氣調息法對風型體質的人十分有益。

6 整合的木樁調息法

木樁調息法受益於八段錦站式第八式。基於八段錦的一些思想，我們加以改造和發展，使其成為一個有效的調息法（有時也稱為木椿瑜伽）。

具體方法如下：

a. 靜心，保持平和安靜。默念〈喜樂咒〉（參見十六章「聲音瑜伽」）。

b. 保持身體呈立正站姿，雙腳分開約半個肩寬。

c. 腳後跟緩慢抬起；通過鼻腔吸氣，氣至下丹田（氣海），意念把能量提升到上身，甚至到頭部。

d. 到達最高點，住氣。腳後跟快速下降，身體呈自由落體運動，同時，從鼻腔呼氣，呼氣的速度較快。下降時，身體快速回降地面形成振盪，下降的過程類似木椿下降。

e. 吸氣和住氣時，閉上眼睛；呼氣時，眼睛睜大。

f. 在身體振盪的過程中，把身上各種不好的資訊、負能量、病氣都往下帶，直抵地心。

g. 早晚各一次，每次七下。但過一些時候，可以每次做二十一下。再過一些時候，每次做五十、一百下為上限。以身體舒服為要。一般在飯後一小時進行。太餓或飽食時均不能練習。

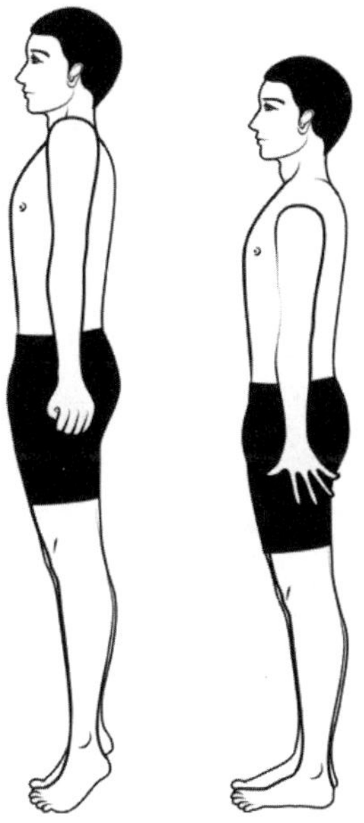

木椿瑜伽示意圖

此修法因配合咒語，具有神奇的力量。

這個瑜伽修法的核心，是在命根氣和下行氣之間。同時，它也包含了平行氣和遍行氣，尤其著重於上行氣。如果讀者稍加注意，可以發現，它連結了咒語和體位，是體位法、呼吸法、咒語之結合。此木椿調息法對於提升自我免疫力，改善各種身心問題都具有非凡的效果。

從阿育吠陀瑜伽的角度來看，木椿調息法可促進體質平衡，尤其促進命根氣和下行氣的平衡。

7 太陽脈貫穿法

這是最優秀的調息法之一。

基本方法如下：

a. 採取適合自己的舒適坐法，內心充滿喜樂地坐好。

b. 右鼻腔緩慢吸氣。

c. 住氣，感受氣到達頭髮、到達指尖。

d. 緩慢地用左鼻腔呼氣。

《哈達瑜伽之光》說，這個修法可以淨化額竇；消除因氣息失調引發的疾病和蠕蟲病。

因為是右鼻腔吸氣，左鼻腔呼氣，所以具有增加熱能的效果。在冬天練習更合適。但對於風型體質和水型體質的人，即便在其他時間練習也很有益處。

另外，為了讓調息效果更好，可以在吸氣的時候默念「ham」，呼氣的時候默念「sa」。

8 月亮脈貫穿法

這個調息法和太陽脈貫穿法相對。

基本方法如下：

a. 採取適合自己的舒適坐法，內心充滿喜樂地坐好。

b. 左鼻腔緩慢吸氣。

c. 住氣，感受氣到達頭髮、到達指尖。

d. 緩慢地用右鼻腔呼氣。

因為是左鼻腔吸氣，右鼻腔呼氣，所以會帶來清涼的效果。在夏天練習更合適。但對於火型體質的人，即便在其他時間練習也很有益處。

另外，為了讓調息效果更好，可以在吸氣的時候默念「so」，呼氣的時候默念「ham」。

9 烏加伊調息法（Ujjayi）

烏加伊調息法又稱喉式調息法、最勝調息法、成功式調息法；這是一種十分有效和有益的調息法。具體方法如下：

a. 安靜，閉嘴。

b. 緩緩地通過雙側鼻腔吸氣，同時帶著聲音（這是因為關閉了部分聲門），感受生命氣在喉嚨和心臟之間的運行。

c. 住氣，感受氣到達頭髮、到達指尖。

d. 用左鼻腔呼氣（初期，呼氣時不要在意用哪邊的鼻腔）。

這個調息法的效果是：a. 消除喉嚨中的痰液，減少水型能量。b. 增加胃火。c. 消除有關經脈的疾病。d. 消除水腫。e. 無論何時都可以練習（一般運動的時候不練習住氣）。

進階的烏加伊調息法：在輕輕關閉部分聲門的時候，發出（含意念）柔和的「sa」音，呼氣時發出（含意念）柔和的「ham」音。

這個調息法非常殊勝，可以平衡風型、火型和水型能量，可以延年益壽。另外，此方法可以用於調整血壓。對於低血壓者，方法是通過鼻腔緩慢吸氣，通過嘴巴相對快而少地呼氣。對於高血壓者，方法是通過鼻腔緩慢吸氣，通過鼻腔延長呼氣。

10 聖光調息法（Kapalabhati）

梵文 Kapalabhati 一詞由 Kapala 和 Bhati 構成。Kapala 意即頭顱，Bhati 意為發光。Kapalabhati 就

是讓頭顱發光的練習方式。聖光調息法是六種淨化法之一。《哈達瑜伽之光》的解釋很簡潔：「模仿鐵匠風箱的聲音，努力呼氣和吸氣。這就是著名的頭顱清明法（即聖光調息法）。它消除黏液失衡引起的疾病。」❽

我們可以將這個調息法解釋得更具體一些：

a. 選擇一個自己感到舒適的體位，放鬆，結蘇磨手印。

b. 通過雙側鼻孔輕柔地吸氣，快速而有力地呼氣，腹部有節奏地配合擴張與收縮。

警告：禁止患有高血壓、心臟病、中風、癲癇、腦瘤、頭暈、消化系統疾病，嚴重眼、耳疾病的人嘗試這項練習。呼吸系統患有疾患的人，如哮喘、慢性支氣管炎、肺結核等，建議在專家的指導下進行練習。生理期或孕期女性不宜練習。

此修法會增加火型能量，適合風型和水型體質的人練習。

11 風箱式調息法（Bhastrika）

梵文 Bhastrika 的意思是風箱，這個調息法的特點就是像鐵匠拉風箱一樣，連續快速地呼吸。風箱式調息法可增加體內空氣的流動，增添胃火。

具體修法如下：

a. 選擇一種適合自己的體位（《哈達瑜伽之光》推薦了蓮花坐），保持頭部和背部直立，做蘇磨手印，閉上眼睛，放鬆全身。

b. 用左右鼻腔慢慢做三至五次深呼吸。

c. 雙側鼻腔快速有力地吸氣，接著再用同樣的力氣呼氣，有節奏地重複若干次這樣的呼吸（根據個人的體質以及實踐的能力，每次可以從十次呼吸做到三十次呼吸，甚至更多些。但切忌勉強自己，要以自己身體的感受為基本依據）。

d. 如果感到疲勞，可以用右鼻腔吸氣（如果是這樣，就不做手印）。

e. 深吸一口氣之後住氣，直到不能再住氣時，用鼻腔慢慢呼氣。

f. 此為一個回合，重複五個回合左右。

此調息法的意義在於：a. 增加普拉那能量供應，淨化血液。b. 增強消化器官功能。c. 清除黏液，有助於鼻竇炎、哮喘等疾病的治癒。d. 強化肺功能。e. 淨化中脈。「此法立即喚醒昆達里尼，使得氣息產生快樂，給予幸福，消除累積在中脈入口處的痰等障礙。」❾

警告：禁止患有高血壓、心臟病、中風、癲癇、腦瘤、頭暈、消化系統疾病，以及患有嚴重眼、耳疾病的人嘗試這項練習。呼吸系統患有疾患的人，如哮喘、慢性支氣管炎、肺結核等，建議在專家的指導下進行練習。生理期或孕期女性不宜練習。

此修法會增加火型能量，適合風型和水型體質的人練習。

12 嘶聲調息法（Sitkari）

梵文 Sitkari 的意思是，練習調息時發出「嘶嘶嘶」的聲音。

具體方法如下：

a. 安坐，全身放鬆，脊柱挺直，下巴微微收起，閉上眼睛，結蘇磨手印。
b. 牙齒輕輕咬合，舌頭微微抵住上下牙咬合處。
c. 張開嘴唇，吸氣，讓空氣從牙齒中間進入口腔，發出「嘶嘶嘶」的聲音。
d. 吸氣結束後合上嘴唇，不住氣，接著就從鼻腔呼氣。
e. 重複做五至十次為一輪，休息片刻，一般做三輪即可。

此修法據說特別適合女性，並可「不受飢餓、口渴、怠惰和睡眠的困擾，也絕不會無精打采」。[10]

此修法可降溫，減少火型能量。

13 清涼調息法（Sitali）

清涼調息法又稱「捲舌式清涼調息法」，是一種非常有效的調息法。它的特點是給身體帶來清涼，具有冷卻的效果。但不是任何時候都適合練習，一般在炎熱的季節或感到身體過熱的時候練習。

具體練習方法如下：

a. 舌頭捲成圓形。

b. 通過舌頭用力吸氣。

c. 吸氣後，閉合嘴巴，不住氣。

d. 然後，通過兩側鼻腔緩緩呼氣。

清涼調息法的作用，如《哈達瑜伽之光》所說：「消除腺體擴張難題、與脾臟等有關的疾病，也防止發燒、膽汁失衡、飢餓、口渴，清除各種毒素。」⓫

此修法會減少火型能量。

14 齒縫調息法（Sadanta）

齒縫調息法也是一種非常有效的調息法。它的特點是可以清潔牙齒，減少口臭，給身體帶來清涼，具有冷卻的效果。一般在炎熱的季節、感到身體過熱，以及有口臭的時候可以練習。

具體練習方法如下：

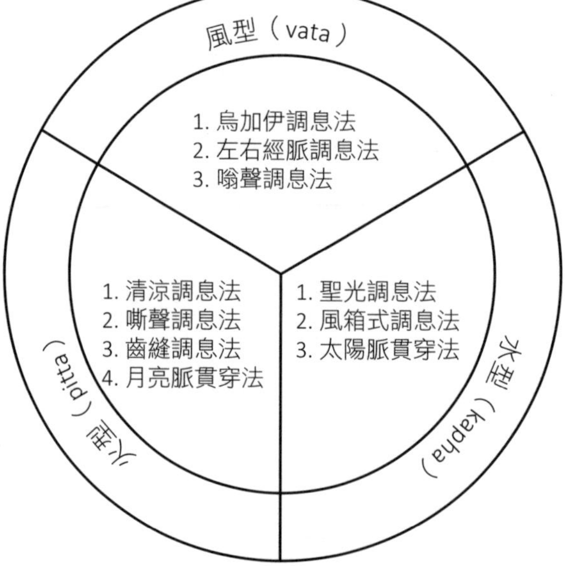

結合體質的常用呼吸法

a. 結蘇磨手印。

b. 關閉牙關。

c. 從齒縫裡用力吸氣。

d. 吸氣後，閉合嘴巴，不住氣。

e. 然後，通過兩側鼻腔緩緩呼氣。

齒縫調息法的作用主要表現在：a. 消除口臭。b. 清涼身體。

此修法會減少火型能量。

15 經脈淨化調息法（Nadishodhana）

在哈達瑜伽的所有調息法中，最基本、最重要的就是經脈淨化調息法，又稱「左右鼻腔交替調息法」。經脈淨化調息的方式其實很簡單，《哈達瑜伽之光》中有詳細的介紹。

a. 坐法。可以蓮花坐，但這不是必需的。根據實際情況，也可採取其他各種坐法，也可站立，或坐在凳子上。若身體不便，甚至躺著也可練習。

b. 左右鼻腔交替呼吸。從左鼻腔吸氣，盡可能綿長，然後住氣，從右鼻腔呼氣。再從右鼻腔吸氣，盡可能綿長，然後住氣，從左鼻腔緩緩呼氣。如此為完整的一輪。這個調息法，可以根據練習者自身體質的實際情況，來決定做多少輪。有時一次可以做到八十輪。需要注意的是，不可強求自己一定要做到多少，在住氣階段更不可強行憋氣。若無法住氣，就不要住氣。同時，呼氣和吸氣，要盡可能綿長、緩慢。

c. 經脈淨化調息可以在早上、中午、下午和晚上進行。但練習處的空氣必須良好。在空氣汙濁的地方不應該練習。

d. 在調息過程中，吸氣、住氣和呼氣往往有一個理想的比例。據說，最理想的比例是一比四比二，也就是吸氣、住氣和呼吸的比例是一比四比二。但每個人的情況不同，不可強求做到這樣的比例。要堅持自然的原則，慢慢地、自然地去接近這個比例。

e. 在調息過程中，身體會有各種反應：第一階段是出汗；第二階段是脊柱會感到悸動；第三是最高階段，會有一種達到想要達到的、實現想要實現的圓滿之感。

f. 在調息過程中，因為專注和調息本身的能量，一般會出汗。對於汗水，合理的做法是讓汗水自然乾掉。絕對不要馬上洗澡，更不能洗冷水澡，也不要直接進入冷的空調房。若需補充水分，一次量也不能太大。要緩緩飲水，並且是溫水。也可以用自己的汗水替自己按摩，包括按摩自己的臉部以及其他重要部位。（參見《哈達瑜伽之光》2:13）

經脈淨化調息法實用、安全，無須很深的理論表達，卻是所有調息法中最好的，可以把它視為調息之王（the King of Pranayama）。《哈達瑜伽之光》說，這個調息法具備了其他各種住氣法的效用，只要練習了它，也就無須練習《哈達瑜伽之光》中提到的其他各種住氣法了。⓬

此修法可促進風型、火型和水型能量之平衡，對身心健康非常好。不過，對於不同體質的人，可以調整左右鼻腔吸氣和呼吸的方式。方法如下：

a. 對於風型體質，應該左右脈平衡調息，但當肺乾或咳嗽、失眠時，可採取月亮脈貫穿法。如果感到冷以及堵塞，則採取太陽脈貫穿法。

b. 對於火型體質，採取月亮脈貫穿法。

c. 對於水型體質，採取太陽脈貫穿法。

16 腹式調息法

腹式呼吸是一種非常好的呼吸形式。這種呼吸容易把呼氣、住氣和呼氣延長。對於身心健康非常有益。腹式呼吸的要點有：

a. 或站或坐或躺，結蘇磨手印，自然呼吸，安靜放鬆。

b. 緩慢地吸氣，把氣吸到下丹田（氣海）。

c. 注意力集中於下丹田，住氣。

d. 緩慢地呼氣。

此法可以平衡風型、火型和水型能量。

但為了讓腹式呼吸具有不同的療癒效果，可以改變呼吸方式。

第一種是延長吸氣調息法（升陽之法），方法如下：

a. 緩慢吸氣，長長地吸氣。

b. 完成吸氣後只做微停（一秒）。

c. 自然呼氣。

此修法有助於增強交感神經功能。

適用有下述疾患的對象：a. 心肺功能不強。b. 哮喘。c. 低血壓。d. 頭暈。e. 脾腫大，貧血。f. 大小腸吸收功能低下。g. 腎臟過濾率大而導致尿量過多。h. 尿失禁。

第二種是延長呼氣調息法，方法如下：

a. 快速吸氣並下沉至下丹田。

b. 注意力在下丹田。

c. 緩慢地呼氣。

此修法有助於增強副交感神經功能。

適用有下述疾患的對象：a. 緊張、興奮，心跳過速，降低血壓。b. 思慮過度，失眠。c. 甲狀腺分泌過度。d. 大小腸吸收功能過強，而導致便祕。e. 膽汁分泌不足，脂肪不易消化。f. 腎臟過濾率過低而導致尿量過少。g. 排尿困難。

第三種是吸氣住氣調息法，方法如下：

a. 吸氣。

b. 吸氣之後住氣，盡可能地長。

c. 自然呼氣。

此修法有助於增強副交感神經功能。

適用對象和延長吸氣調息法一樣，治療效果更好。

第四種是呼氣住氣調息法，方法如下：

a. 呼氣。

b. 呼氣之後住氣，盡可能地長。

c. 自然吸氣。

此修法有助於增強交感神經功能。

適用對象和延長呼氣調息法一致，治療效果更好。

第五種是呼吸雙住氣調息法，方法如下：

a. 緩慢吸氣。

b. 住氣。

c. 緩慢呼氣。

d. 住氣。

此修法需要一段時間的練習才能適應。並且，此修法要求比較高，不要勉強。

17 肛門會陰調息法

此修法實用有效，具體方法如下：

a. 緩慢吸氣。

b. 住氣。

c. 收縮臀部肌肉，並用意念把氣下壓至腹部，使其鼓脹。

d. 住氣到某個強度時放鬆全部肌肉。依次練習十至三十次。

此修法可強身健體，提升性功能，治癒痔瘡。

肛門會陰調息法的另一種形式如下：

a. 收縮臀部肌肉，並用意念把氣下壓至腹部，使其鼓脹。

b. 意念沿著脊柱一直上升。

c. 住氣，意念集中在脊柱上。

d. 呼氣，並透過意念形成一個「小周天」圖。

此修法能強身健體，提升性功能。此修法也非常適合房事之後能量的自我恢復和養生。

18 乳房調息法

如今，女性乳房健康問題異常得多。很多女性的乳房因為種種原因而不健康。保護乳房的方式很多，從飲食、衣服、胸罩材料、推拿、精油按摩、健康生活方式、情緒調節等多個方面，都可以改善女性乳房健康。從阿育吠陀瑜伽的角度來看，乳房調息法是女性一種有效的自我保護和自我治癒的方法。

具體方法如下：

a. 用兩指頭夾住乳頭。
b. 緩慢地吸氣，並同時慢慢地輕揉乳房一圈。
c. 住氣，停止揉乳房。
d. 緩慢地呼氣，放鬆。

做三十六回為一輪，可以做三至五輪。日常保健，一日一次。如果乳房健康狀況不太理想，如有小葉增生現象，可以一日兩次，一次五輪。

此調息法主要是自己練習。但因為輕柔推拿比較單調和疲勞，也可以讓愛人幫忙，或由專業人士協助。

此調息法在一般情況下沒有特別要求。如果是高級的調息，可以念誦不同的咒語，如在吸氣揉乳房時，默誦阿育吠陀瑜伽中的〈曇梵陀利咒〉（Dhanvantari mantra）或〈喜樂咒〉（參見第十六章）。作用是防止小葉增生等多種乳腺方面的疾病，並有豐胸之效。此修法可平衡風型、火型和水型能量。

19 腳跟調息法

這是一種簡易並可以提神、增強體質的調息法。莊子說：「真人之息以踵，眾人之息以喉。」但很多人並不能完全明白莊子說的意思。我們這裡提供的腳跟調息法，或許和莊子所談的不是同一回事，但對於身心健康是十分有效的。

具體方法如下：

a. 平躺，自然呼吸。

b. 腳板用力後勾，同時用意念吸氣，從湧泉穴、腳底、十腳趾吸氣。

c. 透過意念將氣從腳底引導至下丹田（臍輪），住氣。

d. 緩慢呼氣。

e. 意守下丹田。

為了配合調息，在用勁吸氣時，雙手可以隨之緊握拳頭。

如果是高級的調息，具體方法如下：

a. 腳板用力後勾，同時用意念吸氣，從湧泉穴、腳底、十腳趾吸氣。

b. 在吸氣的過程中，隨意念帶氣從兩腿，到下丹田，再從下丹田上升到上丹田，並住氣。

c. 緩慢呼氣。

d. 意守下丹田。

為了配合調息，在用勁吸氣時，可以手隨之握緊拳頭。

根據吸氣、住氣和呼吸時間的差異，腳跟調息法可以發揮不同的作用，體現在風型、火型和水型功能上的差異。總體上，可以平衡風型、火型和水型能量，提升免疫力。

20 服氣調息法

服氣調息法是一種非常有效而直接的調息法，對於鍛鍊身心具有不可低估的價值。但服氣調息法需要注意幾個要點：

a. 空氣必須清潔。

b. 一般在早晨太陽剛升起的時候進行，也可以在傍晚太陽落下去的時候進行。

具體練習方法如下：

a. 空腹，或飯後三小時。

b. 用嘴巴先吸一小口，想像有無數精華氣體吸入口中；吸氣時，上顎盡量放鬆抬高，意想吸入口腔內的精華之氣，像吞麵包一樣吞下去，經食道、胃送入腸中，一直送至下丹田。此過程中，可用手指從上而下引導至下丹田。第二次開始吸一大口。一輪可以吸七口，可以做一至七輪。服氣次數從一輪到七輪逐漸增多。

服氣調息法可能增加普拉那能量，較快地提高免疫力。此修法人人可用，對於身體虛弱者，可以有效改善體質和精神活力。

有人認為，服氣不屬於調息範疇，但我們還是把它放入廣義的調息法之中。除了上面的服氣法，我們還可以實踐中華傳統中的採日月之精的服氣法。

採日精之法：

a. 時間最好在農曆每月初一、初二和初三。

b. 早上五點至七點，站立，面對太陽。

c. 結蘇磨手印。

d. 默想太陽一會兒。

e. 張嘴，吸氣一口，想像把太陽吃到嘴中，太陽從食道進心肺（中丹田），下降至下丹田。

f. 住氣。

g. 慢慢呼氣。

可以採日精一至七次。不宜多。

採月華之法：

a. 時間最好在農曆每月十四、十五和十六。

b. 晚上，站立，面對剛剛升起的金色月亮。

c. 結蘇磨手印。

d. 默想月亮一會兒。

e. 張嘴，吸氣一口，想像把月亮吃到嘴中，月亮從食道進心肺（中丹田），下降至下丹田。

f. 住氣。

g. 慢慢呼氣。

可以採月華一至七次。不宜多。

一般而言，寒性體質、低血壓者適合採日精；熱性體質、高血壓者適合採月華。從阿育吠陀瑜伽的角度來看，風型和水型體質者適合採日精，火型體質者適合採月華。

21 自我呼吸療法

人靠呼吸而活，沒有呼吸就沒有生命。呼吸就是生命，呼吸就是普拉那，普拉那是宇宙能量。但是，大部分人很少會主動意識到自己的呼吸，因為呼吸是我們最基本的生命過程，是「天賦」的生理行為。我們很少知道「呼吸」也可以療癒自我。

生了病，除了看醫師、休息、睡覺等之外，在瑜伽裡還有一種有效的自我療癒方法，即自我呼吸療法。這種方法可以有效地幫助我們治癒很多常見的疾病。應該說，如果做得好，效果是非常明顯的。

其基本方法和相關指導如下：

a. 緩慢吸氣；伴隨著意念「吸進宇宙正能量滋養我的身體，並到達病源處消除病源」。

b. 靜靜住氣；伴隨著意念「吸收宇宙正能量滋養我的身體，消除病原體」。

c. 緩緩呼氣；伴隨著意念「一切不好的東西都呼了出去」。

吸氣時，創造新的、有助於抵抗疾病之物；住氣時，專注於對病原的消除；呼氣時，清除一切不好之物、敗壞之物，並帶出體外。

如果沒有得到良好的指導，可以不住氣，只做吸氣和呼氣，自然地進行。一般一次十五分鐘。根據實際情況，一天可以做若干次。

如果沒有什麼特別的疾病需要治療，我們也可以進行自我呼吸療法。在這個過程中，可以經驗：

吸氣時創造新生命；住氣時維繫生命；呼氣時回歸宇宙、與普拉那融合為一。平時，我們可以有意識地提升自己的下行氣。這樣的呼吸鍛鍊，對於健康和美容養生很有意義，可以讓我們充滿能量，達成平衡。

此修法可以平衡風型、火型和水型能量。

22 阿育吠陀調息法之一

體質能量增多，會對身體和健康不利、引發疾病，我們需要利用調息法來減少體質能量。在調息練習中，可綜合調息、咒語和冥想來聯合解決。大衛．弗勞利提供的基本方式是：右手按在相關部位。而實際效果則取決於心意專注的程度。具體方法如下：

a. 風型：在結腸中，使用咒語「Krim」和「Srim」。把右手放在左下腹，左手放在右手上面；緩慢地吸氣，重複默念電之咒語「Krim」，將風型能量、受擾亂的整個身體的神經能量和心意的風型能量引到結腸；然後呼氣，並使用月亮之咒語「Srim」，向身外散開風型能量，並在下腹感受寧靜、力量和穩定性。

b. 火型：在小腸中，使用咒語「Hrim」和「Srim」。把右手放在肚臍，左手放在右手上面；緩慢地吸氣，重複默念太陽之咒語「Hrim」，把火型能量（整個身體和心意過多的熱與火）引導到肚臍；然後呼氣，並使用月亮之咒語「Srim」，向身外散開火型能量，帶來清涼、平靜、滋養的力量，進入到肚臍。

c. 水型：在胃部，使用咒語「Srim」和「Hrim」。把右手放在胃部（上腹部），左手放在右手上面；緩慢地吸氣，重複默念月亮之咒語「Srim」，把水型（水、黏液、執著和沉重的過多能量）引導到胃部；呼氣，使用太陽之咒語「Hrim」，投射溫暖的太陽能量，驅散累積的身體水型能量，代之以空間、輕盈、能量和力量。

23 阿育吠陀調息法之二

風型、火型和水型能量類似致病能量，它們的累積都不利於健康。促進我們健康的是普拉那、特伽斯（Tejas）和奧伽斯（Ojas）能量。它們分別對應於風型、火型和水型。大衛・弗勞利也提供了促進正面能量的調息法。

a. 促進普拉那的調息法：這個調息法最好在室外的自然環境中進行，從植物、樹木、空氣中吸取普拉那能量。吸氣，重複默念電之咒語「Krim」；呼氣，默念「Hrim」，擴展普拉那能量，讓身心充滿能量。

b. 促進特伽斯的調息法：這個調息法最好在室外的自然環境中進行，從外界，尤其吸收太陽的能量。吸氣，重複默念太陽之咒語「Hrim」；呼氣，默念火之咒語「Hum」，擴展火能量，讓身心充滿特伽斯之光。

c. 促進奧伽斯的調息法：這個調息法最好在室外的自然環境中進行，從地、水、月亮那裡吸收能量。吸氣，重複默念水之咒語「Klim」；呼氣，擴展奧伽斯能量，默念月亮之咒語「Srim」。

這一調息，使得奧伽斯和蘇磨（Soma，喜樂，甘露）結合，給人帶來青春活力。

註釋

1、經文參見《帕坦迦利〈瑜伽經〉及其權威闡釋》，斯瓦米．帕拉伯瓦南達、克里斯多夫．伊舍伍德著，王志成、楊柳譯，商務印書館，二〇一七年，第一四六至一五二頁。

2、經文參見《哈達瑜伽之光》，斯瓦特瑪拉摩著，G. S. 薩海、蘇尼爾．夏爾馬英譯並注釋，王志成、靈海譯，四川人民出版社，二〇一七年，第一〇五至一一〇頁。

3、《瑜伽經》，缽顛闍利著，黃寶生譯，商務印書館，二〇一六年，第七十三頁。

4、同前，第七十四頁。

5、Sri Swami Satchidananda, *The Yoga Sutras of Patanjali (translation and commentary)*, Buckingham: Integral Yoga Publications, 2012, p.152.

6、《哈達瑜伽之光》，斯瓦特瑪拉摩著，G. S. 薩海、蘇尼爾．夏爾馬英譯並注釋，王志成、靈海譯，四川人民出版社，二〇一七年，第一二三頁。

7、同前，第一二〇頁。

8、同前，第一四一至一四二頁。

9、同前，第一七〇頁。

10、同前，第一六五頁。

11、同前，第一六六頁。

12、這部分內容主要來自《瑜伽之海》（第二版），王志成著，四川人民出版社，二〇一六年，第六十四至六十六頁。

Chapter 14

制感瑜伽：內攝

1 有關制感的經文及其重要性

制感，Pratyahara，又稱內攝，八肢瑜伽中的第五肢。帕坦迦利在《瑜伽經》第二章五十四至五十五節論述了「制感」：

當心脫離感知對象，感官也會脫離各自的對象，因此便被說成是效仿人心。這就是制感。（2:54）

於是達到了對感官的完全控制。（2:55）❶

《薄伽梵歌》對控制感官也有精彩的描述：

阿周那啊，騷動不安的感官甚至會使奮力達致圓滿的智者，也被迫失去自制力。（2:60）

控制住感官之後，就應該堅定地把心意集中在作為至上目標的我之上。當一個人的感官得到控制時，他的智力就得以穩定。（2:61）

當飄忽不定的感官控制了心意，就會盜走智力，使之無法抵達平靜和快樂的靈性之岸，就像海上的一葉扁舟在風暴中無法抵達海岸。（2:67）

以舒適的姿勢坐下，心意專注於至上者，控制思想和感官活動，練習冥想，以求淨化心意和感官。（6:12）❷

多部《奧義書》也涉及感官控制。如《白淨識者奧義書》說：

> 要想覺悟到真理，首先要控制心意和感官。(2:01)
>
> 當我們的心意受到控制時，我們就受命於神的力量之下。(2:02)
>
> 智者應該保持身體穩定，胸部、頸部和頭部保持垂直；在心意的幫助下，把感官轉向內心；再依靠梵之渡船，就可以穿越恐怖的塵世之海。(2:08) ❸

瑜伽，究竟如何有效實踐制感呢？

首先，自問一下，自己或在瑜伽館裡是否實踐過制感瑜伽呢？

對很多瑜伽人來說，或許還沒有嚴肅思考過何為制感瑜伽，還沒有認真實踐過制感瑜伽。我們的瑜伽，大致還停留在體位或調息上。甚至不少人對調息也不關注。事實上，很多人認為瑜伽就是體位法。很顯然，這樣的瑜伽是不完整的，還存在不少的誤解。「八肢瑜伽模式」是一個完整的整體。我們需要記住大衛．弗勞利教授的話，並時刻提醒自己：沒有制感，體位就只是另一形式的運動；沒有制感，呼吸法也只是把能量給我慢（私我）的另一手段；制感，可以讓所有的瑜伽走向深入；制感，可以減少能量消耗，朝內，可以保存能量。

八肢瑜伽，各肢都有其特定的功能和作用：

✦ **禁制／勸制**：幫助生活中的我們確保方向正確，保持平靜，減少能量無謂的消耗和浪費。

★ **坐法（體位）**：使得心意不受感官經驗的二元性結果所束縛。
★ **調息**：消除意識之光的遮蔽，為專注做準備，使得心意充滿能量和敏銳。
★ **制感**：把我們的注意力從周圍的聲音、氣味或其他感官的刺激中向內撤回。❹

可以說，制感是瑜伽成就的轉折點，沒有制感瑜伽，就不可能有真正的專注和冥想，也就不可能達到帕坦迦利所說的三摩地，即不可能真正達成瑜伽的目標。

2 制感的含義

制感，Pratyahara，源於兩個詞根：prati 和 ahara。Ahara，「食物」的意思，或者「從外面吸入的東西」。Prati，介詞，意思是「反對」、「避開」。組合字 Pratyahara，其意思就是「控制食物」，或「控制從外面吸入的東西」。對此，有一個具象的比喻，就像烏龜把四肢收回縮進龜殼中；龜殼就是心意，感官是四肢。這個詞還可以翻譯成「把感官從其對象抽離回攝」。

大衛．弗勞利告訴我們，食物（ahara）有三個層面：一、粗身的食物，從土水火風空五大元素而來；二、精身的食物，印跡、印象，滿足心意的食物，即色聲香味觸的（刺激）感覺；三、因果身的食物，我們與人的關係，我們以此關係滋養靈魂，並透過三德影響我們。

所以，基於對食物的認識，大衛．弗勞利從兩個層面理解制感：一、從有問題的食物、印跡、連結中抽離回攝；二、獲得好的食物、印跡、連結。透過從消極的印跡抽離回攝，制感強化了心意的免疫力。

以下主要基於弗勞利的論述，把制感分四種：一、控制感官（indriya-pratyahara）；二、控制普拉那（prana-pratyahara）；三、控制行動器官（Karma-pratyahara）；四、心意從感官中撤離（mano-pratyahara）。

3 控制感官

希瓦南達（Swami Sivananda）曾經說過，制感本身就叫瑜伽，並且這是八肢瑜伽中最重要的一肢。但在如今這個商業社會或消費主義盛行的時代，人們似乎最不願意談論制感、實踐制感。我們有著如此多的欲望，以致不知道如何讓心意平靜下來。人人都被商業和消費的欲望驅逐著，沒有時間思考。所以，大衛．弗勞利教授才會說，控制感官可能是當下這個時代最強大的、最重要的瑜伽一肢。

1）正確攝取印跡

我們（感官）每天都要從外面攝取大量的印跡。而心意的主要食物就是印跡。垃圾食品讓我們的身體累積了太多的毒素，而大量的垃圾印跡讓我們的心意膨脹不安。這些垃圾印跡，基本上沒有什麼垂直維度的資訊，它們無法提升我們的生命品質，卻像垃圾圍城一樣占據了我們絕大部分的時間和精力能量。我們在無盡的垃圾印跡之中翻轉不止，形成了吸收垃圾印跡的習性，並不容易改變格局。真想改變這個局面，就需要巨大的意志力或某種瑜伽之力量。

2）感官回撤

1 直接切斷感官印跡

印跡有其源頭。它們主要來源於手機、電腦、郵件、通訊軟體、直播、網站、電影、電視、報紙、雜誌、電影、書籍等，各種各樣的載體和活動。為了直接切斷垃圾印跡，我們要有意識地放棄某些印跡來源。如今，對絕大多數的人真正形成挑戰的是手機。手機是當今很多人的印跡來源。毫無疑問，手機在帶來資訊便利、即時性的同時，也讓大家陷入了垃圾印跡中。人們忙著點閱，忙於應付，忙著交涉，忙於攀緣，無盡的印跡進入其生活。一種簡單直接的方式就是單純地拒絕！

母胎身印（Yoni mudra）是關閉感官（制感）的重要方法。

具體做法如下：

a. 按照自己的身體狀況，舒適地坐好，可以做至善坐。

b. 閉上雙眼，深吸氣，食指壓在眼眉上，大拇指壓住、關閉雙耳，中指壓住兩側鼻腔，無名指壓在上唇上，小指壓在下唇上。

c. 住氣。根據自己的能力，決定住氣的時間長度。住氣時間可逐漸加長。

d. 放開中指，緩慢地呼氣，呼盡。

e.（其他手指保持不變）繼續緩慢地深吸氣，住氣，再用中指關閉鼻腔。

此法可以按需要不斷地練習，沒有固定次數。據說，人的手指具有強大的普拉那能量，透過手指的練習傳達強大的能量，對頭部的鍛鍊很好，並有養生之效。這是有效的制感方式，是通向冥想和三摩地的序曲。

此法也被婆羅門南達（Swami Brahmananda）稱為六頭戰神式身印（Sanmukhi mudra）。

（說明：傳統上是用食指關閉雙眼。但從個人實踐的角度來看，用食指關閉雙眼容易對眼球產生一定壓力，對眼球有不利刺激。所以，我們把它修改為食指壓在眼眉上，眼睛閉上即是。）

2 開放感官，但心不在

這裡，有兩種情況：

第一是被動式「心不在焉」。很多人都有體會，就是我們明明在聽，但什麼也沒有聽到；明明在看，但什麼也沒有看到。感官是開著的，但是心不在感官處，更不在感官對象處。

第二是主動式「心不在焉」。透過練習，即便感官開放，但不會引發感官的活躍而被感官束縛。這種「心不在焉」是一種瑜伽功夫。對於一般人，透過改變注意力可以讓感官得到控制。

3）專注於統一的印跡

有效控制感官，卻又難以避免面對眾多的垃圾印跡。我們需要找到應對垃圾印跡的能力。有一種說法，那就是以一念應萬念，即把注意力集中於統一的印跡。這讓我們接受的印跡，會是內在關聯的、可以統一起來的，而不是散亂的、無序的、前後不關聯的。一旦我們接受的印跡是彼此關聯的、有序的，就比較容易管理感官、控制感官了。

4）創造積極的印跡

人是具有創造力的，可以根據自己的需要創造一種積極的內外環境，在這種積極的環境裡，獲得更好、更積極的印跡。例如，大家一起練習瑜伽，尋找一個優良的環境，彼此間建立良好的關係，可以分享使用帶來更好印跡的技術和手段。這種積極的創造也有助於我們感官的控制。

5）創造內在的印跡

人和其他動物很不一樣。為了讓自己更好地生活，我們從事自我的創造，可以從內部創造出一個世界，獲得內在的印跡。想像就是一種特別的方式。人是一種選擇性的動物，透過選擇，我們朝內走；透過想像，為自己創造一種符合生命本身需要的印跡。在某種意義上，眾多的神話故事、眾多的宗教故事，都是人的自我想像，透過想像，獲得一種內在自足的印跡，讓感官避免遭受雜亂和不良的刺激，讓生活更加圓滿和喜悅。

想像又分不同的層面。一旦把握了瑜伽的根本，那麼，不管哪種層面的想像，都可以有效地服務於感官的控制，有助於達成瑜伽更高的目標。

4 控制普拉那

普拉那能量低，生命力就弱。普拉那能量強，就有巨大的活力。但是，普拉那首先是一種中性能量，我們需要正確面對自己的普拉那。

普拉那屬於能量鞘。如果普拉那能量得到控制，我們就可以保持穩定和力量。一方面，調息是一種自我的控制，普拉那在調息中得到加強和調理。另一方面，我們可以透過制感使普拉那回攝。

5 控制行動器官

我們已經談到透過控制印跡來控制感官，而我們還可以透過直接控制行動器官來控制感官。行動器官得到了有效控制，感官也就可以得到有效控制。

行動器官包括手、足、舌、肛門、生殖器。每個行動器官都有其特定的功能和價值。行動器官的本質是朝外的，手要去抓，足要行走，舌頭要嚐味道，肛門要大便，生殖器要小便、生殖和追求快感。對於所有的行動器官，我們都需要發揮其正常的功能。但如果我們的內器官（即心意）開始執著於這些行動器官所帶來的感受，我們就會陷入麻煩中。

舌頭可以嚐到各種味道，甜的、酸的、苦的、辛辣等。我們可能會執著於某一種味道，這就會帶來一種獨特的印跡，從而導致業力。在業力的作用下，我們就會失去自主性。我們的感官就會把我們牽走。瑜伽制感就需要控制我們的感官，這是方向性的。

其他行動器官也一樣。特別是我們的生殖器官，對大部分人來說，要完全控制好自己這個器官很不容易。性的力量巨大無比，會深刻影響瑜伽行者的修持。關於性的問題，各種著作很多。有一點可以肯定，生殖器官在正常的行動中所伴隨的快感，會成為人們執著的理由，一旦執著於快感而陷入複雜的關係中，就會帶來種種問題。當然，控制性器官不等於禁欲主義，而是需要對生殖器官、性、性對象、性行為、性關係等有一個深刻的認識，從而理解和處理這一行動器官問題。

6 攝回心意

毗耶娑說，心意是蜂后，感官是工蜂。心意在哪裡，感官就跑到哪裡。

《牧牛尊者百論》中說，制感就是太陽（處於肚臍）吸走來自月亮（處於上顎根部）的甘露。這裡的太陽和月亮都是一種比喻性的表達。

《雅伽瓦卡亞瑜伽》（*Yoga Yajnavalkya*）對制感的討論則多得多。

從哲學上說，帕坦迦利所討論的制感是基於他的數論哲學，而雅伽瓦卡亞對制感的討論則是基於他的吠檀多哲學。

雅伽瓦卡亞瑜伽的制感有四類：

第一，努力抑制感官靠近感官對象（前面涉及此方法）。

第二，把一切所見都視為在自我中並且視為就是自我（這是一種哲學性的方法，大部分人難以做到。但一個人深入學習諸如《薄伽梵歌》，學習吠檀多哲學，應該可以做到，或經過不斷實踐可以做到）。

第三，每日在心中履行（吠陀）規定的職責，而沒有實際的行動（對一般人來說似乎難以履行，但對於古代印度修行者則是完全可行的）。

第四，透過心意，讓自己的心意在身體上十八個關鍵點有序地移動。這也被稱為制感，並且這部經典把它視為是最重要的制感方式。

修習制感瑜伽的人，需要極度地專注，把念力集中於身體的關鍵點上，讓自己的心意緩慢地移動。這樣的瑜伽練習可以讓人精力充沛，喜樂盈盈，具有極好的養顏之功效，並最終讓人克服恐懼而得長壽。據說，吠陀時代的投山仙人（Agastya）就大讚此瑜伽修法。

身體的十八個關鍵點包括：

1. 大腳趾；2. 踝關節；3. 小腿中間；4. 小腿根部；5. 膝蓋中間；6. 大腿中間；

7. 會陰；8. 環跳；9. 生殖器；10. 神闕（肚臍中間）；11. 膻中；12. 頸底部；

13. 舌根；14. 鼻根；15. 眼睛；16. 印堂（眉心）；17. 前額；18. 百會

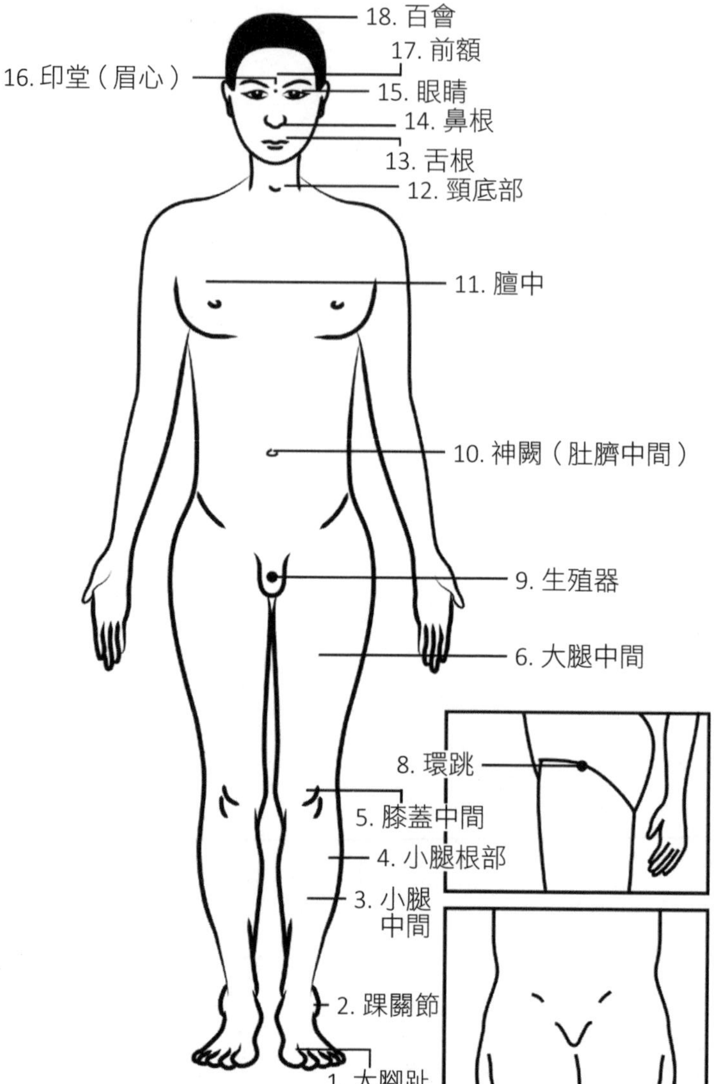

練習這一瑜伽，可以躺在地上或睡在（硬板）床上。只要無人打擾，就可以在任何狀態下練習。

有時，我們也可以透過這一瑜伽恢復體力。

當然，制感瑜伽的練習不是獨立的。但是，心意是所有瑜伽練習的根本。心意正，一切都正。

心意不正，一切都不正。

關於這一制感瑜伽的更具體修法，可以參見第八章。

7 高級制感：瑜伽休息術

制感有很多方法。大衛·弗勞利甚至說，體位法應該是運動器官的制感；調息法則主要是透過住氣對普拉那能量的制感；咒語則是對因果身的制感。一般情況下，體位法最後以攤屍式結束。攤屍式這種體位可以攝回能量，達到更高的層面，帶來健康。從阿育吠陀瑜伽養生法來說，動物冬眠，就是保持能量，保持知覺。我們甚至可以說，類似冬眠的瑜伽休息術是最高級別的制感。

瑜伽休息式可以有多種修法。這裡提供的方法如下：

a. 進入內在的、有深度的休息狀態。
b. 抽離外界的所有資訊，回到當下。
c. 進入「很深」的睡眠狀態，卻保持清醒。
d. 可以採取體位之後的攤屍式。
e. 或者也可以坐著，讓能量向上流動。
f. 同時，讓心意釋然、放鬆，保持靜默。

順便說，有的人可能太累了，在做休息術的時候，很自然地睡著了。這沒有什麼不好。瑜伽休息術或瑜伽睡眠包含了所有感覺器官、行動器官、普拉那和心意的制感，因此是一種強大的養生法。❺

8 走向自覺的制感瑜伽

傳統阿育吠陀回春療法把制感視為基本策略。例如採取隔離性的「分離療法」，斷絕和朋友或特定人的關係，排除與外在某些特定感官對象的接觸。這種療法作用很大，甚至可以提升人的精子品質。例如一對夫妻，身體都是正常健康的，但因為生活壓力大，還做愛過多，男方精子品質下降，導致女方難以懷孕。阿育吠陀瑜伽老師可以建議這對夫妻分居三個月，切斷男方性能量的外泄。同時，透過阿育吠陀瑜伽的食物療法加以調養，三個月後男方的精子品質明顯提高，女方很可能就可以懷孕了。

這種隔離療法，也是有弊端的。日常的分離療法不是完全斷絕的。但面對特別的情況，採取隔離療法也是很合理的。

除了「隔離」這種特別的制感瑜伽方法，還可以有其他各種方法。例如，在充分瞭解一個人的體質之後，針對性地處理風型體質、火型體質和水型體質的人的制感方法。可以從不同體質的人所需要的飲食、習性、身心特點，來制訂相應的制感方法。上述的多種制感方法，在運用上也需要考慮到不同人的體質特點，從而使得這種制感更加有的放矢。

我們要讓自己主動適應合理的制感實踐，讓一種被動的實踐變成自覺的實踐。而這種自覺的制感實踐依賴於人的內在意識的超越。因此，我們最後介紹終極性的制感實踐。

在所有制感中，還有一種特別的制感方法，它是阿育吠陀瑜伽中最高級的制感，就是目擊訓練的制感。一個人如果能達到目擊者和目擊對象分離，他就達到了最高的制感，即達到了真正的不執，可以超越生死輪迴。有關這方面的論述可以參考《至上瑜伽》、《直抵瑜伽聖境》等書，這裡推薦一個實用的修法：

閉上你的眼睛，只是覺知你的覺知。盡力觀察你的覺知。把注意力從外在世界、自己與他人的身體、自己與他人的思想觀念攝回。如果你思想散了，注意力不集中了，被外在現象、思想、自我情緒所干擾，就馬上收攝回來。你只是觀照你的覺知，這個覺知是沒有具體內容的。這是真正的當下。真正的當下，沒有過去和未來，沒有思想觀念。

反覆練習，你就會達到極大的制感效果。

如果能達到自覺的境界，你就可以達到解脫，獲得自由。

註釋

1、《帕坦迦利〈瑜伽經〉及其權威闡釋》，斯瓦米・帕拉伯瓦南達、克里斯多夫・伊舍伍德著，王志成、楊柳譯，商務印書館，二〇一七年，第一五四頁。

2、《薄伽梵歌》（注釋本），毗耶娑著，羅摩南達・普拉薩德英譯並注釋，王志成、靈海漢譯，四川人民出版社，二〇一七年第七次印刷，第五十四、五十七、一二四頁。

3、《九種奧義書》，羅摩南達・普拉薩德英譯並注釋，王志成、靈海漢譯，商務印書館，二〇一七年，第一〇〇至一〇二頁。

4、Reverend Jaganath Carrera, *Inside the Yoga Sutras*, Virginia: Integral Yoga Publications, 200, pp.157-158.

5、David Frawley, *Soma in Yoga and Ayurveda*, Twin Lakes: Lotus Press,2012, pp.266—267.

Chapter 15

冥想瑜伽

1 有關專注、冥想和三摩地的文本

八肢瑜伽的後三肢分別是：專注（dharana）、冥想（dhyana，又稱禪那）和三摩地（samadhi）。我們先介紹各種著名的瑜伽經典中，有關專注、冥想和三摩地的論述或描述；讀者透過學習這些經文，可以對它們有一個基本的認識。

1）《瑜伽經》

帕坦迦利在《瑜伽經》第三章一開始就描述了什麼是專注、冥想及三摩地：

> 專注是把心集中在身體的靈性意識中樞內，或體內和體外的某種神聖形式上。（3:1）
> 冥想是流向專注對象的連續的意識流。（3:2）
> 在冥想中，對象的真實本性放出光芒，不再受感知者的心的扭曲，這就是三摩地。（3:3）❶

《瑜伽經》第三章的核心就是論述八肢中的最後三肢。帕坦迦利把它們合起來統稱為專念（samyama）：

> 專注、冥想和三摩地這三肢合在一起就是專念（總制）。（3:4）❷

讀者可以注意到，帕坦迦利是把這三肢合起來論述的。這是因為，專注、冥想和三摩地具有內在的連結，是一個持續性的過程。關於三摩地，我們將在下一章做更詳細的探討。帕坦迦利在討論中，並不把專注、冥想和三摩地這三者分開，而是視為一個有機體。

2）《奧義書》

眾多的《奧義書》對專注、冥想和三摩地有著大量的論述和闡發。在此，我們挑選出一些精華，供讀者參閱。

《羯陀奧義書》：

隱藏在萬物之中的那個自我並不光芒四射。但是，知微者通過他們專注的、精微的理智可以看到。（1:3:12）

通過專注自我，智者認識到那個古老的、光輝的「一」難以看到，是未顯的、隱藏的，就居於「覺」（菩提）之中，並且停在身體裡——他確實遠遠地拋棄了歡樂和悲傷。（1:2:12）

《白淨識者奧義書》：

智者應該讓他的身體坐穩，上身挺直，在心意幫助下將他的感官轉向心，並通過梵之筏渡過可怕的世界急流。（2:8）

在避開大風的洞穴修持瑜伽，修煉之地平整，純粹，沒有鵝卵石、礫石和火，沒有水聲或市場的干擾，心意喜悅，不刺眼睛。（2:10）

《蒙查羯奧義書》：

那個梵光芒四射，巨大無比，自我照耀，不可思議，比精微的還要精微。他比遠的還要遠，卻又非常的近。確實可以在此看到他，他就居住在有意識的人的心房。（3:1:7）

《大林間奧義書》：

哦，迦吉（Gargi），儘管不知道這一不可滅者，但這世界上無論是誰都提供祭品、履行祭祀和實踐苦行，甚至行之幾千年，發現這樣的行為都是會滅的。哦，迦吉，無論是誰，離開這個世界而不知道這一不可滅者，都是悲慘的。哦，迦吉，但他知道了不可滅者之後離開了世界的人，是知梵者。（3:8:10）

《唱贊奧義書》：

這一切都是梵。宇宙從梵中產生，又消融於梵，在梵中呼吸。所以，人們應該以平靜的心冥想梵。（3:14:1）

《品迦拉奧義書》：

一個人儘管用一隻足站立千年，進行苦行，但它還不及專注冥想的十六分之一。（4:15）

3）《薄伽梵歌》

瑜伽士永遠應該專注心意，獨居幽境，控制思想和自己，無所企盼，無所貪求。選擇清靜的地方，安置自己的位置，座位穩固，不高不低，鋪上布、皮和拘舍草。控制心意和感官，思想集中在一點上，坐上座位修習瑜伽，以求靈魂得到淨化。身體、脖子和頭保持端正不動搖，固定目光在鼻尖，不要到處張望。（6:10-13）

4）商羯羅《分辨寶鬘》

冥想阿特曼，它就居住在你裡面，它沒有一切有限的附屬，它是存在、意識和喜樂，它是獨一無二者。你將不再生活在生死輪迴之中。（第二八八節，第四一二節）

5）《室利．羅摩克里希那言行錄》

在深度冥想中，感官的功能停止了；心意不再朝外。它就像關了院子的門。有五個感官對象：色、聲、香、味和觸。它們都留在外面了。

你知道一個人在冥想狀態是什麼感覺嗎？心意就像連續不斷的油的流動，它只想著一個對象，那就是上帝。它意識不到其他任何東西。

如果你冥想一個對象（擇神，理想的對象），你將獲得它的性質。如果你日夜思考上帝，你將獲得上帝的性質。一個鹽娃娃進入海洋裡測量海洋的深度，它就會和海洋合一。

如果日夜沉浸在世俗之中，心意就不可能思考上帝；獨處幽境，思考上帝，這非常必要。除非一個人獨處幽境，實踐冥想，否則一開始，將心意集中在上帝上是非常困難的。

為了冥想，你應該撤回自己，或退到一個隔離之所，或到森林裡。並且你應該始終區分真實的和不真實的東西。只有上帝是真實的，是永恆的本質；其他一切都是不真實的，也就是不是永久的。通過區分，一個人應該從心意中擺脫不永久的對象。

一個人在冥想中能夠獲得這樣的心注一處，他將什麼都看不見，什麼都聽不到。他甚至不會意識到觸感。一條蛇可能爬過他的身體，但他沒有意識到它。蛇和他彼此都意識不到對方。

桑迪亞（sandhya）融入歌雅特瑞（Gayatri），歌雅特瑞融入唵（om，即嗡），唵融入三摩地。它就像鈴聲：噹、噹、噹。通過跟隨唵聲的軌跡，瑜伽士漸進讓自己融入至上的梵中。

6）斯瓦米·辨喜《勝王瑜伽》

當心意被訓練到能固定在內部或外部的某個點上時，心意就會產生一股不間斷的心意流，守在某個點。這就是冥想狀態。當一個人具有如此強的內觀力，以致他能夠抗拒外部感知，只把冥想保持在內部某個點上，這種狀態就叫三摩地。這三種狀態——專注、冥想和三摩地——合在一起稱為專念（samyama）。

這一關於靈魂的真理首先被聽到。如果你已經聽到了它，那麼就思考它。一旦你思考了，你就冥想它。不要空洞的爭論！一旦你滿足了自己，你就是無限之靈。如果這是真實的，「你是身體」這話就是胡話。你是自我（自性，原人），而這被認識到。靈必須把它自身視為靈。現在，這靈把自身視為身體。這必須停止。你一旦開始認識到這點，你就解脫了。

專注是一切知識的本質。沒有專注，什麼都不可能。百分之九十的思想力量都被普通人浪費掉，所以他不斷犯大錯；受過專門訓練的人很少犯錯誤。

人意識到自己從欲望中擺脫出來的這個過程，恰當地表達了為獲得普遍的自由而進行的對抗。這一自由透過工作、崇拜和知識這三重活動方式獲得：一、工作，即持續地、不停地去幫助他人，愛他人；二、崇拜，它在於祈禱、讚美和冥想；三、知識，此為跟隨冥想而來的知識。

在完美的專注中，靈魂實際上擺脫了粗身的束縛，並知道自身是什麼。

對靈性生活最大的幫助是冥想。在冥想中，我們脫去我們所有物質的限制條件，並感到我們神聖的本性。在冥想中，我們不依賴於任何外在的幫助。

最大的事就是冥想。它是通向靈性生活（心意冥想）最接近的進路。正是我們日常生活中的這一刻，我們不是物質；靈魂思考它自身，擺脫一切物質，這是靈魂奇異的接觸。

思考和冥想你是全在的阿特曼。「我既不是身體，也不是心意，也不是菩提（覺），也不是粗身和精身」，透過這個排除過程，將你的心意沉浸在超然的知識之中，它是你的真正本性。不斷將心意投入這樣的知識之中，以便殺了心意。然後，只有你認識到理智的本質，或在你的真正本性中確立起來。認識者和被認識者、冥想者和冥想對象將變成一，接著就是所有現象疊加都終止。

三摩地是每一個人的特徵——不，每一個動物的特徵。從最低級的動物到最高級的天使，每一個動物都會在某個時候必須達到這一狀態，並且對他來說只有那樣，真宗教才開始。

我們宣稱，專注心意的種種力量是唯一的知識道路。在外部的科學中，心意的專注是，把它置於外在的東西上；在內在的科學中，心意的專注也是，即引向一個人的自我。我們稱這一心意的專注叫瑜伽。瑜伽士談了很多。他們宣稱透過心意的專注，宇宙中每一個真理對於心意都會顯而易見，不管是外在的還是內在的真理。

7）《摩訶婆羅多》

在《摩訶婆羅多》中，摩奴、毗耶娑（廣博仙人）和瓦希斯塔（Vasishtha）都談到冥想。

摩奴說：既然心意總是受到感官對象的刺激，普通心意是不可能達到無德之梵的。只有通過持續不斷的專注，將感官融入心意，心意融入理智，才能達到無德之梵。

毗耶娑說：從外部對象撤回理智、心意和感官，並將它們融入普遍的超靈的過程，這會導致至上的知識。渴望這種知識的人必須心意高度專注，每日早晚各一次將心意融入理智。

《毗耶娑經》（4:1:9和11）中說：

因為冥想（位格）被比作靜止不動的大地。沒有（冥想）之地的法則。無論心意在哪裡專注，都應該實踐專注。

瓦希斯塔說：

冥想是瑜伽士最大的力量。智者把冥想描述成心意專注和調息。調息分兩類：有念誦的調息（sagarva）和無念誦的調息（nirgarva）。除了有時取食物和排泄，一個人應該總在冥想。透過心意的專注，智者讓個體靈魂從二十四個宇宙原則中分離出來，並將它融入超靈。個體靈魂和超靈一旦合一，人就成為生前解脫者。

8）數論哲學

透過強烈的冥想達到原人，原人是所有的本性力量。冥想是依附的終止。

透過抑制限制條件而達到完美的冥想。

透過專注、體式和履行職責達到完美的冥想。也透過不依附和實踐而達到完美的冥想。

儘管求道者應該對許多經典和導師虔誠，但他必須僅僅從中接受本質，就如蜜蜂從眾多花中採蜜一樣。

心意專注的人，三摩地不會中斷。他就如一個射箭者一樣。

在世俗工作中一旦違背既定規則，就會造成極大傷害，冥想也一樣。

透過自制、敬畏和服務古魯（導師），經過一個長時間，就會取得成功。❸

我們在這裡為讀者提供了比較多的專念（專注、冥想和三摩地）文本，目的是讓讀者和練習者透過權威經文對瑜伽冥想有較深入的認識。同時，讀者可以看到，在我們提供的經文文本中，冥想的目標都是非常明確的，就是要達到不朽，達到三摩地，達到人的圓滿，這也就是說，傳統上的冥想是為了覺悟的。

然而，本書不僅僅涉及傳統關注的終極性冥想，也關注層面相對較低的冥想，以及關心身體本身的冥想，即阿育吠陀瑜伽的冥想。

2 冥想的四大系統

冥想本身是一個巨大的學問。從認識和實踐的角度，我們大致可以把冥想分為四大傳統：一、帕坦迦利傳統的冥想或基於數論哲學的冥想；二、基於吠檀多傳統的冥想；三、基於虔信傳統的冥想；四、基於阿育吠陀瑜伽傳統的冥想。

但是，不管出於什麼傳統，冥想的目標都應該是崇高的、至上的、正義的。只是它們冥想的具體徑路或側重面有所差異：

1. 帕坦迦利傳統的冥想：強調專注，專注於某個具體或抽象的對象；並且，基於對象和專注程度的差異，冥想所達到的高度也不同。從哲學基礎上說，帕坦迦利傳統的冥想，最終要達到原質和原人的分離，達到三摩地的最高境界——獨存。

2. **吠檀多傳統的冥想：**強調我們的自我（jiva，吉瓦）本質上就是真我（阿特曼，Atman），就是那最終的純粹意識（梵，Brahman）。今天的大部分人練習瑜伽，最終所要達成的就是這個吠檀多傳統的瑜伽，也即是，達到「天人合一」、「梵我一如」的境界。

3. **虔信傳統的冥想：**冥想對象是人格化的對象。不過，這個冥想一開始是主客二元的，但最終可能達到不二的境界，或者主體消融於神性的對象。這個傳統的冥想，強調冥想者主體的感情、情緒、愛。它把冥想者的心意、情緒、感情維度，轉向了他們所信仰的某一人格性的神性對象。

4. **阿育吠陀瑜伽傳統的冥想：**強調透過冥想者自身體質的差異來控制心意、平息心意。儘管阿育吠陀瑜伽的冥想同樣是為了達成最終的三摩地，但它的初始立足點則是心意平靜，並以此來治癒心意層的問題。讀者可以理解，調息有助於治療身體層的疾病，而專注和冥想則有助於治癒心理（心意）層的疾病。但同時，調息、專注和冥想並不是分離的，而是相互影響、彼此連結的。

3 帕坦迦利傳統的冥想

帕坦迦利傳統的冥想，其特點就是專注。在練習專注和冥想中，所選擇的對象或理念可以是具體的，也可以是抽象的；可以是一個詞，或是一種觀念；也可以是一幅圖像，或者一個符號；當然，還可以是某位神，或者某個人。

對此，阿迪斯瓦阿南達在《冥想的力量》中較為系統地歸納了這幾類專注的對象：

1. **超越所有悲傷的光輝燦爛的光。**根據古代的知微者所說，這是靈性意識的光，在內心的隱蔽處閃耀，超越所有的悲傷。求道者在心中想像無限的、天空一般的、透明的光芒，然後想到自我就在那光。

2. **不被任何激情和執著所束縛的靈魂之心，即聖人的心。**聖人的心吸引著我們，使我們產生崇高的敬仰。不被任何激情和執著所束縛的聖人，他的內心總是平靜的。我們的心意專注在這樣一顆平靜的心上，也會獲得心的平靜。

3. **夢的經驗或者深眠經驗。**關於聖人或神聖象徵的夢，或者一種在深眠中的喜悅狀態，總會在我們的頭腦中留下深刻的印跡。在夢中，對外在世界的感知被關閉了，頭腦中的各種思想變得逼真。我們通常會以三種方式來冥想這類逼真的夢：一、透過建立一個夢想對象的精神圖像，並且想像它是真實的；二、透過冥想某個記憶中的夢，並且維持那種冥想狀態；三、透過專注任何提升靈性之夢的體驗。

無夢的睡眠狀態，是那種外在與內在感知都變得模糊的狀態，它只保留一種被動的意識。這種被動的「我—意識」也可以成為冥想的對象。

4. 有助於提升靈性的事物。這樣的事物可以是某個地方、某些場境、某種思想，或者任何其他引起心意集中專注的事物。如果心意能夠集中在某個對象上，它也可以集中在其他對象上。❹

接下來，我們介紹兩種比較方便實踐的冥想方式：一點凝視法和脈輪冥想法（臍輪和心輪）。

1）一點凝視法

一點凝視法是一種清潔術，類似某種清潔過程，讓身體獲得很多的益處，也是一種非常實用的冥想方式。通常可以把它視為一種預備式冥想。

✸ 事前準備

選擇一間暗房，點一支品質上乘的蠟燭，將蠟燭放在穩定的地方。蠟燭之頂與眼睛的高度對齊，眼睛與蠟燭的距離在五十公分到一百五十公分之間。

關窗，不讓空氣有明顯的流通，蠟燭的火焰要穩定。

★練習

a. 選擇舒適的冥想坐姿，保持背部挺直，結蘇磨手印，自然放鬆。

b. 先做眼球的旋轉練習或者閉目養神一分鐘。

c. 慢慢睜開眼睛，視線首先看向地面；然後，慢慢看向蠟燭底部；再慢慢看向蠟身；最後再慢慢看向火焰。

d. 觀看整個火焰，不要緊張，臉部放鬆，眉心放鬆，自然呼吸。

e. 一直盯著火焰，盡可能不眨眼或少眨眼。

f. 眼睛流淚或非常疲勞時，可以閉眼放鬆。

g. 閉眼後，繼續內視眼中的火焰（餘像）。

h. 火焰（餘像）消失後，睜開眼睛，再次凝視火焰。

一開始，你可能只能做幾分鐘。當你有了感覺時，也許可以做到五分鐘。做三至五分鐘為一輪，一次可以做三輪，做九至十五分鐘。做完之後，閉眼放鬆一至三分鐘，然後搓熱雙掌，雙掌從下而上洗臉，揉雙耳，慢慢睜開眼睛。

★禁忌：癲癇病患者，頭痛、嚴重眼部腫脹或疼痛、近期做過眼部手術的人，都禁止做這項練習，失眠和非常敏感的人可以在睡前做少量的練習。

★益處：透過一點凝視法，眼睛會變得更為清明，增進眼部肌肉的持久力，潔淨淚腺，淨化視覺系統，平衡神經系統，提高專注力，緩解神經緊張、失眠、焦慮和沮喪，保持和促進視力。[5]

一點凝視法的對象是蠟燭，屬火和光。根據阿育吠陀瑜伽，風型體質和水型體質的人都適合練習此法，火型體質的人不宜多練。

2）脈輪冥想法（臍輪和心輪）

我們已經介紹過人的七個主要脈輪：海底輪（根輪）、生殖輪、臍輪、心輪、喉輪、眉間輪、頂輪（參見第六章）。在冥想中，我們可以冥想這些脈輪。觀想不同的脈輪，具有不同的意義。在此，我們分別介紹臍輪和心輪的冥想。冥想時，通常可以伴隨相應的調息。

❶ 臍輪冥想

a. 選一個安靜、安全的房間，不可有人自由進入房間。

b. 結蘇磨手印，自然呼吸三分鐘。

c. 意守臍輪。

d. 想像用臍輪吸氣。在臍輪緩慢吸氣時，臍輪自然擴大，膨脹；同時，默念咒語「Ram」，想像中多的能量聚集到臍輪處。

e. 想像用臍輪住氣。靜靜地住氣時，臍輪保持不變，寂靜，能量安住在臍輪中。

f. 想像用臍輪呼氣。緩慢呼氣時，臍輪發出強烈的、金光燦燦的光波，想像臍輪是「Ram」的光波能量源頭。

g. 如此冥想四十九次，或九十九次，或更多。

h. 整個過程始終意守臍輪。

臍輪對應的元素是火，火主導火型能量。

臍輪冥想特別適合風型和水型體質的人，火型體質的人不宜多練。

2 心輪冥想

a. 選一個安靜、安全的房間，不可有人自由進入房間。

b. 結蘇磨手印，自然呼吸三分鐘。

c. 意守心輪。

d. 想像用心輪吸氣。緩慢吸氣時，心輪自然擴大，膨脹；同時，默念咒語「Yam」，想像眾多的能量聚集到心輪處。

e. 想像用心輪住氣。靜靜住氣時，心輪保持不變，寂靜，能量安住在心輪中。

f. 想像用心輪呼氣。緩慢呼氣時，心輪發出強烈的、綠色的光波，想像心輪是「Yam」的光波能量源頭。

g. 如此冥想四十九次，或九十九次，或更多。

h. 整個過程始終意守心輪。

心輪對應的元素是風，主導風型能量。

心輪冥想適合水型和火型體質的人，風型體質的人不宜多練。

4 虔信傳統的冥想

虔信傳統的冥想最大特點，是虔信者對虔信對象的愛。這個冥想的核心是愛。愛是一條有效的冥想之路。愛，包含了主體（愛者）、客體（被愛的對象）、愛的行為和形式。愛本身可以超越二元對立。但在現實中，愛首先呈現為二元性。不過，在二元性的行動中也可以達到二元的消融。

愛的主體具有不同的覺知層面。因為覺知層面不同，對於愛的理解也不同。愛的冥想也就有種種的差異。不過，一個人只要在愛中，他就可以走在正確的路上。最終抵達愛的最高境界，達到愛的圓滿。

愛的客體是神性對象，如克里希那（奎師那）。但由於人和神之間的距離，如何實現人和神性對象之間的愛的冥想，這是一門藝術。由於人們很難去冥想一個神性對象，因而一個聖人因為圓滿的存在，往往會成為現實中的冥想對象。從某種意義上說，對一個具體的聖人的冥想和對神性對象的冥想具有同樣的效果，並且往往更有效。

然而，人並不都是完美的。這種把冥想對象落實到生活中的某些具體對象上，當然也會有局限。

當對象本身並不圓滿、神聖的時候，冥想就會受到影響。另外，冥想生活中某個具體的人，也容易導致執著。這也可能導致冥想的問題。如果冥想對象心意不純，則會在和冥想者的互動中，導致冥想者迷失在虔心冥想的叢林裡。

在生活中，如果具有較好的自我掌控力，採取各種愛的冥想形式而不執其中，那麼，這種愛的冥想方式會顯示出巨大的力量。

5 吠檀多傳統的19種冥想

吠檀多傳統的瑜伽也可以通俗地稱為智慧瑜伽。根據吠檀多傳統，其冥想對象通常有：一、某個神聖的形象。二、某個神的化身。三、作為最內在的自我和至高導師的神聖之主。四、原人（Virata Purusha）。五、神聖音節「嗡」（Om）。六、〈歌雅特瑞咒〉（Gayatri Mantra）。七、任一聖句（mahavakya）的含意。八、一段神聖的經文、一個聖言，或者是一個神祕音節的含義。❻《冥想的力量》（第二版）對這些對象的冥想有非常詳盡的討論。本書中，我們結合當下的實際情況，選擇一些有關吠檀多傳統的冥想思想和實踐方式介紹給讀者。

1）與至高者對接冥想法

吠檀多的根本經典《梵經》告訴我們，冥想時須要把冥想對象想成是那至高者，而不是相反。

這個冥想思想非常重要。在冥想初期，我們選擇的冥想對象似乎還不夠「高大上」，甚至只是我們自己的呼吸。這沒有問題，關鍵的是你要知道或者要有意識，無論是什麼對象，它們都是那至上者的顯現，都是那至上者。唯有如此，冥想才會進步並得以受益。

冥想的深刻道理，《梵經》說得很清楚：冥想就是與那至高者對接，並最終融入其中、合而為一。冥想時，我們的冥想對象可能並不是那至高者，可能是一片飄飛的雲、一朵芳香的花、一股潺潺流動的清泉、一尊栩栩如生的神像（印度人稱為擇神），或者是我們尊敬的過世或在世的一位導師（古魯），等等。但我們要清楚，這些對象都只不過是那至高者顯現的象徵物，這些對象是我們與至高者的接頭標記，我們透過這些對象、觀察這些接頭標記、搭借這些象徵物，來與那至上者接頭匯合、連結結合，也就是，和梵結合，和道合一，並成為梵，成為道。

2）水冥想法

水在中華文化中具有重要意義。同樣，在瑜伽修行中，我們可以把水視為一個有效的冥想對象。下面這個冥想是我們在蘇磨瑜伽教育中開發的，供讀者參考使用。

1. 冥想一個杯子，杯子裡有水，水是渾濁的，體驗水的渾濁。
2. 冥想水中放進了小小的明礬，水逐漸變得清澈，體驗水的清澈。
3. 冥想水在杯子裡，時間很久很久，體驗水在杯中很久很久。
4. 冥想水從一個杯子倒到另一個杯子，體驗水從一個杯子倒到另一個杯子。

5. 體驗杯子變得透明。
6. 體驗杯子完全透明。
7. 體驗還有其他的杯子。
8. 體驗其他的杯子中有渾濁的水。
9. 體驗其他的杯子中有非常清澈的水。
10. 體驗其他的杯子是透明的，完全透明的。
11. 體驗自己的這個杯子和其他杯子是一樣的。
12. 體驗自己的杯子和其他的杯子無法分辨。
13. 體驗自己的杯子換作了其他的杯子。
14. 體驗杯子碎了——咣噹一下，碎了。
15. 體驗杯中的水和其他的水相遇、匯合。
16. 體驗無數的杯子都是透明的。
17. 體驗無數的杯子都碎了，水汪汪，一大片。
18. 體驗無數的水融合在一起。
19. 體驗水和水融合後再也無法分辨來自哪一個杯子。
20. 體驗所有的水是一體的、合一的。
21. 體驗所有的水匯合成巨大的海洋。

22. 明白：杯子就是你的五鞘（粗身鞘、能量鞘、心意鞘、智性鞘和喜樂鞘）。
23. 明白：水就是你的阿特曼。
24. 明白：你的阿特曼和其他阿特曼是一樣的。
25. 明白：所有的阿特曼和梵（海洋）是一樣的。
26. 明白：阿特曼的海洋就是梵本身。
27. 明白：是你的私我（我慢）造就了杯子和杯子之間的差異。
28. 明白：只有打破私我（我慢）才能覺悟自我、至上意識、梵。
29. 明白：從生存論上明白我慢的虛妄性，當下覺醒，獲得永久自在。

水的遍在性揭示了梵的遍在性。梵，我們無法形象化地理解，也難以真正有效地冥想，但我們可以具象化地理解水、冥想水。這是從二元性走向非二元性的冥想，是一種回歸、融合、合一的冥想。如果長時間有效的冥想，可給我們帶來巨大的身心療癒效果，並有可能讓我們的意識發生重大轉變，實現生命的蛻變。

從阿育吠陀瑜伽的角度來看，此修法特別適合火型體質的人。

3）阿特曼冥想法

在吠檀多傳統中，個體靈魂叫吉瓦（Jiva），這個吉瓦本質上就是至上的阿特曼，也就是無上的梵。在吠檀多的「Soham」冥想中，so代表阿特曼、代表梵，ham代表「我」。Soham的意思是，「我就是那」（我就是阿特曼，或我就是梵）。具體冥想實踐指導如下：

✸事前預備：

在一個不受干擾的房間，房間不要太亮，相對不透風，無須音樂，無須燃香。肚裡不餓，大小便淨。時間最好在清晨或晚上。

✸核心：

靜心，自然呼吸，三、五次。

吸氣，心中念sooooo（將so拉長音），並觀吸氣。

呼氣，心中念hammmmm（將ham拉長音），並觀呼氣。（Ham在心裡可以念誦為Hum。）

練習十五分鐘，完畢。

搓手至發熱，用手洗臉。再一次搓手至發熱，用手洗臉。再一次搓手至發熱，用手洗臉。

透過反覆呼吸及在心裡念誦，可以達成極好的冥想效果。

讀者可以注意到，在調息法中，有一個Soham修法，與此大致相似。不過，一個偏重調息，一個偏重冥想。

從阿育吠陀瑜伽的角度來看，此修法適合各種體質的人。

4）喜樂冥想法之一

靜心，自然呼吸三、五次。

在安全、相對封閉的小房間，無須點香。大小便淨。閉眼。

掃描自己的腳，想像自己的腳是完美的、健康的、喜樂的。

掃描自己的小腿，想像自己的小腿是完美的、健康的、喜樂的。

掃描自己的膝蓋，想像自己的膝蓋是完美的、健康的、喜樂的。

掃描自己的大腿，想像自己的大腿是完美的、健康的、喜樂的。

掃描自己的生殖器官，想像自己的生殖器官是完美的、健康的、喜樂的。

掃描自己的大腸和小腸，想像自己的大腸和小腸是完美的、健康的、喜樂的。

掃描自己的胃部，想像自己的胃部是完美的、健康的、喜樂的。

掃描自己的心肺，想像自己的心肺是完美的、健康的、喜樂的。

掃描自己的喉嚨，想像自己的喉嚨是完美的、健康的、喜樂的。

掃描自己的頭顱，想像自己的頭顱是完美的、健康的、喜樂的。

掃描自己的全身，想像自己的全身是完美的、健康的、喜樂的。

想像從頭頂、從空中落下鮮花，美妙、喜樂、健康，治癒。

再一次想像從頭頂、從空中落下鮮花，美妙、喜樂、健康，治癒。

再一次想像從頭頂、從空中落下鮮花，美妙、喜樂、健康，治癒。

練習十五分鐘，完畢。

搓手至發熱，用手洗臉。再一次搓手至發熱，用手洗臉。

從阿育吠陀瑜伽的角度來看，此修法適合各種體質的人。

5）喜樂冥想法之二

1. 自然呼吸（無須特別要求。觀察自己的呼吸。達到深呼吸）。持續五分鐘。
2. 讓自己融入呼吸，成為呼吸（如果自學沒有很好的效果，可以請冥想導師親自教導和幫助）。持續五分鐘。
3. 放鬆、放鬆、再放鬆。聽從身體的反應，哭了就哭，笑了就笑，搖頭了就搖頭。持續十分鐘。
4. 停止活動性反應，觀察自己的身體，觀察情緒的變化，觀察自己的呼吸。持續五分鐘。
5. 心裡念誦〈喜樂瑜伽咒〉：om ananda, om ananda, om ananda。讓自己融入咒語之中。持續五分鐘。

搓手至發熱，用手洗臉。再一次搓手至發熱，用手洗臉。

從阿育吠陀瑜伽的角度來看，此修法適合各種體質的人。

6）光冥想法

靜坐，自然呼吸三、五次。

閉目，觀眉心前約三至五寸處的空間。

透過專注地「觀」，會出現星光或光球。

不要被任何顯現的色彩之「光」所牽引，不要執著，只是觀之。

此修法有多重功效：一是安心；二是知道自己不是這個身體；三是靈性成長。

整個練習過程中，都是自然呼吸，無須在意自己的呼吸，而是專注於眉心之前三至五寸處。

練習十五分鐘，完畢。

搓手至發熱，用手洗臉。再一次搓手至發熱，用手洗臉。再一次搓手至發熱，用手洗臉。

從阿育吠陀瑜伽的角度來看，此修法適合各種體質的人。

7）基礎嗡聲冥想

找一個乾淨、安靜、隱蔽的地方坐下，坐姿舒適，頭、頸和脊柱保持垂直。開始冥想之前，進行（鼻孔）交替呼吸，或使用其他任何呼吸技巧，確保呼吸均勻。

1. 冥想時，無須音樂或熏香。冥想的時間和地點應該固定。冥想的最佳時間是午夜、清晨和晚上。每天十五至二十分鐘的冥想最佳。

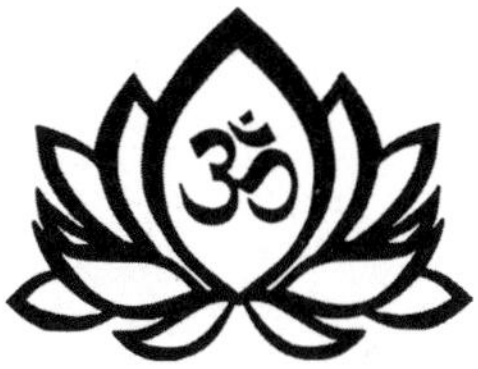

2. 記住任何你所相信的擇神的名字或形象，祈請他或她的恩典。

3. 閉上眼睛，做五至十個非常緩慢、非常深長的呼吸。

4. 集中你的目光、心意以及胸腔中心（心所在地）的感覺，緩慢地呼吸。吸氣時，內心唱誦「so」音；呼氣時，唱誦「ham」音。想像就好像是呼吸自身發出的「so」音和「ham」音。內心看見呼吸通過鼻腔進進出出。不要試圖控制或引導你的呼吸，只是觀察你自然的呼吸。

5. 把意志導向這樣的思想：把自己融進氣的無限之空中。在你呼吸的那個無限之空中，滿是如左圖所示的「嗡」（Om）這個符號的聲波：

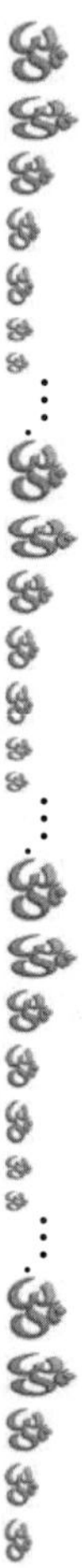

若心意開始游移，就重新從第三項開始。

關於前面部分的調息（呼吸）法，請比較調息部分的 Soham 調息法。從阿育吠陀瑜伽的角度來看，此修法適合火型和水型體質的人。

8）高級嗡聲冥想

下面介紹適用於高級奉愛者的嗡聲冥想高級實用技法。這個非常有力的技法，特別針對「基礎嗡聲冥想法」，在認真練習了三個半月或更長時間冥想的練習者。

這個嗡聲冥想據說是《薄伽梵歌》中（8.13）主克里希那（奎師那）提及的唯一冥想。為了有益於高級求道者，基於對眾多瑜伽經典多年的研究探索、練習和教學，羅摩南達·普拉薩德提供了具體的教法。為了最好的冥想效果，冥想之地應該無光（隱蔽的房間）、無味（無香）、無聲（無音樂）。（舒服地）坐在地板上或椅子上，眼睛前視，閉眼，雙臂放在膝蓋上，手掌向上，或者使用其他的手印。冥想的最佳時間是日出和日落之前。

1. 做幾個深呼吸。為了冥想成功，在開始之前，真誠地祈請你的古魯（導師）、擇神或濕婆／伽內什（Ganesha）的恩典。
2. 用鼻腔緩慢深沉地吸氣。
3. 住氣一秒鐘，然後緩慢地呼氣。
4. 同時，在通過嘴巴緩慢呼氣的時候，至誠地唱誦強烈但柔和、可以聽見的、連續的「嗡」（Om）聲振動（如：O—O—o—o—o—m—m—m—m—m）。

讓心意和眼光集中在那個想像的嗡聲起源之地，它位於大腦中腦下垂體（主腺體）之處，離眉心（也稱為眉間輪，又叫額輪或第六脈輪）十公分深的地方。

主腺體之上，也稱為第七輪（嬰兒頭頂柔軟之點，即頂輪）。把心意和眼睛集中在頂輪，想像嗡聲聲波的發光能量，正從主腺體向頂輪處輻射，這個發光能量隨著嗡聲充滿你整個頭顱，感受頭頂處的振動。

終極奧祕就是不發出任何聲音，但要透過進入嗡聲的核心，試著在嗡之愛中和嗡融為一體，使得你的心意沉入聲音的豐滿中。這裡，你用的聲音，不是隨意或普通的聲音，而是那終極真實（Reality）的象徵——宇宙的圓滿，以及宇宙的振動非常精微的超然之聲。

從步驟二開始重複這個過程五次或更多次；持續步驟二到步驟四，僅從鼻腔發出嗡聲；然後是緩慢的嗡聲；最後僅僅只是內心的嗡聲。練習十至十五分鐘，每天練習兩次，練習一至三個月。然後，緩慢地逐漸增加內心唱誦的時間至二十五分鐘。[7]

此修法和 Om 調息法大致相應，可以互相參照。

從阿育吠陀瑜伽的角度來看，此修法特別適合火型和水型體質的人。另外，可參考第八章的「Om 和聖火」修法、第十三章的「Om 調息法」。

9）風箱式呼吸冥想法

這是一種屬於吠檀多類型的呼吸冥想法，和一般的風箱式調息法不一樣。這個冥想法的核心來自瑜格・普魯夏・斯瓦米・帕拉瑪南達（Yug Purush Swami Paramanand）：

1. 平靜地緩慢地呼吸。
2. 在呼吸中，不住氣，而是警覺覺知。
3. 在呼吸中充滿愛。吸氣，宇宙的普遍之愛充滿自身、掩蓋全身；呼氣，宇宙的普遍之愛彌散到世上的一切，意念從心向外擴散，彌漫全身，彌漫整個周圍空間，彌漫一切。
4. 在呼吸中從簡單的開始，不要太強烈，要輕鬆自然。

5. 如果可以做到，那麼吸氣三十秒，住氣三十秒，呼氣三十秒，不斷重複。注意，這個時長不是固定的。要緩慢地、自發地進行，是否以這個時間吸氣、住氣和呼吸並不固定，而要根據自身呼吸的能力和體質來確定時長。

6. 一切任其發生，但保持覺知，覺知到你自己就是意識。這個呼吸冥想法的核心是保持自己的警覺，保持自己是知者。注意：不只是呼吸的進入或出去，而是練習覺知。

7. 突然中止，保持覺知，保持無思想態，保持喜樂態。

8. 隨你喜歡停止一會兒，或呼或吸之後，唯一做的是覺知。整個練習時間在十五至三十分鐘。

從阿育吠陀瑜伽的角度來看，此修法適合各種體質的人，尤其適合火型體質和水型體質的人。

10）普拉那姆（Pranam）冥想

Pranam，來源於詞根 pra 和 nam。Pra 的意思是「完全的」，nam，指「致敬」、「合十」。在印度文化中，它是一種特別的觸足禮，表示尊敬，是達善（darshan，見到聖人而得福、沾光）的一個部分。典型做法是：合掌，在聖人或神聖者面前鞠躬、觸足。瑜格·普魯夏·斯瓦米·帕拉瑪南達提供了相對完整的普拉那姆（pranam）冥想法。

要點如下：

1. 要潛心去做普拉那姆。

2. 要透過這個經驗內在喜樂。
3. 從內而外做。
4. 保持覺知。
5. 不斷地做，不斷地做，類似於瑜伽裡做一百零八遍拜日式。
6. 即使身體可能停止動作，但心意裡可以持續做。
7. 充滿了愛和虔信，忘卻了世界的一切，讓喜樂穿越你的全身——慈悲、寬恕、友誼、憐憫、純淨、愛、敬畏。真正從內而外地做。
8. 讓一切發生，但保持覺知。一切發生了，如流淚，保持覺知。因為我們要安住在絕對自我中。
9. 外在做合十觸足（pranam），內在處於絕對意識中。
10. 充滿內在的虔信、尊重和快樂。合十觸足（pranam）的行動是外在的，愛和尊重是內在的。

重複做的呼吸技巧如下：

11. 吸氣，鞠躬；呼氣，回到原來的位置。
12. 吸氣充滿愛、尊重、喜樂，然後呼氣。
13. 吸氣，鞠躬；呼氣，回到原來的位置。

如此重複不斷。可以做二十一次，可以做一百零八次，或更多。

儘管在印度文化中這是一種極其重要的冥想方法，但在某些環境下，似乎很難這樣冥想。我們可以採用改造過的、高度簡化的方式：內心的虔誠、內在的虔誠、消融自我於至上（絕對意識……），同時可以採用瑜伽拜日式這個外在形式。

從阿育吠陀瑜伽的角度來看，此修法適合各種體質的人，但對水型體質的人更合適。

11）辨喜冥想法

這個冥想法，參見辨喜最重要的一部著作《勝王瑜伽》[8]。這本書包含了辨喜對勝王瑜伽的論述、《瑜伽經》的翻譯以及他自己的注釋與理解。在注釋第一章第三十六節時，他提供了這個有效的冥想之法。其要點是：

1. 設定好環境，無干擾，無須點香，自然呼吸。
2. 想像自己的心是一朵蓮花，花瓣向下，中脈從中穿過。
3. 吸氣，吸足。呼氣，呼盡。
4. 呼吸時，想像這朵蓮花向下的花瓣隨著呼氣轉而向上。
5. 想像那朵蓮花中充滿了燦爛的光輝。

從阿育吠陀瑜伽的角度來看，此修法適合各種體質的人。

12）半月冥想法

這個冥想十分有效。基本方法如下：

1. 在一個安靜的環境中，以自己舒適的方式坐下，可以自由盤坐、單腿盤坐或雙腿盤坐。對面放一面大鏡子，類似很多瑜伽館的大鏡子。
2. 把注意力從鼻尖擴展到前額中心。
3. 把注意力從前額中心擴展到髮際線。
4. 把注意力從髮際線擴展到眉毛。
5. 把注意力從眉毛擴展到前上方有一個半月。
6. 每個注意力轉移或擴展，都要緩慢進行。
7. 每天堅持練習。每次大約十五分鐘。

這個修法會把人帶向高級智慧、深度直覺力。適合各種體質的人練習，尤其適合火型體質的人。

13）嬰兒冥想法

這個冥想方法很特別，但十分有力量。因為我們本質上就是一個原初的孩子，純真無比。

這個冥想方法如下：

1. 在一個安靜的環境中，以自己舒適的方式坐下，可以自由盤坐、單腿盤坐或雙腿盤坐。
2. 結蘇磨手印。

3. 念誦自己最熟悉或喜歡的咒語，如〈希瓦咒〉、〈喜樂咒〉、〈嗡咒〉等。念誦大約五分鐘。
4. 想像在自己的心輪和眉間輪之間，有一個和自己模樣差不多的人。
5. 繼續冥想，心輪和眉輪之間這個內在的「你」變得年輕一些。
6. 繼續冥想，這個內在的「你」變成一個你熟悉的嬰兒，他就是你自己。

一開始，這並不容易冥想，但堅持一段時間，就會出現效果。

這個修法可以聚集能量，身心喜樂和健康，具有內在的自我療癒效果。從阿育吠陀瑜伽的角度來看，此修法適合各種體質的人，但尤其適合水型和火型體質的人。

14）消除痛苦冥想法

消除痛苦冥想法（Dukkha Harana Meditation）具有現代氣息。最初，此修法以及下面幾個修法，是在尼提亞南達（Paramahamsa Sri. Nithyananda）那裡實踐和教導的。我們推薦給讀者，同時根據實際情況，做了適度的修改。

在整個冥想過程中，冥想者可以戴眼罩進行。過程分三個階段，大概需要三十分鐘，每階段分別為十分鐘。

第一階段，呼吸階段。結蘇磨手印。根據個人習慣自由地深呼吸。什麼也不用想，只是呼吸，努力呼吸，沉浸在呼吸中，成為呼吸本身。這個階段基本上可以被理解為非調息。在這個過程中，你的潛意識可能被打開。

第二階段，淨化階段。在這個過程中，讓身體盡可能放開。你可以咬牙切齒，可以痛哭流涕，可以喃喃自語，都是隨意隨機發生的。只要不出手傷人，什麼都可以。你似乎進入瘋狂。當然，是你帶出潛意識中的瘋狂。

第三階段，靜默階段。冥想引導者突然說：停。於是，冥想者停止第二階段的練習，進入第三階段。繼續結蘇磨手印。一旦你突然終止「瘋狂」，會感到能量的匯聚。你會從外部走向內在，你會自己和自己對話。引導者的話是多餘的。你處於靜默中。在靜默中，思想會浮現，觀念會浮現，種種感覺會浮現。這時候，你冥想充滿喜樂，你只是目擊自己的思想、觀念和感覺。

最後，以 **shantih, shantih, shantih**（和平，和平，和平）結束冥想。

這個修法強大有力。通常一天一次，持續兩週，身心就會發生大的變化。

從阿育吠陀瑜伽的角度來看，此法針對根輪，適合各種體質，但特別適合水型和火型體質的人。

15）陰陽平衡冥想法

處於安靜的環境，閉眼靜心，自然呼吸。結蘇磨手印。眼前放置「陰陽圖」。

✦冥想陰陽合一

1. 整體的冥想。
2. 想像陽的運動。
3. 想像陰的運動。
4. 想像陰陽互動配合運動。
5. 想像陰陽不和諧運動。
6. 回到陰陽配合運動。
7. 回到陰的運動。
8. 回到陽的運動。
9. 回到整體的陰陽運動。

生命就是一個陰陽運動過程，當身體不平衡的時候，陰陽能量就會出現紊亂，帶來身心疾病。冥想可以讓陰陽能量得以平衡。

從阿育吠陀瑜伽的角度來看，此法針對生殖輪，適合各種體質的人修持。

16）消憂冥想法

處於安靜的環境，閉眼靜心，自然呼吸。結蘇磨手印。

1. 設想你在某個處境中：你和某個人——妻子或丈夫，或同事家人，或你想的任何一個人。
2. 想像你和他或她處於衝突之中——為了財物，為了愛，為了情，為了孩子，因為失信，因為背叛，因為利益，等等。
4. 你在想像中還原情境，在心中跟對方吵架了，非常嚴重，什麼話都說了，甚至哭泣了，打人了，如孩子一樣喊叫，盡可能造成一個暴力性處境（語言的、心理的、物理的），但不能動手打人。
5. 這是你擺脫人生壓抑的機會；你完全融入這個冥想中。
6. 大約十至二十分鐘，突然停下，你安處靜默中。
7. 專注於臍輪位置十分鐘。你會處於喜樂寧靜中。

我們很多能量都是被壓抑的，需要找到合適的通道釋放。此法讓我們避免因此帶來的很多疾病。從阿育吠陀瑜伽的角度來看，此法適合各種體質的人，但特別適合火型體質的人。

17）安神冥想法

處於安靜的環境，閉眼靜心，自然呼吸。結蘇磨手印。採金剛坐或自己舒適的坐姿。

此法最好在晚上進行。此法可以讓你達到 **ajapa**（自發念誦），即你自動 **japa**（念誦），你無須念誦，而是咒語自動讓你念誦。

1. 自由放鬆，閉眼，真心閉眼，把肉眼閉上，也把心意之眼閉上。
2. 閉嘴，發出「humming」的音，而不是念誦「Om」。Hum 音盡可能大、深、長。
3. 聲音從你的腰部發出。可以讓身體搖晃。
4. 想像身體是一根空管，聲音震動於此管中。
5. 呼吸自然，不是去控制呼吸，而是讓呼吸自動運作。
6. 安住心輪。觀照，目擊自己的心緒、心意。
7. 此法練習二十分鐘。冥想引導者敲缽後終止。

從阿育吠陀瑜伽的角度來看，此法適合各種體質的人，但特別適合火型和水型體質的人。

18）突破自我冥想法

此法可以消除比較和嫉妒的心態。

1. 處於安靜的環境，自然呼吸。
2. 閉目，專注自己的喉輪。
3. 無意識地讓自己搖晃或走動，擴展自己的空間，速度很慢。
4. 搖晃幾下或走幾步，可以繼續；但你頭腦懼怕，不讓你走；別理會腦子，繼續。體會之。（注意：如果是獨自一人冥想，請他人保護自己的安全。）
5. 繼續慢走，啟動能量，別被你的腦子限制。（人有三層能量：正常時候的能量、緊急時刻的能量、智慧的能量。我們通常用第一層能量，偶爾用第二層能量，幾乎不用第三層能量，人們意識不到這層能量。但智慧就是一種高級能量。）

6. 進行此法二十分鐘。然後，引導者提示停止冥想。之後十分鐘安靜坐著。專注於你的喉輪，吸收你前面的能量。

從阿育吠陀瑜伽的角度來看，此法適合各種體質的人，但特別適合火型體質的人。

19）合一冥想法

處於安靜的環境，閉眼靜心，自然呼吸。

1. 感恩存在（Existence）：從感恩父母開始，感恩兄弟姊妹、親戚朋友、陌生人、冤家仇人、有益於你的人；感恩你的學校和生活中的老師；感恩接生員、醫師、指路人、計程車司機、領導、軍人、商人、工人、農民、清潔人員、導遊；感恩你的男女朋友；感恩你的同學；感恩自然大地；感恩你自己；感恩宇宙；感恩人類的科學和技術；感恩花草樹木；感恩食物；感恩太陽月亮星辰；感恩空氣、水和陽光。
2. 寬恕冒犯你的人，寬恕對你帶來利益損失的人；寬恕嫉妒你的人；寬恕占你便宜的人；寬恕對你陽奉陰違的人；寬恕給你設陷阱的人；寬恕不守規則的人；寬恕你自己！
3. 完全的寬恕，處於寬恕和愛的海洋，只感到感恩、感激、感謝、感動！
4. 然後，一切都變得喜樂（ananda）。

5. 感恩你的導師（外在的、內在的）。
6. 向至上存在致敬！讓至上存在指引你的精神生活，放空自己，讓能量自然流過。

從阿育吠陀瑜伽的角度來看，此修法適合各種體質的人。

6 阿育吠陀瑜伽傳統的冥想

阿育吠陀瑜伽所理解的冥想，更多地考慮冥想者本人的體質。

在阿育吠陀研究者大衛．弗勞利教授看來，冥想是一種和我們的真我（即阿特曼或普魯沙）接觸的方式；是一種消除我們意識的消極方面、消除有害的潛意識習性和衝動的方式。

冥想包含著促進我們心意保持在平靜和專注的狀態，因此具有廣泛的方法，如咒語、調息和觀想。不同的冥想手段，目的都是服務於我們的意識回歸其最初的和平和靜默狀態；在那個狀態中，所有的手段都被擱置了，自我安住在真正本性的和諧中，即安住在真我中。阿育吠陀瑜伽的冥想和吠檀多冥想所期待達到的狀態是一致的，甚至是相同的。

在阿育吠陀瑜伽中，冥想的目的主要是療癒心理問題，但這種冥想本身也有益於身體本身的健康。冥想可以減少或消除人的心理疾病。可以說，冥想是阿育吠陀瑜伽治療中處理心意問題的一個基本方法。除了它的療癒性，它還是一種有效的養生術，可以維持健康，增強生命力。

1）阿育吠陀瑜伽對冥想基礎的理解

冥想不是人人都適合的，也不是做了冥想肯定就會有效果的。我們需要瞭解冥想的基礎。大衛・弗勞利告訴我們，冥想者要有合適的生活方式，特別是：

1. 悅性（善良）的飲食觀。一個人，大魚大肉，抽菸喝酒，縱情聲色，這樣的人不合適冥想，冥想了也難有意義。儘管這並不要求冥想者要吃純素食，但最好飲食清淡，營養豐富，以素食為主。飲食無度，生活凌亂，是不可能做好冥想的。

2. 悅性（善良）的印跡觀。我們每天的各種內外之接觸產生印跡。在當今時代，印跡之多超乎任何一個過往的時代。對具體的人來說，絕大部分產生的印跡都是多餘的。印跡的內容可以分為惰性、動性和悅性三大類。對於從事冥想的人來說，應該避免惰性印跡，減少動性印跡，接納悅性印跡。同時，不管是哪種印跡，量都不能過多，接受的速度不宜過快。當你和一個人相遇，他說自己善於冥想，卻一天到晚接觸無盡的垃圾印跡，這樣的人如何可能善於冥想呢？

3. 悅性（善良）的社會交往。一個人能否有效冥想，你可以從觀察他接觸的人，或交往之人的狀況看出。如果交往的人過多，並且很多人的生活方式很成問題，大概也可以知道他的冥想很難有效。

成功的冥想包含有形的和無形的兩種。有形的，如使用各種方式進行的冥想：禱告、念誦咒語、調息和觀想。無形的，如禁語、靜坐、自我探索、敬神觀想。

從阿育吠陀瑜伽的角度來看，風型體質的人不適合採取擴展內在空間的冥想，也即是風型體質的人不宜空元素冥想，但對於水型體質的人則很合適，而火型體質的人也適合使用此法。❾

2）阿育吠陀瑜伽中冥想者的意志

關於意志的主題，儘管在瑜伽中特別是在瑜伽冥想中很少有人涉及，但其實意志問題很重要，瑜伽人在其瑜伽生活以及瑜伽冥想中，或多或少都運用了自身的意志。

意志，在瑜伽中非常重要。我們常說，心想事成，或者如時尚的「吸引力法則」等，都包含著意志的力量。很大程度上，人是意志的結果。

傳統的瑜伽培養人走向自我覺悟的意志，阿育吠陀主要培養身心治療的意志。阿育吠陀瑜伽的立場非常明確：要健康，也要覺醒；要透過健康，走向覺醒。

瑜伽意志都是以自我覺悟或三摩地為導向的。瑜伽意志，總體上都是為了推進我們的靈性覺悟。大衛．弗勞利說，不同瑜伽的形式，瑜伽意志可以有不同的表達形式：

✵虔信瑜伽的意志

「嗡！我履行下面的瑜伽修行，作為對摯愛的神聖者供奉。願所有神聖者祝福我的這一努力！」

✸智慧瑜伽的意志

「嗡！我履行下面的冥想以便獲得神聖的自我知識，抵達更高的自我。願神和大師們幫助我的這一努力！」

✸行動瑜伽的意志

「嗡！我履行下面的行動，以服務於神和眾生，減輕眾生的痛苦！」

✸阿育吠陀瑜伽的意志

阿育吠陀運用意志作為治療的一種工具。治療者和被治療者都需要有合適的意圖，彼此間需要配合。目的就是一個：治療成功。阿育吠陀瑜伽把阿育吠陀的治療意志和瑜伽的意志結合起來：

「嗡！我履行這些行動，使得我身心健康，在生命成長的道路上順利，在靈性上進步。願一切因緣中的力量都幫助我，達成健康和覺醒的願望！」

處於治療階段的冥想，可以使用阿育吠陀的藥神曇梵陀利（Dhanvantari，毗濕奴化身）咒語：「Om Shreem Dhanvantaraye Namah!」也可以使用傳統的驅逐障礙咒語：「Om Gam Ganeshaya Namah!」

3）阿育吠陀瑜伽冥想指導

根據阿育吠陀，人有三類不同的體質：風型體質、火型體質和水型體質。某個具體的人，並不能完全歸為其中的一種體質，而是幾種體質的混合。但在某一個時期，他的主導體質是可以確定的。以下介紹大衛．弗勞利為阿育吠陀瑜伽冥想提供的基本指導，以供讀者參考使用。

✸風型體質

風型體質的人進行冥想是為了平息不安的心意和神經，解除內在恐懼和焦慮的傾向。冥想可以幫助他們睡眠，減輕神經壓力，強化免疫系統。他們需要科學地進行冥想，避免普拉那出現紊亂。因為他們太漂浮（風型體質），也就不適合做空化心意之類的冥想。他們可以多做一些咒語、觀想的冥想。他們最好不要壓制自己，而應該讓自己的心意自由活動，去探索更深入的真理。

風型體質的人，冥想的對象不能是漂浮的或太輕的對象，他們需要穩定的對象，如大山、大海。這樣穩定的冥想對象可以幫助風型之人平靜心意、消除神經緊張和焦慮。風型體質的人，體質較弱，容易躁動不安，又缺乏能量。所以，冥想之前，首先需要活動，如散步，動動關節，做若干個深呼吸，或做風箱式調息。冥想中所用的咒語最適宜的不是「Om」，而是「Ram」、「Shrim」、「Hrim」。在念誦咒語的過程中，最好輕聲，或默念，因為他們能量較少，要減少能量的耗損。

在知識上，風型體質的人所冥想的問題應該是永恆的問題，不要去關注那些瑣碎的問題。他們也無法集中精力關注較為瑣碎的問題，那樣會讓他們失去信心。

✸火型體質

火型體質的人，需要釋放自己，以便更好地自我控制。他們通常具有強大的專注力，冥想的效果也較好。他們有很強烈的目標和動力，所以，冥想時不要去冥想更高的目標和成就。

火型體質的人不適合冥想那些發熱的，或帶來熱量的對象。冥想前，可以做清涼呼吸法，即左鼻腔吸氣、右鼻腔呼氣。他們火力旺盛，需要清涼的冥想對象，如山間的清泉、高大的雪山、清冷的月亮或月光，等等。這樣的冥想，可以提升他們的慈悲之心、寬恕之心。他們也可以冥想女性能量的象徵，如吉祥天女，或雪山神女。也可以冥想觀音，尤其某些類型的觀音。

在知識上，火型體質的人所冥想的問題可以是探索本質性的問題，如冥想意識的本性，冥想聖人瓦希斯塔的教導（見《至上瑜伽》），或者直接跟隨羅摩去探索自我。如果冥想者是佛教背景的，則也可以冥想《心經》、《金剛經》、《壇經》等。

冥想中適宜的咒語是「Om」、「Sham」、「Shrim」。

✸水型體質

水型體質的人，冥想的目的是釋放情感的依附。他們比較惰性，需要擴展意識空間。他們需要鼓勵、刺激和動機。因為缺乏動力，冥想時，他們很容易睡著。他們應該進行行動性的冥想，包括咒語、調息，且可以把冥想和活動結合起來，可以練習木樁瑜伽，做風箱式呼吸、聖光調息。但由於缺乏自律性，他們更適合集體冥想。冥想之地的背景，可以鮮豔一些，可以充滿張力，金色、藍色、橙黃色的背景都不錯。因為他們身體較「重」，冥想的對象可以是太陽或風。

冥想中最適宜的咒語是「Om」和「Hum」。

在知識上，水型體質的人適合反思和理解萬物對象的非本質性。他們需要「減壓」、輕鬆、活躍。

阿育吠陀瑜伽所關注的冥想重點基本上都是治療性的；這種類型的冥想，並不同於帕坦迦利瑜伽以及吠檀多直接服務於覺悟的冥想。

冥想是一門藝術。明白的人，時時處於純粹自我中，所有的問題本質上都已經解決，他安住在自我中。但現實中的我們、還沒有達到究竟之地的人，冥想的目標或狀態可以低一些，因為我們還處在三種體質（doshas，即風型、火型和水型）的鉗制之下。為了達到療癒和覺悟的目的，在冥想實踐中，必須要充分考慮不同人的三種體質的狀態。

7 阿育吠陀瑜伽冥想實修法

冥想是瑜伽的高級階段。在初級層面上，冥想是為了解決我們的心理問題，或讓我們心意穩定，並最終抵達覺悟之境。阿育吠陀瑜伽冥想首先考慮我們身心的健康，考慮如何透過實際有效的方法來解決我們的心理所面臨的問題，如緊張、焦躁、憂慮、煩悶、不穩定等。同時，透過阿育吠陀瑜伽冥想，可以讓我們生活在健康的、喜樂的環境中。

接下來，我們根據實際情況，提供若干適合不同體質的冥想法。

1）火的冥想

此法適合風型和水型體質的人。

處於一個固定的房間，房間不宜大，不透風，微暗，無音樂，不點香。安全，安靜，無外人干擾。按照自己的舒適度，單盤、雙盤或自由盤，也可以坐在凳子或椅子上。

在自己面前，可以放一根點燃的蠟燭或油燈；也可以在自己面前掛一幅火苗的畫，或者聖人的畫（聖人心中有一團火），或者一幅篝火畫。

自然呼吸三至五次，進入冥想。

1. **冥想物質之火。**透過想像那物質在燃燒，盡可能仔細觀察，那燃燒物的每個部分是如何燃燒起來的；燃燒之後，觀察它發出的光能、熱能；想像自己進入那火焰，吸收火焰的光能、火焰的熱能。感到自己發光、發熱。

如此可以有差異地冥想三至五次。

2. **冥想胃火燃燒。**透過想像自己的臍輪是一個胃火的中心。觀察自己的每一種食物是如何被燃燒（消化）的，仔細觀察吃下去的食物如何被壓碎，如何被分解，如何發生生化反應，如何產生持續的熱能。觀察食物變成了能量，觀察它如何經過小腸被吸收了，觀察熱能如何傳導了，如何滋養著你的身體，讓你健康、豐富和喜樂。

如此可以有差異地冥想三至五次。

3. 冥想心意之火。心意波動不止，心意的火，火花四濺。觀察心意之火如何讓你痛苦；觀察穩定的心意之火讓你充滿能量；觀察不穩定的心意之火讓你迷失、痛苦；觀察穩定的心意之火帶給你光明、智慧、溫暖和力量。

如此可以有差異地冥想三至五次。

4. 冥想意識之火。意識之火始終穩定、持續、光明、溫暖，充滿活力，它是普拉那之火，阿特曼之火。意識之火構成一片，構成梵火，燃燒一切，轉化一切，滋養一切，淨化一切。它就是存在之火、智慧之火、喜樂之火。它就是一切。

如此可以有差異地冥想三至五次。完畢。

搓手至發熱，用手洗臉。再一次搓手至發熱，用手洗臉。再一次搓手至發熱，用手洗臉。

2）山的冥想

此法適合風型體質的人。

處於一個固定的房間，房間不宜大，不透風，微暗，無音樂，不點香。安全，安靜，無外人干擾。

按照自己的舒適度，單盤、雙盤或自由盤，也可以坐在凳子或椅子上。

在自己的面前掛一幅群山畫或巨大的岩石畫，如黃山畫或崑崙山畫，都很不錯。如果再細心一點，你也可以在自己面前放一塊或幾塊質地堅硬的礦石（藝術處理的石料也可以）。

自然呼吸，三至五次，進入冥想。

1. **冥想堅固的石頭。**石頭是土元素，代表了穩定和力量。冥想一塊堅硬的、質地良好的石頭。

   或許你記得礦區剛用火藥炸開，那石頭還散發著一種氣息。那石頭充滿了能量。

   你也可以冥想一塊來自天外的隕石，那隕石蘊含了或許數億年前的資訊，帶來了無比穩定的能量。

2. **冥想大山。**把冥想的對象放大，把有限的石頭替換成大山。穩定的大山，具有壓倒一切的力量。你想像那大山「重、沉、穩、力」，讓你安穩安住，不飄浮。

3. **冥想心意之石。**我們的心意容易飄浮。但良好的修持可以讓心意穩定，就如石頭一樣沉下來。

   冥想我們的心堅定如磐石。

4. **冥想存在之石。**我們的存在之根、穩定之源來自土元素，而土元素來自原質或者說摩耶本身，而摩耶的源頭或存在的前提就是梵；梵是我們的存在之根，是最終的存在。梵有存在、意識和喜樂三個維度，且三位一體。物質性、穩定性來自梵的存在維度的展示。冥想存在之石就是冥想存在本身，就是冥想梵本身。如此，便安住在梵之中，安住在至上自我之中。

如此可以有差異地冥想三至五次。完畢。

搓手至發熱，用手洗臉。再一次搓手至發熱，用手洗臉。再一次搓手至發熱，用手洗臉。

3）空的冥想

此法適合水型和火型體質的人。

在《智慧瑜伽．商羯羅的〈自我知識〉》中，商羯羅說：「智者只應該理智地將整個客觀世界融入阿特曼，經常把阿特曼看作未受汙染的天空。」（39）在吠檀多的宇宙論中，空（Akasa）[10]是最先由因果身（自在天）從純的悅性中創造的。它最接近自在天。但這個空和我們日常理解的空並不一樣，可以被理解為「空之空」。我們冥想則需要藉助日常所理解的空。

下面的冥想方法是基於日常的空進行的。這種冥想法適合水型和火型體質的人，但不適合風型體質的人。

處於一個固定房間，房間不宜大，不透風，微暗，無音樂，不點香。安全，安靜，無外人干擾。

按照自己的舒適度，單盤、雙盤或自由盤，也可以坐在凳子或椅子上。

在自己的面前掛一幅天空畫或浩瀚的宇宙太空畫。如果細心一點，你也可以在自己面前放一隻海螺或空瓶子（也可以是藝術化處理的海螺或瓶子）。

自然呼吸，三至五次，進入冥想。

以下為冥想導引詞（導引詞因人喜好而異，但應做到正念、流暢並保持語言的優美），可以用於導引他人，也可以錄音下來，用於導引自己，當然也可以用自己的心靈自我導引。

一個輕盈的我
安坐在美麗的喜馬拉雅山上
白雪茫茫、茫茫白雪
雪地上有一小木屋
小木屋裡端坐的就是我
慢慢呼吸、靜靜呼吸
帶著生命的行裝起身邁向太空
大地就在腳下
風景獨樣

太陽系的模樣如池塘
神箭般的速度
離炙熱的太陽而去
走出了太陽系
進入無垠的銀河系
眾多的星體熠熠發光
風神般的腳卻以無比的速度

離開了銀河系
我是風神
以光的速度一直朝前奔去

虛空中無數的星球只是空中的塵埃
我的腳步沒有停止、沒有停止
心中知道
我所穿越的只是無限的空的一個小小角落

我的腳消失了
我的身體消失了
我消失了
依附在我的名下的一切都消失了
只感到一個光體以光的速度在穿梭向前

我就是那光
那光沒有重量、沒有束縛

那光就是自由、充滿智慧
那光就是喜樂、充滿喜樂

光明、自由、智慧和喜樂
大地消失、宇宙消失
物質的一切都化為光
沒有地球和太陽
沒有銀河和河外
一切都匯入光
一切都成了一
我就是那一
我就是那光明的一
我就是那存在的一
我就是那智慧的一
我就是那喜樂的一

如此冥想三至五次。完畢。

搓手至發熱，用手洗臉。再一次搓手至發熱，用手洗臉。再一次搓手至發熱，用手洗臉。

4）虛己冥想

此法適合火型和水型體質的人。

虛己冥想是一種非常有效的冥想方法。它沒有什麼條件限制。幾乎可以在任何環境下進行。可以坐在地上，可以躺在床上。放鬆身體，意念內觀，雙眼內視，微合雙目。

以下為冥想導引詞（導引詞因人喜好而異，但應做到正念、流暢並保持語言的優美），可以用於導引他人，也可以錄音下來，用於導引自己，當然也可以用自己的心靈自我導引。

我是誰？我是誰？

我是誰？哦，我是誰？

我是這身體嗎？不是。

我是這男身（女身）嗎？不是。

我是我的工作嗎？不是。

我是我的財產嗎？不是。

我是丈夫、妻子、兒子、女兒、下屬、上司……嗎？
不是，都不是。

我是欲望嗎？不是。
我是貪心嗎？不是。
我是聰明、博學嗎？不是。
我是愚昧、執著嗎？不是。
我是種種糾結的關係嗎？不是。

我是看到的、經歷的、聽到的、接觸到的對象嗎？
不是。
我是感官的愉悅和痛苦嗎？不是。
我是心智的清晰和混亂嗎？不是。
我是精神的快樂和孤獨嗎？不是。

我不是這，不是這。
我是那。我是那。我是那。

我是存在。我是存在。我是存在。

我是智慧。我是智慧。我是智慧。

我是喜樂。我是喜樂。我是喜樂。

如此冥想三至五次。完畢。

搓手至發熱，用手洗臉。再一次搓手至發熱，用手洗臉。再一次搓手至發熱，用手洗臉。

5）月光冥想

月光冥想是一種非常有效的、適合火型體質者的冥想方法。此冥想的最佳時間是農曆十四、十五、十六這三天有月光的晚上。可以坐在地上，也可以坐在凳子上，也可以輕鬆地站著。放鬆身體，意念內觀，雙眼內視，微合雙目。自然呼吸三至五次，進入冥想。

也可以處於一個固定房間，房間不宜大，不透風，微暗，無音樂，不點香。安全，安靜，無外人干擾。按照自己的舒適度，單盤、雙盤或自由盤，也可以坐在凳子或椅子上。

在自己的面前掛一幅滿月畫，也可以讓月光透過窗戶照進房間。

1. 冥想吉祥的明月從地平線上升起。
2. 冥想明月光環。
3. 冥想明月照耀整個世界。

4. 冥想明月的清涼、光明。

5. 冥想明月灑下清涼滋養的月露，滋養你的心田。

6. 冥想你和清涼的明月融合。

7. 冥想你變得輕盈喜樂，身體透明，閃著淡淡的白光。

8. 冥想你被愛充盈，帶著清涼，輕盈。

9. 冥想明月成了你，你成了明月，高高掛在萬里晴空的空中。

如此可以有差異地冥想三至五次，完畢。

搓手至發熱，用手洗臉。再一次搓手至發熱，用手洗臉。再一次搓手至發熱，用手洗臉。

6）太陽冥想

太陽冥想是一種非常有效的、適合水型體質者（也適合風型體質者）的冥想方法。此冥想最佳時間是上午七至九點。可以坐在瑜伽墊子上，也可以坐在凳子上，也可以輕鬆地站著。放鬆身體，面對太陽，意念內觀，雙眼內視，微合雙目。自然呼吸三至五次，進入冥想。

也可以處一固定房間，房間不宜大，不透風，微暗，無音樂，不點香。安全，安靜，無外人干擾。按照自己的舒適度，單盤、雙盤或自由盤，也可以坐在凳子或椅子上。

在自己的面前掛一幅日出畫，也可以讓陽光透過窗戶照進房間。

1. 冥想日出的太陽，觀想太陽升起（如果在海邊或山上，可以直接觀察太陽的升起，凝視太陽從地平線上升起。在房間冥想才透過想像，或覺知掛在面前的日出畫）。
2. 冥想太陽內部熱核反應，帶來巨大的熱能和光能。
3. 冥想太陽在宇宙中放出無比巨大的熱能和光能。
4. 冥想你接收到一部分熱能和光能。
5. 冥想那熱能讓你充滿活力，感受那熱能就是普拉那（生命力）能量。
6. 冥想那光能讓你渾身充滿麗澤，熠熠生輝，光彩照人，感受那光就是你的特伽斯（內在的光輝）能量。
7. 冥想你成了那熱能本身、那光能本身，你和太陽融合，沒有質的差異，你和太陽同質。

如此可以有差異地冥想三至五次，完畢。

搓手至發熱，用手洗臉。再一次搓手至發熱，用手洗臉。再一次搓手至發熱，用手洗臉。

7）雲的冥想

雲的冥想是一種非常有效的、適合水型體質者的冥想方法。有時，根據實際情況，冥想可以伴隨觀察實際的雲。可以坐在瑜伽墊子上，也可以坐在凳子上，也可以輕鬆地站著。放鬆身體，意念內觀，雙眼內視，微合雙目。自然呼吸，三至五次，進入冥想。

處於一個固定的房間，房間不宜大，不透風，微暗，無音樂，不點香。安全，安靜，無外人干擾。

按照自己的舒適度，單盤、雙盤或自由盤，也可以坐在凳子或椅子上。

在自己的面前掛一幅雲畫。

1. 冥想天空中飄動的白雲，觀察那白雲的變化。
2. 冥想早晨天邊的雲霞，冥想那雲霞如何隨著時間慢慢散去。
3. 冥想火燒雲，冥想雲如何從一種動物的樣子變成另一種動物的樣子。
4. 冥想雲海，冥想壯觀的雲海。
5. 冥想你的心意之雲。心中的雲是疑雲。疑雲遮蔽自己，讓自己的情感、意志都處於迷茫和痛苦之中。但疑雲散去，就朗朗乾坤，問題清楚明白，煩惱和痛苦剎那間消失，獲得知識。

如此可以有差異地冥想三至五次，完畢。

搓手至發熱，用手洗臉。再一次搓手至發熱，用手洗臉。再一次搓手至發熱，用手洗臉。

8）大愛冥想

此法適合各種體質的人。

大愛冥想是一種非常有效的冥想方法。它需要的條件很少。幾乎可以在任何環境下進行。可以坐在地上，可以躺在床上。放鬆身體，意念內觀，雙眼內視，微合雙目。

以下為冥想導引詞（導引詞因人喜好而異，但應做到正念、流暢並保持語言的優美），可以用於導引他人，也可以錄音下來，用於導引自己，當然也可以用自己的心靈自我導引。

哦，我來到了這世界
從一個看不見的地方而來
我帶著什麼而來？
我帶著一切
我帶著一切
我帶著一切
在這名色的世界裡
我累積了，我豐富了……
我擁抱一切
我超越一切
悲傷向我走來，我接納悲傷
憤懣向我走來，我接納憤懣
嫉妒向我走來，我接納嫉妒
瘋狂向我走來，我接納瘋狂

冷漠向我走來，我接納冷漠
抱怨向我走來，我接納抱怨
敵意向我走來，我接納敵意
累了，我接納累
苦了，我接納苦
甜了，我接納甜
美了，我接納美
混亂了，我接納混亂
失敗了，我接納失敗
成功了，我接納成功

喜悅了，我接納喜悅
滿足了，我接納滿足

哦，我帶著一切來到這世上
我經歷著
我觀看著

我愛著
我就是那存在
我就是那智慧
我就是那喜樂

如此可以有差異地冥想三至五次，完畢。

搓手至發熱，用手洗臉。再一次搓手至發熱，用手洗臉。再一次搓手至發熱，用手洗臉。

另外，我們在多個冥想中談到的冥想引導詞，並不是絕對的、固定不變的。知道了其中的原則，你也可以自己寫出引導詞。各種冥想的本質，是讓我們明白自己，明白我們就是「那」，即至上存在，即梵。這個梵就是存在、意識和喜樂。

註釋

1、《帕坦迦利〈瑜伽經〉及其權威闡釋》，斯瓦米・帕拉伯瓦南達、克里斯多夫・伊舍伍德著，王志成、楊柳譯，商務印書館，二〇一七年，第一五九至一六〇頁。
2、同前，第一六一頁。
3、《冥想的力量》，斯瓦米・阿迪斯瓦阿南達著，王志成、梁燕敏、周曉微譯，浙江大學出版社，二〇一七年，第七十七至八十五頁。

4、同前，第九十至九十一頁。

5、參考《瑜伽的真實》，阿密特・阿亞著，北京藝術與科學電子出版社，二〇〇六年，第三一二至三一五頁；《瑜伽——氣功與冥想》，柏忠言、張蕙蘭編著，人民體育出版社，一九八六年，第四八〇至四八二頁。

6、《冥想的力量》，斯瓦米・阿迪斯瓦阿南達著，王志成、梁燕敏、周曉微譯，浙江大學出版社，二〇一七年，第九十三至二一六頁。

7、見《九種奧義書》，羅摩南達・普拉薩德英譯，王志成、靈海漢譯，商務印書館，二〇一七年，第一三六至一三八頁。

8、*The Complete Works of Swami Vivekananda*, vol. 1, Kolkata: Advaita Ashrama,2003, p.227.

9、在《喜樂瑜伽》中，嘗試提供多種冥想方法，包括空的冥想。參見《喜樂瑜伽》，王志成演講，王東旭整理，烏小魚繪畫，四川人民出版社，二〇一五年，第一六六至一七〇頁。

10、空（Akasa）被認為是第一個被創造的元素，這個空具有兩個方面的展現：聲音和存在性。正因為如此，瑜伽中的音療基礎就是基於空元素。透過聲音的不同頻率振動，幫助我們疏通脈輪，有益健康。同樣地，傳統的瑜伽咒語之理論基礎，在智慧瑜伽看來也是基於空元素。由於它是第一個被創造的元素，接近終極奧祕，咒語的實踐應該有比較好的調理效果和促人覺醒的力量。在某種意義上說，這為瑜伽音療以及咒語實踐提供了合理的解釋。

Chapter 16

聲音瑜伽

1 聲音和咒語

聲音是一種很奇妙的東西。它是一種振動。這種振動帶給我們巨大的影響。在日常生活中，溝通是最基本的日常內容，而其最直接的方式就是透過聲音（語言）來進行的。不同的溝通方式，導致不同的結果。大致上，我們可以看到，聲音透過語言表達含義。但聲音本身也極具能量，直接影響我們的溝通及其效果。

1. **命令式聲音。**例如，上級對下級的表達，其聲音往往是命令式的。在軍隊裡，上級傳令給下級，不會含糊或者有可以妥協、協商的餘地。在家庭教育中，家長和孩子溝通，若是家長一直用命令式聲音和孩子進行所謂的「溝通」、「教育」，就會直接影響家庭關係及孩子的性格。

2. **商量式聲音。**發聲的主體需要對方合作，所議之事需要協商才能達成，這時，只能用商量式聲音來表達對他人的尊重，獲得對方的認可和肯定、協調及合作。

3. **祈禱式聲音。**生活中很多聲音都是祈禱式的。這種聲音是有限的主體向更高的主體或至高的主體所進行的訴說、期盼、祈禱，以避免自己的不幸、獲得內心的平靜、祈求獲得更高者的幫助甚至直接的恩賜。這樣的祈禱很可能是非常私人化甚至是自私的。一般而言，向相對較低的對象所做的祈禱，往往是私人化或自私的目標，通常和人的自由、覺悟這個至高目標沒有關係。向至高者的祈禱，一般會涉及更高的目標。

根據大衛・弗勞利等人的研究，聲音屬於空元素，是種子元素。土、水、火和風元素來自空元素。透過聲音，各大元素和感官得以和諧、得到控制。聲音既是我們受束縛於外在世界的基礎，也是我們擺脫外在世界的方式。

聲音控制意識。聲音以言說的方式滲透各大元素、感官和心意的種種功能。所以，聲音本身就是力量。在弗勞利看來，不同聲音振動構成不同的對象。他說：「印跡和資訊的聲音振動，構成我們外部的心意（末那）。抽象知識、原則和觀念的聲音振動，維持智性（菩提）。我們最深層的感情和直覺的聲音振動，構成內在的心意或心質（契達）。聲音的終極之源是靈性之心，或者說意識中心（即我們的真正自我阿特曼），永恆的聲音或聖言發端於阿特曼。改變聲音的模式就會改變我們意識的振動結構。」❶

聲音具有能量和力量，聲音可用來作為治療身心的一種方法。在瑜伽中，這就是瑜伽音療。瑜伽中，念誦是一種特別的發聲方式。它需要借助咒語（**mantra**，又音譯為曼陀羅）來進行。可以說，咒語是一種特別的詞。這些詞，具有各自特殊的能量振動頻率。透過念誦這些詞，就會帶來不同的（能量共振的）效果，從而和宇宙中的能量連結。

咒語的梵文是 **mantra**，由 **man** 和 **tra** 組成。詞根 **man**，含義為 **manas**，即「心意」；**tra** 來源於詞根 **trai**，意思是「拯救」、「救度」。**mantra** 的意思就是，把我們從心意中救度出來，或者擺脫心意的束縛。在最深層的意義上講，**mantra** 就是把我們從生死輪迴中拯救出來，獲得自由，抵達覺悟。

不過，咒語也有著不同的層面，並不是每個咒語的目的都是為了把我們帶向覺悟和自由。不同的咒語具有不同的功能。很多時候，咒語並不是服務於覺悟，而是服務於人的現實的、當下的目標。

在阿育吠陀瑜伽中，最基本的治療可以是咒語療法。咒語是一種被注入能量的聲音或聖言。一般需要重複念誦，才有效果。一個詞，透過聲音呈現出來，富含著能量。另外，不同的詞也具有不同的德性，有的屬於惰性，有的屬於悅性，有的則屬於動性。事實上，各個詞或某個句子，都有可能成為一個咒語。只要你不斷地念誦，它們就會產生巨大的力量。如果是惰性的詞，它就會帶來惰性的力量。動性的詞，就會帶來動性的力量。一個人，心念不正，就會使用惰性的咒語，以便達到自私的目的。如此實踐咒語，就會傷害他人，反過來也會傷害自己。類似地，動性的咒語，會帶來動性的結果，例如，會啟動自己的動性能量，或者刺激、啟動他人的動性能量。一般來說，傳統瑜伽的目的是悅性的，因此，我們的咒語不應採取惰性的和動性的。

在實踐中，由於阿育吠陀瑜伽首先關注練習者的身心健康，其所採用的咒語也服務於這個目的。終極來說，咒語是要為了覺悟的，但由於局限，我們不可能一步覺悟，因此，首先完整地轉向悅性就非常必要了。而於「開悟者」，他們可能採取各種形式的咒語為眾生服務。他們不被三德的形態所束縛，他們是三德之主。

2 常用咒語的類型

咒語各種各樣。如果從德性上分，有惰性咒語、動性咒語和悅性咒語。在瑜伽中，我們重點關注的是悅性咒語。

從咒語的長短來分，有種子咒語、短句咒語、段落咒語、通篇全文的咒語等。

從咒語的功能上來說，可以區分覺悟性（救贖性咒語）和療癒性咒語。傳統瑜伽中的諸多咒語都具有覺悟導向，而與阿育吠陀相結合的咒語則多具有療癒性。當然，覺悟性咒語最終是終極性的療癒。

關於咒語的研究和作用，希瓦南達、弗勞利、凱瓦爾雅（Alanna Kaivalya）等人提供了非常有效的認識。我們無法在有限的篇幅裡全面介紹和探索咒語，但結合他們的研究成果，特別是弗勞利的研究成果，可以對咒語有個大致的認識。

1）基本咒語

1 Om 咒

Om 咒可以被看作是最重要的咒語。它是宇宙最初的聲音，代表最初的聖言。念誦「Om」非常聖潔、富有力量。其他所有的詞或咒語，均發端於 Om，並終於 Om。Om 可以淨化心意，打開經脈通道。Om 也被視為是普拉那能量的聲音，也是讓我們的昆達里尼能量升起的內在之光的聲音。Om 可以喚醒我們積極的治療性力量。

這個咒語增強我們的奧伽斯（Ojas）能量（水的精微能量），這種能量是最基本的滋養性的能量。此咒語特別適合火型和水型體質的人。

2 Ram 咒

此咒語可以帶來至上者（神）的保護之光和恩典，給予力量、平靜、和平，特別適合風型體質的人。它有助於治療精神錯亂，對於失眠症具有良好的療癒效果，也可以用於消除夢魘、神經過敏、焦慮、恐懼等。

這個咒語可以強化奧伽斯能量，提高人體的免疫力。此咒語也適合孩子使用。

3 Hum 咒

此咒語可以抵擋對我們不利的攻擊所帶來的影響，例如病原體、消極情緒。此咒語可以喚起胃火和心火，可以消除身心毒素，清理通道。它是希瓦咒語之一，也是卡利女神的咒語。

這個咒語可以加強我們的特伽斯（Tejas）能量（火的精微能量）。它代表熱。

此咒語力量強大，要慎用，火型體質的人尤其需要謹慎使用。

4 Aim 咒

此咒語可以促進專注力、正確思維、理性判斷和言語表達力，可以增強智性，有助於精神健康、神經系統穩定，促進言說、溝通和學習之能力。可以幫助控制感官和心意。

5 Srim 咒

此咒語可以促進健康、愛、美麗、創造力和繁榮，有助於血漿和生殖液，可以滋養神經和身心和諧。

這個咒語是女神拉克什米（Lakshmi，吉祥天女）的咒語。它代表光。

6 Hrim 咒

此咒語具有潔淨、淨化和轉化的功能，給予能量，可以排毒。它主宰宇宙磁力，代表靈魂和因果身的力量。

這個咒語是摧毀摩耶的摩耶女神的咒語。

7 Krim 咒

此咒語給予工作和行動的能力，促進我們改變生活的能力，適合做飯或弄草藥的時候唱誦，這樣可以把飯煮得更好，藥準備得更佳。它代表電力。

8 Klim 咒

此咒語給予力量、性能力，控制情緒，可以促進我們的平衡，也能提高我們的藝術和想像力。

這個咒語可增強奧伽斯能量。

9 Sham 咒

此咒語促進和平，帶來平靜、不執和滿足。

這個咒語特別適合那些動性的人以及火型體質的人。

10 Som 咒

此咒語增加能量、活力、喜樂和創造力，強化心意、心和神經，特別適合養生，療癒。

這個咒語可增進奧伽斯能量。

11 Gam 咒

此咒語給予知識、智性、數學和科學能力、耐力，加強智性。

這個咒語可增加特伽斯和奧伽斯能量。

12 Haum 咒

此咒語加強力量、智慧、超越和轉化。

這個咒語可增強普拉那和特伽斯能量。

13 Namah 咒

表示尊敬的咒語，用於敬神，如 Om Gam Ganesaya Namah、Om Namah Sivaya。

14 Svaha 咒

據說 Svaha 是火神的伴侶，可以強化咒語。

15 Hari Om 咒

Hari 一詞來自詞根 Hri，代表光明、金色、虔誠、活力、欣喜、卓越，和毗濕奴以及克里希那尤其有關。

16 Soham 咒語

這個咒語具有促使我們走向覺醒的巨大力量，同時，也具有強大的治療功能。此咒語可以無聲念誦，但需要配合呼吸。也可以透過出聲唱誦，來平衡風型、火型和水型、平衡能量。

2）五大元素咒語

1. 土元素的咒語是 Lam。
2. 水元素的咒語是 Vam。

3. 火元素的咒語是 Ram。
4. 風元素的咒語是 Yam。
5. 空元素的咒語是 Ham。

3）音身（mantra purusha）

人體不同的部位可以對應不同的咒語。這裡，我們選用大衛・弗勞利的系統化知識，向大家介紹這個獨特的、具有實踐意義的咒語。

1 頭部

頭頂和前額的對應咒語是 Am。
右眼和左眼的對應咒語是 Im。
右耳和左耳的對應咒語是 Um。
右鼻腔和左鼻腔的對應咒語是 Rm。
右臉頰和左臉頰的對應咒語是 Lm。
左臂的對應咒語是 Em。右臂的對應咒語是 Aim。
上齒的對應咒語是 Om。下齒的對應咒語是 Aum。
上顎的對應咒語是 Am。下顎的對應咒語是 Ah。

2 臂部

右肩的對應咒語是 Kam。左肩的對應咒語是 Cam。
右肘的對應咒語是 Kham。左肘的對應咒語是 Cham。
右腕的對應咒語是 Gam。左腕的對應咒語是 Jam。
右指根部的對應咒語是 Gham。左指根部的對應咒語是 Jham。
右指尖和左指尖的對應咒語是 Nam。

3 腿部

右腿和左腿的對應咒語是 Tam。
右膝蓋和左膝蓋的對應咒語是 Tham。
右踝和左踝的對應咒語是 Dam。
右腳趾根部和左腳趾根部的對應咒語是 Dham。
右腳趾尖和左腳趾尖的對應咒語是 Nam。

4 腹部

右腹部的對應咒語是 Pam。左腹部的對應咒語是 Pham。
下背部的對應咒語是 Bam。肚臍的對應咒語是 Bham。

下腹部的對應咒語是 Mam。

5 身體上部、胸部和身體組織

心的對應咒語是 Yam。

右胸部的對應咒語是 Ram。

從心到上顎或下胸部的對應咒語是 Lam。

左胸部的對應咒語是 Vam。

從心到腹部能量流的對應咒語是 Lam。

從心到頭頂能量流的對應咒語是 Ksam。

6 音身的運用

a. 從頭到尾有系統地念誦各個音身梵文。一般情況下，可以在冥想之前念誦音身。首先給全身不同部位注入能量，之後讓它們平靜，讓身體處於平靜和接納的狀態，這是心意的能量化練習，類似身體層的拜日式。

b. 根據需要，可以著重於某些位置的音身念誦，例如 Am 咒，注意力集中於頭頂，以便強化我們基本的普拉那能量、自我感和深度的意識力量。

c. 結合音身咒語念誦和體位練習。我們在練習伸展時可以念誦咒語，來強化注意力和普拉那能量流動。

例如，從右手臂到手掌，可以念誦：Om Kam, Kham, Gam, Gham, Nam.

從左手臂到手掌，可以念誦：Om Cam, Cham, Jam, Jham, Nam.

從右臂到右腳，可以念誦：Om Tam, Tham, Dam, Dham, Nam.

從左臂到左腳，可以念誦：Om Tam, Tham, Dam, Dham, Nam.

d. 結合調息和音身。用音身支持身體各個部位的普拉那能量。例如，呼吸時重複念「Im」，注意力集中於右肩，從而給右肩提供更多能量。

e. 結合音身和制感。透過念誦音身，可以把心意和普拉那能量回攝到聲音所指向的身體部位上。本質上，音身念誦本身就可被視為一種制感。這也被稱為「咒語制感練習」。

f. 音身和專注。透過念誦音身，可以讓我們的注意力專注。透過專注，調動普拉那能量，帶來更好的治療效果。

g. 將音身和 Namah、Svaha 結合使用。將 Namah 放在一個咒語後面，可以穩定能量。將 Svaha 放在一個咒語後面可以增強能量。

例如：

Om Am Namah：穩定頭頂能量。Om Am Svaha：增強頭頂能量。

Om Im Namah：穩定眼睛能量。Om Im Svaha：增強眼睛能量。

Om Um Namah：穩定耳朵能量。Om Um Svaha：增強耳朵能量。

4）經典咒語

這裡介紹一些常用的經典咒語。大家可以根據不同的旋律來念誦，並沒有固定的念誦格式。

❶ Om

這是最重要的咒語，適合用於學習和練習的開始和結束。

Om由A、U和M三個字母構成，分別代表創造、維繫和毀滅，也就是代表一切。

❷ Guru mantra

咒語	**譯文大意**
gurur brahma gurur visnu	古魯（導師）是梵神，古魯是毗濕奴，
gurur devo mahesvara	古魯是希瓦，古魯在近旁，
guruh saksat parambrahma	古魯處處在，
tasmai sri gurave namah	我把我所是的一切獻給古魯。

這個咒語非常吉祥，一般用於練習和學習之始。

3 Asto Ma

咒語	譯文大意
om asato ma gamaya	引領我從不真到真實；
tamaso ma jyotir gamaya	引領我從黑暗到光明；
mrtyor ma amrtam gamaya	引領我從死亡到不朽。

這是一個非常古老的咒語，來自《大林間奧義書》，可能出現在西元前一千五百年，此咒語特別適合走智慧瑜伽之道的人。

4 Saha Navavatu

咒語	譯文大意
saha nav avatu	願他保佑我們兩人（導師和學生）；
saha nau vhunaktu	願他滋養我們兩人；
sa ha viryam karavavahai	願我們兩人擁有巨大的活力一起行動；
tejasvi nav adhitam astu	願我們兩人學習深入、收穫豐盛；
ma vidvisavahai	願我們兩人彼此永不誤解。
om santih santih santih	嗡！和平！和平！和平！

這個咒語可見於《由誰奧義書》等處，是處理導師（古魯）和學生（弟子）之間關係的咒語。

5 Gayatri Mantra

咒語

om bhur bhuvah svah
tat savitur varen (i) ya
bhargo devasya dhimahi dhiyo yo nah prachodayat

譯文大意

地界、空界、天界，
我們冥想光的給予者，
願他照亮我們的純粹意識。

這個咒語來自《梨俱吠陀》（3.62.10），非常著名和古老，此咒語有多種翻譯，以上為簡易翻譯。

6 Om Namo Bhagavate Vasudevaya

咒語：om namo bhagavate vasudevaya

這是一個很簡短的咒語，意思是：我唱誦讚美神的名字，瓦蘇戴瓦的兒子（指毗濕奴的化身，克里希那）。

7 Maha Mantra

咒語

hare krsna hare krsna
krsna krsna hare hare
hare rama hare rama
rama rama hare hare

這是一個廣受唱誦的咒語。Hare 是毗濕奴的展示，意思是虛幻的消除者；rama 是毗濕奴的化身；krsna 是毗濕奴的化身，在毗濕奴宗派中是至上之神。

8 Om Namah Sivaya

咒語：om namah sivaya

這是廣大瑜伽愛好者所熟悉的咒語。意思是：嗡，我呼喚希瓦的至上本質！

9 Om Gam Ganesaya Namah

咒語：om gam ganesaya namah

Ganesha 是象頭神，是瑜伽中重要的一位神，他是一切障礙的摧毀者，是福祉的提供者。他是希瓦和帕拉瓦蒂的第一個孩子，並非常親近帕拉瓦蒂，帶著女神的恩典。他的能量如電流。這個咒語具有穩定能量的作用。

10 Dhanvantari mantra

咒語：om shreem dhanvantaraye namah

Dhanvantari，吠陀之神，漢譯「曇梵陀利」，毗濕奴化身，是醫神，主導治療和阿育吠陀。在神話中，他是乳海中攪拌出來獻給眾生的大禮物。他具有解毒和回春之力。

11 Om Haum Jum Sah

咒語：om haum jum sah

此咒語可以喚起不朽的普拉那，以力量和速度指向此普拉那，並安住於我們的存在之中。大衛・弗勞利認為，這個咒語可能是復活生命，擺脫死亡，帶來內在回春的最佳咒語。

12 Soma mantra

咒語：om shreem somaya namah

蘇磨（soma）是吠陀中的一位神，主導回春、長壽和不朽。他面相眾多，被視為日月的力量，草藥、食物中的甘露。他和群山、河流、海洋相連。有時被視為年輕人，有時則被視為眾生之父。不斷念誦此咒語，可以喚起我們內在的蘇磨。念誦此咒語可以讓人更加年輕，平靜心意。

13 Ananda mantra

咒語：om shreem anandaya namah

這是〈喜樂咒〉。人的本質是阿特曼，阿特曼就是梵，梵含攝了存在、意識和喜樂。存在、意識和喜樂三位一體，不可區分。梵就是喜樂。《奧義書》說，人生於喜樂，依喜樂而活，傳遞喜樂，最終重新消融於喜樂。喜樂是源頭，是一切。唱誦〈喜樂咒〉，是覺悟自我的完美之道，是安住自我的無上之道。

3 體質和咒語

阿育吠陀瑜伽非常重視透過咒語來療癒。這個療癒在本質上是促進悅性的療法（sattva-promoting therapy）。悅性是三德中的善良屬性，可以促進我們走向自我覺悟。而人的健康取決於是否為悅性占據主導。

阿育吠陀瑜伽優先考慮的就是人的體質，從人的體質來考慮有效的療癒方案。有的放矢的療癒，首先就需要知道一個人的體質是風型、火型、水型，還是某種混合的體質。在這個基礎上，我們還可以深入瞭解聲音和體質之間的關係。

大衛・弗勞利研究了薩克蒂咒語和人的體質之間的關係，注意運用咒語的特點，他為我們提供了這樣的關係：

風型	柔軟的、平靜的咒語最好，如 Hrim, Srim, Klim, Strim, Saum。 慎用嚴厲的咒語，如 Krim, Hum, Hlim, Hsauh。 風型體質者的最佳咒語是 Ram，其次是 Hrim。
火型	清涼的、柔軟的咒語最好，如 Om, Hrim, Srim, Strim, Saum。 慎用嚴厲的、暴烈的咒語，如 Krim, Hum, Hrim, Dum, Hlim, Hsauh。 火型體質者的最佳咒語是 Om，其次是 Aim, Shrim, Sham。
水型	暖和、刺激性的咒語最好，如 Hum, Krim, Hrim, Dum, Hsauh。 慎用柔軟的、多水的咒語，如 Srim, Klim, Saum。 水型體質者的最佳咒語是 Hum，其次是 Om, Aim。

透過咒語唱誦來減少風型、火型和水型能量並不容易，但能輕易地促進與風型、火型和水型相對的普拉那、特伽斯和奧伽斯能量。普拉那是風的生命本質，可以給予力量，幫助回春，促進創造力、適應力，以及身心之運動；特伽斯是火的生命本質，可以增強熱、火、勇氣、無懼；奧伽斯是水的生命本質，可以促進免疫力、生殖力、平靜、身心的平靜。總體上說，咒語可以用於促進這三個生命本質，但主要是產生熱。

大衛・弗勞利認為，一般要避免累積風型、火型和水型能量，而要增強普拉那、特伽斯和奧伽斯，以此來增進健康、智慧和喜樂。由於風型對應普拉那，火型對應特伽斯，水型對應奧伽斯，所以我們需要注意平衡它們之間的關係。例如，如果火型過強，我們就應該注意不可以透過咒語來強化特伽斯，因為特伽斯增強，相應地火型也會增強。

從下面的簡表可以看到普拉那、特伽斯、奧伽斯和咒語之間的關系。

三種本質能量	促進本質能量的咒語
普拉那	Om, Aim, Krim, Hrim, Hsauh, Yam, Ham, Hamsah, Soham（Hamsah, Soham，這兩個特別有力量。）
特伽斯	Hum, Dum, Hrim, Krim, Trim, Hsauh, Krom, Ram, Svaha（Svaha 特別容易強化火、特伽斯）
奧伽斯	Hom, Klim, Srim, Strim, Saum, Vam, Namah (Namaste)（Namah 特別有促進虔誠、謙卑的力量，強化奧伽斯。）

4 咒語生活化

聲音是一種非常奇妙的能量振動。透過不同的有意識的能量振動，可以和我們的健康、覺醒直接發生聯繫。聲音具有治療效果，一如食物和草藥具有治療效果一樣。正如大衛．弗勞利說的，體位控制身體，調息控制呼吸，咒語控制心意。咒語可以保持我們精神領域的力量，維持身體中能量的正常循環。總體來說，咒語可以幫助我們平衡風型、火型和水型能量，以及對應的普拉那、特伽斯和奧伽斯這三種精微能量。

正因為如此，我們可以主動使用咒語來服務於我們的健康、覺醒和真正的自由。深深地沉浸在美妙的咒語中，感受無比奇妙的能量振動，覺知宇宙的意識。我們可以在清晨醒來時感受咒語，也可以在工作中感受咒語，也可以隨著咒語進入夢鄉。我們的心中可以一直保持某個咒語，時時念誦，讓咒語彌散在我們生活的各個方面。吉祥的咒語陪伴著我們，讓我們過一種健康的生活，一種聖化的生活，一種純粹的生活。

註釋

1、David Frawley, *Ayurveda and the Mind: the Healing of Consciousness*, Twin Lakes: Lotus Press, 1996, p.224.

小附錄

◉ 妖精的故事

人物：吠陀仙人（師父）、弟子、妖精

情節

弟子請師父提供成功祕訣，越快、越簡單越好。

師父不給。弟子一而再，再而三地求師父給他一個祕訣。

最後，師父沒有辦法，就給了弟子一個祕訣，那是一個咒語。並告訴他何時唱誦，如何唱誦。

一旦弟子唱誦這個咒語，一個妖精就會前來幫忙。需要讓妖精做事、忙碌，不然這妖精就會吃了弟子。

弟子說，那太容易了，太好了。

弟子被追求成功和財富沖昏了頭腦。他對師父說，這件事包在我身上，我來讓妖精日夜忙碌就是了。

如師父所說的那樣，弟子一唱誦這個咒語，妖精就出現了。

妖精對師父的弟子說：「為何叫我啊？」他似乎不願意做這位弟子的助手。

弟子一看這架勢，馬上記起了師父的話。他對妖精說，去造一棟十層的大樓。

弟子心想，造大樓要好幾年的。但是，弟子一說完，妖精幾乎立馬就造好了大樓！妖精說：「你還要我做什麼？」弟子一愣，馬上說，幫我裝修房子。很快的，妖精裝修好了房子。

妖精又要來求活做！弟子一說要他做某件事，那妖精幾乎是立刻就完成了，並且馬上返回來說：「給我工作做，不然就殺了你！」

弟子慌了，他膽怯地說道：「妖精啊，耐心等一會兒，我馬上回來就告訴你做什麼。」說完，他拔腿狂奔到師父那裡，跪倒在地，對師父說：「師父，救命！師父，救命！」

師父問：「怎麼啦？」

弟子哀求師父道：「師父啊，你一定要幫我！因為我的愚蠢，我陷進了大麻煩。因為我想要快速成功，我得到了您給的咒語。但我現在陷進了這個可怕的妖精之口了！如果我不給他活做，不讓他忙碌，他就會毫不遲疑地吃了我。師父，我錯了！我要逃離這樣的處境，不讓妖精吃了我。師父，請幫幫我吧。」

師父摸了摸弟子的頭，靜靜地對弟子說：「孩子，不要絕望。告訴妖精去挖井，然後讓他打水。當妖精完成時，再讓他在井裡做七條鐵橫擋，告訴他上下取水。並且，你要告訴妖精，除非你讓他停下來，否則就要一直上下打水。」

弟子迫不及待地回去了。妖精非常不耐煩。弟子立馬重複了師父的話。妖精按照他的吩咐，一直打水上下走著不停。此後，那妖精再也沒有麻煩過弟子了。

Chapter 17

三摩地瑜伽

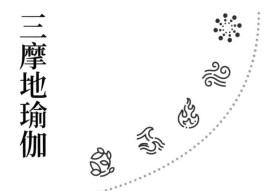

1 三摩地的含義

三摩地是梵文 Samādhi 的音譯，也翻譯成三昧、定等。Samādhi 一詞，sam 即「把……合在一起」，詞根 ādhi，意即「放置」。Samādhi 的意思就是「把……放在一起」，或「把……結合在一起」。另外，sam 也有「完美」、「完全」的意思。Dhi 意指「意識」。所以，Samādhi 是一種狀態，在這個狀態中，人、行動和行動對象之間的區別消融成了唯一者。

帕坦迦利說明了三摩地的含義：「在冥想中，對象的真實本性放出光芒，不再受感知者的心的扭曲，這就是三摩地。」❶

對很多人來說，三摩地是一種非常神祕的狀態，可以說是不可言說的狀態，就如對佛教徒來說，涅槃是不可說的一樣。但事實上，三摩地不是不可說，而是對於其他人或還沒有達到某種意識狀態的人來說，即便是說了也是不能明白的。不過，為了理解，我們還是需要借助語言來表達三摩地。艾揚格是一個強調實修的瑜伽士，他對三摩地的理解值得一說：「當專注的意識之流與冥想對象融合時，冥想者（主體）的意識似乎融化在對象（客體）之中。這種主體和客體的合一就是三摩地。當冥想對象不受冥想者自身意識的干預而顯現時，冥想就進入三摩地。」❷

吠檀多和數論中的三摩地是有差異的。一般瑜伽人很難去區分，而區分它們的意義也不是很大。但我們還是需要做出一些區分：帕坦迦利瑜伽的三摩地狀態，是自我（原人）從不是自我的一切（原質）中撤回。宇宙依然保持原來的狀態，無法消融於自我。而在吠檀多的無餘三摩地中，非自我消融於自我。這兩個體系的真實觀（Reality）不同，帕坦迦利的體系是二元論的，三摩地的最終結果是自我（原人）和非自我（原質）完全分離，達到獨存之境。吠檀多體系是一元論的，最高的境界是非自我消融於自我，達到自由之境。帕坦迦利瑜伽似乎有一個消極的含義，即它是一種擺脫非自我的自由。而吠檀多體系中，是要在一切之中獲得自由，是積極的，它不僅終止苦難，也獲得終極喜樂。吠檀多的無餘三摩地和帕坦迦利的無想三摩地並不一樣。在吠檀多中，探索者的心意和自我不分離，而是專注於自我，即專注於梵。[3]

尼古拉．巴查曼說，在三摩地中，私我（ego）給它自己放了個假，它已經從（主體—客體的）程式中被移除了出去，因為私我只有在客體能被主體所分辨時，才能發揮它的作用。[4]

大衛．弗勞利對三摩地的認識比一般人更為深入。他認為，帕坦迦利的瑜伽所談的三摩地，以及吠檀多的三摩地的前提，是人的悅性這一德性占據主導。但三摩地可以發生在不同的德性狀態下，也就是說，在愚昧之德、動性之德占主導時，也會出現三摩地。[5]關於這方面，我們下面繼續探索。

2 三摩地的類型

一般而言，三摩地就是專注，專注的差異導致了不同程度的三摩地。在此，我們從知識論的角度介紹一下三摩地的類型。

三摩地是一種專注狀態，可以分為兩類：一是有想三摩地（Samprajnata Samadhi），也叫有心三摩地、有智三摩地、有種三摩地，對應於吠檀多中的Savikalpa Samadhi，即有餘三摩地、有依三摩地；二是無想三摩地（Asamprajnata Samadhi），也叫無心三摩地、無智三摩地、無種三摩地，對應於吠檀多中的Nirvikalpa Samadhi，即無餘三摩地、無依三摩地。

根據系統化的瑜伽理論，有想三摩地又可細分為：有尋三摩地（Savitarka Samadhi，也叫粗考三摩地）、無尋三摩地（Nirvitarka Samadhi）、有伺三摩地（Savichara Samadhi，細考三摩地）、無伺三摩地（Nirvichara Samadhi）、喜樂三摩地（Sananda Samadhi，也叫無思維三摩地）、自存三摩地（Asmita Samadhi，也叫自我三摩地、私我三摩地）。

我們大致可以把三摩地從低到高分成以下幾種：

1. **有尋三摩地：**專注五大（土、水、火、風、空）於時空中。也有說，還專注五作根（口、手、足、生殖器、肛門）。
2. **無尋三摩地：**專注五大（土、水、火、風、空），但脫離時空。
3. **有伺三摩地：**專注五唯（聲、觸、色、味、香）於時空中。也有說，還專注五知根（耳、身、眼、舌、鼻）。
4. **無伺三摩地：**專注五唯（聲、觸、色、味、香），但脫離時空。
5. **喜樂三摩地：**專注心意本身。也有說，等同於無尋三摩地。
6. **自存三摩地：**專注於私我（Asmita，也譯成阿斯彌達），擺脫了動性和惰性，只有悅性。
7. **無想三摩地：**沒有業，專注，原人（普魯沙）與原質徹底分離，達到獨存之境。一般地說，專注達到十二秒，稱為專注（凝神、執持）；專注達到12×12秒，即一百四十四秒，稱為冥想（禪定）；如果專注達到12×12×12秒，即二十八分四十八秒，就稱為無想三摩地。

在羅摩克里希那的思想中，無想三摩地等同於錫塔三摩地（Sthita Samadhi）、傑達三摩地（Jada Samadhi）。

在虔信瑜伽中，因人對神的愛，而達到徹塔那三摩地（Chetana Samadhi），也就是巴瓦三摩地（Bhava Samadhi）。

在這裡，我們可以看到三大類三摩地：一是帕坦迦利瑜伽中的三摩地，主要是透過感官消融於心意，心意消融於菩提，菩提消融於原質；二是透過「不是這，不是這」的否定性智慧分辨，達到無種（無想）三摩地；三是虔信瑜伽的三摩地。❻

這一分類是高度專業的，它們都應該是基於悅性之德所達到的不同層次的三摩地。大衛．弗勞利在《阿育吠陀與心意》一書中，談到了基於非悅性的三摩地和基於悅性的三摩地。接下來，我們採用他的分類法，以便更全面、完整地認識三摩地。

弗勞利首先區分了心意的不同層次：一、迷幻的心意；二、分散的心意；三、想像的心意；四、專注的心意；五、平靜的心意。三摩地可以發生在上述五個心意層面，但弗勞利認為，瑜伽裡所談的三摩地只發生在最後兩個心意層次，這兩個層次本性上是悅性的。這兩個層次的三摩地被視為瑜伽三摩地。

3 基於惰性的三摩地

根據瑜伽哲學，人為三德所主宰。也正因為三德主宰，人才在世上輪迴不止。人的迷幻的心意狀態，就是為惰性所主宰的心意狀態。這個迷幻狀態包括了睡眠、昏迷、酗酒、吸毒的狀態。在這些狀態下，心意處於空白狀態，意識在其中是模糊的。在這樣的狀態下，當我們處於無念或沒有感覺的狀態時，就會進入惰性三摩地。

在《瑜伽喜樂之光》中，我們討論過深度的睡眠是一種三摩地狀態。但這種狀態屬於惰性遮蔽的三摩地。人類天生需要進入這樣的三摩地狀態。在這個狀態中，我們的身體可以很快得到恢復，這對於身心健康很有意義。但諸如酗酒、吸毒所達到的三摩地，則對身心健康沒有益處。昏迷，來自各種原因，往往不是自己的選擇，或難以避免。酗酒、吸毒之類屬於當事人自主選擇的，它們所帶來的惰性主宰的三摩地，並不會帶來持續的快樂，最終反而會傷害當事人。

從阿育吠陀瑜伽的角度來看，基於惰性的三摩地大多不值得肯定，而是應該避免或排斥的。但是對於因睡眠而來的三摩地不能排斥。我們需要透過睡眠來恢復疲憊的身體。如果睡眠不好，就會影響身體狀況。長時間失眠，對人的身心健康影響極大。當今時代，一方面由於人們的生活方式發生了巨大的改變，甚至變得相對混亂而違背人的自然生物節律；再者，有人因各種原因的壓力過大，從而導致失眠或影響睡眠的品質。失眠問題是困擾當代無數人的大難題。如果我們明白了三德的本性，認識了我們和三德之間的關係，就有可能達到超然之境。事實上，改善我們的睡眠，透過睡眠達到惰性的三摩地，對很多人是很有必要的。但睡覺太多，超越了某個限度，這種惰性的三摩地也是不好的。

因為種種原因，有人染上惡習，諸如酗酒和吸毒，從暫時的感受來說，酗酒會帶來快樂，甚至達到主客消融的「出神」狀態，但這種基於惰性的「三摩地」受到諸多的限制，會消耗人的心力，很難持久體驗，還需要不斷接受「刺激」。這種刺激不僅傷害當事人，也傷害他人和社會。

瑜伽練習者需要發願，努力克服惰性對自己的控制。透過有意識、有計畫地練習瑜伽、經典研讀、聆聽覺悟者或瑜伽成就者的教導，則可以避免或減輕惰性對自己的束縛。但對於酗酒者，除非他本人遇到特別的「困境」而點醒他，一般也很難改變。對於吸毒者，或許需要採取強制手段來改變。在戒毒所，教導吸毒者練習瑜伽、聆聽瑜伽文化，應該是一種可以選擇的改善生命品質的方式。

4 基於動性的三摩地

心意專注於一個活動或外在感覺而忘卻自己時，就會發生心意分散的三摩地。在這種狀態下，動性能量占據上風，可以被理解為基於動性的三摩地。這種專注主要發生在這樣的場合：一、完美的性愛；二、激烈的體育運動，如馬拉松跑步、強烈的哈達瑜伽體位練習；三、觀看電影、電視節目（含惰性元素）。

在這樣的場合，強烈的感官刺激等會讓心意平靜下來。這可以解釋為什麼我們可以忘我地工作。

「工作狂」有時是一種癮，會沉溺其中。我們全然地工作，以至於忘了自己。這種心意的狀態就在我們日常生活成就之背後。大衛．弗勞利說，追求財富和名聲達到了某個程度就是一種三摩地，也就是對成功的高度專注。從這個意義上說，你可以理解洛克菲勒、比爾．蓋茲、李嘉誠、馬雲、王健林等人都體驗過這種因財富而來的三摩地。

我們也可以理解，為何那麼多人對性有那麼大的渴望，這是因為，性具有一種巨大的力量讓他獲得一種「合一」感。但這種合一感，是需要付出能量的，在這種能量的付出中達成一種合一。只要身上還有能量，性就會對他有力量。有時，即便會帶來自我傷害，也都會去追求性的快感。也正因為這樣，社會對性有著種種的規範。儘管人類歷史對性的認識在不斷發展和變化，但從純粹自然主義的角度，很多問題還是可以清楚理解的。

同樣的，我們可以理解為何體育運動和比賽有如此的吸引力，並在現代社會中，體育成了一個巨大的產業。事實上，從事體育的運動員有可能體驗到其中的三摩地（這裡還沒涉及作為運動員可以得到的物質和精神利益），那些觀眾也可以在觀看中達到很多娛樂目的，甚至達到三摩地的境界。這個三摩地之境當然屬於動性的三摩地。

這同樣可以解釋為何很多人沉溺於馬拉松比賽。對不少人來說，跑步本身就可能達到某種出神的三摩地狀態。而練習哈達瑜伽體位的一些人也可能會上癮，達到類似動性的三摩地之境。

5 基於悅性的三摩地

據大衛．弗勞利研究，當心意專注於自己的投射而忘卻自身時，就會出現想像的心意之三摩地。這種三摩地主要出現在悅性占主導的時候。一般發生在天才人物那裡。例如，藝術家想像、哲學家沉思及科學家重大發現的時刻，就可能進入三摩地狀態。這裡也可能包含著一些短暫而自發的神祕經驗。一般來說，心意分散的三摩地，一旦我們耗竭自己，就會通向惰性狀態。

在悅性占主導的三摩地裡，惰性和動性沒有消除。瑜伽並不會把這些時刻視為最終的三摩地。這是因為，瑜伽基於更高的三摩地。瑜伽尊重這些三摩地，但認為不夠，不足以淨化心意，尤其是潛意識。弗勞利教授把這樣的三摩地視為朝向更高三摩地的窗口，但卻無法抵達那裡。

較低的三摩地，可以給我們帶來強烈的高峰體驗，但也導致悲傷。我們容易沉溺其中，就如一個人沉溺於性、賭博、毒品一樣。

6 心注一處的三摩地

根據瑜伽哲學，注意力專注於某個具體的或抽象的對象，最終達到的三摩地為心注一處的三摩地，也就是有種三摩地。關於有種三摩地的不同層次，透過前面的三摩地類型分析可以瞭解。

7 平靜如水的三摩地

當專注的對象不再出現、超越一切對象和思想，在各個層面達到寂靜之態時，我們就會超越內外，通向自我覺悟。只有長時間心注一處的三摩地，進入那種心意狀態，我們才能抵達平靜如水的無種三摩地之境。

關於這種三摩地，我們可以透過《嗡聲奧義書》來解釋。在吠陀文化中，「嗡」具有獨特的含義和價值。一般地說，嗡（Om）可以表徵至上絕對者的聲音符號，它可以用三個字母AUM來表示。A代表醒態，U代表夢態，M代表深眠態，而作為整體則代表了第四態，是一種（無種）三摩地狀態。「它既不是關於內在世界的意識，也不是關於外在世界的意識，還不是關於內在和外在這兩個世界的意識；它不是密集的意識，不是表淺的意識，也不是無意識。它不可感知，不可言說，不可理解，不可思議，不可描述。它是至上意識的本質，並在所有三態中顯現為自我。它是所有經驗的目標，是一切平靜、一切喜樂和非二元。這就是應被覺悟的梵態，它被稱為圖利亞狀態或超意識狀態。」[7]

8 三摩地、能量和阿育吠陀瑜伽

我們可以發現，三摩地和普拉那能量關係密切。一般來說，在三摩地中，心意融入普拉那能量中，似乎失去了主體和客體的區分。大衛・弗勞利認為，普拉那也分三個類型：悅性、動性和惰性。

惰性的普拉那，在睡眠、昏迷及麻醉藥影響下，也就是迷幻心意狀態下發揮作用。此刻，心意專注於惰性的普拉那之中，並感到平靜。在這個狀態，人的問題沒有解決，只是被無明遮蔽。也就是說，人在惰性能量的主宰下所達到的平靜，是一種壓制性的，也是迷幻性的三摩地。不過，這種狀態並不是不好，這只是惰性控制下的實際狀況。人有時就需要這種惰性狀態。人需要睡眠休息。如果在睡眠時惰性的普拉那能量不夠強，睡眠品質就會出問題。所以，我們要清楚，用一般白話說就是：該惰性時就惰性！

阿育吠陀瑜伽並不全然否定惰性的三摩地。人的身心健康，可以從至高的角度談，但也可以從實際的角度出發。身心問題，是一個現實的問題。例如疼痛。在做手術的時候，我們往往需要讓病人處於惰性控制之下，也就是使用麻醉藥。想像一下，如果一個人需要開刀做幾個小時的手術，甚至更長時間，不透過麻醉讓其處於惰性的安靜狀態，如何做呢？病人又會承受多大的痛苦呢？

阿育吠陀瑜伽也不全然排斥動性的三摩地。人的動性普拉那，在吃、飲、排泄、做愛、跑步等強烈活動的時候，以及體驗到強烈的經驗的時候，如大喜大悲、恐懼、依附，在這些狀態下，就可以感受到心意分散的三摩地。基於此，我們不應該去排斥和否定透過動性的普拉那所帶來的種種體驗。例如，某些運動可以給我們帶來巨大的快樂，我們無須去否定和排斥，反而應該去肯定和接納。如果我們進一步探索，基於動性的普拉那運動，其本質就是一種能量運動，並且我們能努力做到不被這種能量運動帶來的種種體驗所束縛，可以嘗試目擊，而非執著，那麼，這種基於動性的普拉那運動就不會對我們帶來傷害。

阿育吠陀瑜伽對人性的認識非常清楚，並不會只持有最高綱領主義，也就是只談最高的自由、覺悟、覺醒，它同樣關心次一級的甚至更次一級的人的需要。換言之，阿育吠陀瑜伽不會像傳統文化中的禁欲主義，也不會像某種文化中的縱欲主義，而是堅持一種基於身心健康的中庸主義，一種具有層次論的實用主義。

大衛·弗勞利認為，當普拉那達到其目標之前，心意都是被懸隔的，是融入普拉那之中的。例如，做愛時，動性的普拉那會推動你，你的心意會消融於此普拉那，在完美的做愛中，心意消失了或完全懸停了。類似的，跑步時，進入狀態，你的心意活動很少，甚至停止了。有人說在那激烈的運動中還在快速地思考什麼，這是不可能的。在那時，他的心意活動融入到了運動中，消融於動性的普拉那運動之中。類似的，你在做哈達體位的時候，如果非常投入，就會進入動性的普拉那能量之中，你會體驗到極樂。正因為這樣，你才有可能對練習體位上癮，以至於達到「瘋狂」的境地！

悅性的普拉那，在藝術家創造性工作、天才人物和科學家獲得創造性洞見的時候，發揮著關鍵的作用。靈感本身就是普拉那的一種形式。我們的感官知覺，尤其是在聽和看的時候，因為心意暫時地專注於悅性的照亮狀態，這時會發生悅性普拉那三摩地。但這種三摩地也只能持續短暫的時間。只是一旦心意純粹和精微，就有可能持續這種三摩地。

如何可能持續呢？這就需要提供特別的普拉那能量。瑜伽中的調息法可以提供有效的方式，促成這種三摩地。於是，三摩地就可以從一般性的基於悅性的三摩地，開始走向更高層次的瑜伽三摩地。這種三摩地是人類的自我創造，也可以說，是人類的自我淨化和進化的一種努力方式。阿育吠陀瑜伽關心人的健康，既關心惰性的三摩地，也關心動性的三摩地，更關心悅性的三摩地，還關心透過特別的瑜伽之道來促進人的身心健康。

傳統上，瑜伽關心的是基於悅性的三摩地，透過特定的修持方法來達成這個目標。籠統地說，瑜伽就是三摩地。而基於這個最高綱領，當今大部分的瑜伽實踐和活動都不會走向三摩地，甚至是反瑜伽的。所以，完全依賴於傳統的瑜伽理解，對很多人來說都是無法實踐的。阿育吠陀瑜伽對此有很深的認識，它肯定傳統的瑜伽三摩地，但它同樣關心人的世俗性健康，所以，也關心不同層面非傳統瑜伽意義上的三摩地。

一旦我們達成某種自我覺知，那麼我們的三德能量就都是非常有意義的。我們不需要成為三德的奴隸，而應該成為三德的主人，用瑜伽的語言說，要成為自在天。在數論哲學中，自在天有無數個，你應該成為一個獨立的自在天，讓三德服務於你。讓有限範圍的三德不要成為你的敵人，而要成為你的僕人！這是真正的瑜伽態度。

一旦我們達成某種自我覺知，就可以相對自主地控制我們的普拉那能量，有效地利用惰性、動性和悅性的普拉那能量。當我們身體不夠好的時候，讓惰性的普拉那發揮作用很有必要。有時，我們根據需要還會引進新的惰性的普拉那能量，有時則要充分發展動性的普拉那能量，而更多時候也應當培養悅性的普拉那能量。當然，我們還需要注意平衡這三種普拉那能量。

在瑜伽修持中，達成自我覺知是特別重要的一環。古代瑜伽哲學也重視這樣的一環。但古代瑜伽似乎更多的是高度覺悟導向的，或高度瑜伽三摩地導向的，而阿育吠陀瑜伽是一種非常有當代性的瑜伽，它充分肯定當代人的實際狀況，也就是它是真正落實身體、心智和心靈之健康發展的瑜伽，是打破此岸和彼岸、短暫和永恆、有限和無限、肉身和精身之分離的瑜伽。

註釋

1、《帕坦迦利〈瑜伽經〉及其權威闡釋》，斯瓦米·帕拉伯瓦南達、克里斯多夫·伊舍伍德著，王志成、楊柳譯，商務印書館，二〇一七年，第一六〇頁。

2、《帕坦迦利瑜伽經之光》，艾揚格著，王東旭、朱彩紅譯，海南出版社，二〇一六年，第二三九頁。

3、《冥想的力量》（第二版），斯瓦米·阿迪斯瓦阿南達著，王志成、梁燕敏、周曉微譯，浙江大學出版社，第七十五至七十六頁。

4、Nicolai Bachman, *The Path of the Yoga Sutras*, Boulder: Sounds True, 2011, p.236.

5、David Frawley, *Ayurveda and the Mind*, Twin Lakes: Lotus Press, 1997, pp.291—305.

6、參見《瑜伽喜樂之光》，室利·維迪安拉涅·斯瓦米著，斯瓦米·斯瓦哈南達英譯，王志成漢譯並釋論，四川人民出版社，二〇一五年，第一〇六至一〇六頁。

7、《九種奧義書》，羅摩南達·普拉薩德英譯，王志成、靈海漢譯，商務印書館，二〇一七年，第一三二頁。

參考文獻

中文部分

1. 阿密特·阿亞著，《瑜伽的真實》，北京：北京藝術與科學電子出版社，二〇〇六。
2. 艾揚格著，付靜譯，《調息之光》，海口：海南出版社，二〇一六。
3. 艾揚格著，王東旭譯，《瑜伽經的核心》，海口：海南出版社，二〇一七。
4. 艾揚格著，王東旭、朱彩紅譯，《帕坦迦利瑜伽經之光》，海口：海南出版社，二〇一六。
5. 艾揚格著，余麗娜譯，《瑜伽之樹》，北京：當代中國出版社，二〇一一。
6. 艾諾蒂·裘蒂斯著，林熒譯，《脈輪全書》，臺北：積木文化，二〇一四。
7. 缽顛闍利著，黃寶生譯，《瑜伽經》，北京：商務印書館，二〇一六。
8. 柏忠言、張蕙蘭編著，《瑜伽——氣功與冥想》，北京：人民體育出版社，一九八六。
9. 巢巍著，《瑜伽：文化小史》，北京：中國青年出版社，二〇一七。
10. 迪派克·杜德曼德著，汪永紅譯，《手印》，西安：世界圖書出版公司，二〇一四。
11. 福田稔著，謝江、金晶譯，《自律神經免疫療法入門》，上海：東華大學出版社，二〇一三。
12. 黃心川著，《印度哲學通史》，鄭州：大象出版社，二〇一四。
13. 李瑾伯著，《呼吸之間》，北京：華夏出版社，二〇一六。
14. 李建欣著，《印度古典瑜伽哲學思想研究》，北京：北京大學出版社，二〇〇〇。
15. 廖育群著，阿育吠陀：印度的傳統醫學》，瀋陽：遼寧教育出版社，二〇〇二。
16. 羅摩南達·普拉薩德英譯，王志成、靈海漢譯，《九種奧義書》，北京：商務印書館，二〇一七。
17. 瑪麗·貝爾斯登著，陳璐譯，《瑜伽：身心的冥想與修習》，合肥：黃山書社，二〇一二。
18. 蜜雪兒·S·芳汀著，刑彬譯，《阿育吠陀療法》，海口：海南出版社，二〇一七。

19. 帕譚佳里著，霍華德．雷斯尼克英譯，嘉娜娃中譯，《瑜伽經》，北京：中國社會科學出版社，二〇一七。
20. 毗耶娑著，羅摩南達．普拉薩德英譯並注釋，王志成、靈海漢譯，《薄伽梵歌（注釋本）》，成都：四川人民出版社，二〇一七。
21. 毗耶娑著，金克木、趙國華、席必莊譯，《摩訶婆羅多．北京：中國社會科學出版社，二〇〇五。
22. 喬荼波陀著，巫白慧譯釋，《聖教論》，北京：商務印書館，一九九九。
23. 清河新藏譯著，《無上瑜伽密：〈哈達瑜伽經〉5部》，臺北：經史子集出版社，二〇一一。
24. 邱顯峰翻譯講述，《勝王瑜伽經（詳解）》，臺北：喜悅之路靜坐協會，二〇〇七。
25. 邱永輝著，《印度教概論》，北京：社會科學文獻出版社，二〇一二。
26. 斯瓦米．阿迪斯瓦阿南達著，王志成、梁燕敏、周曉微譯，《冥想的力量（第二版）》，杭州：浙江大學出版社，二〇一五。
27. 斯瓦米．辨喜著，聞中譯，《行動瑜伽》，北京：商務印書館，二〇一七。
28. 斯瓦米．庫瓦雷陽南達著，常虹譯，《瑜伽體位法》，長春：北方婦女兒童出版社，二〇〇九。
29. 斯瓦米．庫瓦雷陽南達著，蔡孟梅譯，《瑜伽呼吸控制法》，長春：北方婦女兒童出版社，二〇〇九。
30. 斯瓦米．拉瑪著，劉海凝譯，《冥想》，天津：天津人民出版社，二〇一六。
31. 斯瓦米．帕拉伯瓦南達、克里斯多夫．伊舍伍德著，王志成、楊柳譯，《帕坦迦利〈瑜伽經〉及其權威闡釋》，北京：商務印書館，二〇一七。
32. 斯瓦米．薩特亞南達．薩拉斯瓦提著，沙金、張議丹譯，《體位法調息法、契合法、收束法》，瀋陽：東北大學出版社，二〇一五。
33. 斯瓦米．薩特亞南達．薩拉斯瓦提著，葉平譯，《瑜伽休息術》，北京：華夏出版社，二〇一四。
34. 斯瓦特瑪拉摩著，G. S. 薩海、蘇尼爾．夏爾馬英譯並注釋，王志成、靈海譯，《哈達瑜伽之光》，成都：四川人民出版社，二〇一七年第三版。

35. 室利・維迪安拉涅・斯瓦米著，斯瓦米・斯瓦哈南達英譯，王志成漢譯並釋論，《瑜伽喜樂之光》，成都：四川人民出版社，二〇一五。
36. 孫晶著，《印度六派哲學》，北京：中國社會科學出版社，二〇一五。
37. 維桑特・賴德著，繆靜芬譯，《阿育吠陀療法》，臺北：橡寶文化，二〇一七。
38. 王慕齡著，《印度瑜伽經與佛教》，北京：宗教文化出版社，二〇一二。
39. 王志成著，《瑜伽之海（第二版）》，成都：四川人民出版社，二〇一六。
40. 王志成著，《瑜伽是一場冒險》，成都：四川人民出版社，二〇一七。
41. 王志成演講，王東旭整理，烏小魚繪畫，《喜樂瑜伽》，成都：四川人民出版社，二〇一五。
42. 王志成譯釋，《直抵瑜伽聖境：《八曲仙人之歌》義疏》，成都：商務印書館，二〇一八。
43. 韋達著，石宏等譯，《夜行的鳥：喜馬拉雅傳承瑜伽禪修》，北京：中央編譯出版社，二〇一四。
44. 威廉・沃克・阿特金森著，邱宏譯，《呼吸的科學》，天津：天津人民出版社，二〇一二。
45. 威廉・布羅德著，楊琇玲、蔡依瑩譯，《瑜伽的科學》，臺北：時報文化出版企業股份有限公司，二〇一三。
46. 巫白慧譯解，《梨俱吠陀神曲選》，北京：商務印書館，二〇一〇。
47. 西川真知子著，蔡伊倫譯，《阿育吠陀：神奇的身心靈養生術》，新北市：養沛文化館，二〇一三。
48. 徐遠和、李甦平、周貴華、孫晶主編，《東方哲學史》，北京：人民出版社，二〇一〇。
49. 姚春鵬譯注，《黃帝內經》，北京：中華書局，二〇一〇。
50. 蟻垤著，斯瓦米・維卡特薩南達英譯，王志成、靈海漢譯，《至上瑜伽：瓦希斯塔瑜伽（第二版）》，杭州：浙江大學出版社，二〇一六。

英文部分

1. Arewa, Caroline Shola, *Way of Chakras*, London: Thorsons, 2001.
2. Bachman, Nicolai, *The Path of the Yoga Sutras*, Boulder: Sounds True, 2011.
3. Bharati, Swami Veda, *Yoga Sutras of Patanjali with the Exposition of Vyasa*, vol 2., Delhi: Motilal Banarsidass Publishers, 2009 (2001).
4. Bryant, Edwin F., *The Yoga Sutras of Patanjali with Insights from the traditional commentators*, New York: North Pint Press, 2009.
5. Carrera, Reverend Jaganath, *Inside the Yoga Sutras*, Virginia: Integral Yoga Publications, 2006.
6. Chow, Kam Thye and Emily Moody, *Thai Yoga Therapy for Your Body Type*, Rochester: Healing Arts Press, 2006.
7. Desikachar, T. K., *The Heart of Yoga*, Rochester: Inner Traditions India, 1995.
8. Dev, His Divine Grace Acharya Keshav, *Mudras for Healing*, New Delhi: Aacharya Shri Enterprises, 2001.
9. Feuerstein, George, *Yoga Tradition*, Prescott: Hohm Press, 2008.
10. Fererstein, Georg, *Tantra: The Path of Ecstasy*, Boston: Shambhala Publications, Inc., 1998.
11. Frawley, David, *Ayurveda and the Mind*, Twin Lakes: Lotus Press, 1997.
12. Frawley, David, *Soma in Yoga and Ayurveda*, Twin Lakes: Lotus Press, 2012.
13. Frawley, David, *Yoga and Ayurveda*, Twin Lakes: Lotus Press, 1999.
14. Frawley, David, *Yoga and the Sacred Fire: Self-Realization and Planetary Transformation*, Twin Lakes: Lotus Press, 2004.
15. Frawley, David, *Vedic Yoga: The Path of the Rishi*, Twin Lakes: Lotus Press, 2014.
16. Frawley, David, *Ayurvedic Healing* (2nd revised and enlarged edition), Twin Lakes: Lotus Press, 2000.
17. Frawley, David, *Vedantic Meditation*, Berkeley: North Atlantic Books, 2000.

18. Frawley, David, *Tantric Yoga*, Twin Lakes: Lotus Press, 1994.
19. Frawley, David and Sandra Summerfield Rozak, *Yoga for Your Type*, Twin Lakes: Lotus Press, 2001.
20. Frawley, David, Subhash Ranade and *Avinash Lele, Ayurveda and Marma Therapy*, Twin Lakes: Lotus Press, 2003.
21. Frawley, David and Subhash Ranade, *Ayurveda, Nature's Medicine*, Twin Lakes: Lotus Press, 2000.
22. Frawley, David and Suhas Kshirsagar, *The Art and Science of Vedic Counseling*, Twin Lakes: Lotus Press, 2016.
23. Griffith, Ralph T. H. (trans.), *The Rig Veda*, Forgotten Books, 2008.
24. Halpern, Marc, *Healing Your Life*, Twin Lakes: Lotus Press, 2011.
25. Harshananda, Swami, *A Concise Encyclopaedia of Hinduism*, Bangalore: Ramakrishna Math, 2012.
26. Hingori, *Aatma Sutra: Unveiling the Soul*, Mumbai: Pali Hills Tourist Hotel Pvt. Ltd., 2015.
27. Horovitz, Ellen G. and Staffan Elgelid (eds.), *Yoga Therapy: Theory and Practice*, Routledge, 2015.
28. Jayaraman, M., *Yoga Yajnavalkya Samhita*, Chennai: Krishnamacharya Yoga Mandiram, 2015.
29. Judith, Anodea, *Wheels of Life*, Woodbury: Llewellyn Publications, 2nd. 2014.
30. Kaivalya, Alanna, *Sacred Sound*, California: New World Library, 2014.
31. Ketabi, Sahara Rose, *Ayurveda*, Indianapolis: Dorling Kindersley Limited, 2017.
32. Kuvalayananda, Swami & S. A. Shukla, Goraksasatakam (with Introduction, Text, English Translation, Notes etc.), Lonavla: Kaivalyadhama S. M. Y. M. Samiti, 2006.
33. Lad, Vasant, *Ayurveda: The Science of Self Healing*, Twin Lakes: Lotus Press, 1985.
34. Mams, Manisha Kshirsagar and Cristina R. Magno, *Ayurveda: A Quick Beference Handbook*, Twin Lakes: Lotus Press, 2011.
35. Mohan, A. G. and Indra Mohan, *Yoga Therapy*, Boston & London: Shambhala, 2004.
36. Nithyananada, Paramahamsa Sri, *Six Days to Total Transformation*, Bangalore: W. Q. Judge Press, 2005.
37. Payne, Larry, Terra Gold and Eden Goldman (eds.), *Yoga Therapy & Integrative Medicine*, Basic Health Publications, Inc.,

2015.
38. Ranganathan, Shyam, *Patanjali's Yoga Sutra with An Introduction and Commentary*, India: Penguin Books, 2008.
39. Raphael, *The Regeal Way to Realization (Yogadarsana)*, New York: Aurea Vidya, 2012.
40. Saraswati, Swami Satyananda, *Asana Pranayama Mudra Bandha*, Munger: Yoga Publications Trust, 1996.
41. Saraswati, Swami Satyananda, *Four Chapters on Freedom: Commentary on the Yoga Sutras of Sage Patanjali*, Bihar: Yoga Publications Trust, 1976.
42. Satchidananda, Sri Swami, *The Yoga Sutras of Patanjali with Translation and Commentary*, Virginia: Integral Yoga Publications, 2013.
43. Sharamon, Shalila and Bodo J. Baginski, *The Chakra Handbook: from basic understanding to practical application*, Delhi: Motilal Banarsidass Publishers, 2003.
44. Sivananda, Swami, *Japa Yoga*, Himalayas: The Divine Life Society, 2005.
45. Stiles, Mukunda, *Ayurvedic Yoga Therapy*, Twin Lakes: Lotus Press, 2007.
46. Sunirmalananda, Swami (translation and commentary), *Insights into Vedanta*, Chennai: Ramakrishna Math, 2005.
47. Svoboda, Robert E., *Prakriti*, Twin Lakes: Lotus Press, 1998.
48. Virupakshananda, Swami(trans.), *Samkhya Karika of Isvara Krsna*, Chennai: Ramakrishna Math, 2012.
49. Vivekananda, Swami, *The Complete Works of Swami Vivekananda* (vol. 1), Kolkata: Advaita Ahrama, 2002.
50. Warrier, Gopi, *Ayurveda*, London: Carton Books Limited, 2013.

後記

我捲入瑜伽界已經有許多年。一路見證了中國瑜伽的快速成長，也看到了其中存在的問題。有人問我，每天修習瑜伽多長時間。該如何回答這樣的問題呢？因為，提問者所提問的，幾乎是你每天練習體位的時間有多長，而我所理解的瑜伽和提問者所理解的瑜伽差別很大。

我尊重各種類型的瑜伽修習者，我也嘗試從不同的瑜伽道路上汲取各種營養。在某種意義上，我每天都安住在瑜伽中，一天二十四小時都安處在瑜伽中。但這樣的話需要解釋才能理解。這本書就可以被理解為是一種解釋。

在這本書中，我嘗試把當代人的身體訴求和心靈訴求結合起來。個人認為，既然瑜伽關注我們整體的健康，那麼我們就不能把瑜伽局限於某個片段或者某個維度，尤其不能只是局限在體位法上。基於這樣的信念，我嘗試一種新的整合。最終奉獻給讀者的就是這一本可以用於瑜伽指導和實踐的「教學課程」。本書中很多內容需要瑜伽行者深入學習。

這本書之所以能夠順利展現在讀者面前，是因為很多瑜伽人的助緣。初稿完成後，我不斷在「阿育吠陀瑜伽公眾號」上推送文章，在不同的微信群中交流，在千聊、隨心瑜、瑜伽大會上發表有關阿育吠陀瑜伽的演說，很多瑜伽人奉獻了他們的智慧、意見和建議，這些對這本書的完善十分有益。感恩你們，無論是見過面的還是沒有見過的瑜伽行者！感恩這個偉大的時代！我們當下這個偉大的時代讓瑜伽的一切皆有可能！書稿完成後，我也不斷補充一些內容。在這個過程中，菊三寶女士提供了很多幫助，她為蘇磨瑜伽的發展付出了巨大的努力。感謝王東旭、Lisa 的無私幫助。感謝許多朋友、學生提供各種形式的幫助，必須提及的名字：周昀洛、易達、馬菁、Ranjay（嵐吉）、戴京焦、劉從容、陳俏娥、琨琨。書稿完成後，靈海校對了稿子，提供不少修訂意見，特此感謝。書中精美的圖片均出自陸圓圓小姐之手，特此感謝。

最後，感謝編輯何朝霞女士。何女士從開始策畫到最後的出版提供了很多支援。瑜伽是開放的，我們的討論依然在路上。我們期待您個人瑜伽的實際經驗，來打造並擴展您個人的瑜伽版本。

本書的寫作得到浙江大學文科專項基金的支持，特此感謝。本書也是國家社科基金項目「印度瑜伽派哲學研究」的前期成果之一，特此感謝國家社科基金的支持。

王志成　二〇一八年五月一日

於浙江大學（三稿）

BH0066

阿育吠陀瑜伽

探索身心健康的當代瑜伽之路

作　　者｜王志成
責任編輯｜于芝峰
協力編輯｜洪禎璐
內頁排版｜劉好音
封面設計｜小　草

發 行 人｜蘇拾平
總 編 輯｜于芝峰
副總編輯｜田哲榮
業務發行｜王綬晨、邱紹溢、劉文雅
行銷企劃｜陳詩婷

出　　版｜橡實文化 ACORN Publishing
新北市 231030 新店區北新路三段 207-3 號 5 樓
電話：（02）8913-1005　傳真：（02）8913-1056
E-mail 信箱：acorn@andbooks.com.tw
網址：www.acornbooks.com.tw

發　　行｜大雁出版基地
新北市 231030 新店區北新路三段 207-3 號 5 樓
電話：（02）8913-1005　傳真：（02）8913-1056
讀者服務信箱：andbooks@andbooks.com.tw
劃撥帳號：19983379 戶名：大雁文化事業股份有限公司

印　　刷｜中原造像股份有限公司
初版一刷｜ 2024 年 6 月
定　　價｜ 650 元
I S B N ｜ 978-626-7441-35-0

國家圖書館出版品預行編目（CIP）資料

阿育吠陀瑜伽／王志成作．－初版．－
新北市：橡實文化出版：大雁出版基地發行，2024.06
560 面；17*23 公分
ISBN 978-626-7441-35-0（平裝）

1.CST：瑜伽　2.CST：靈修

411.15　　113006487